W0244957

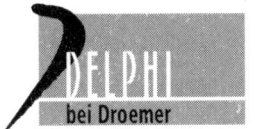

Elisabeth Veit

# Das Ayurveda Heilkundebuch

Selbstbehandlung nach
der indischen Naturmedizin

Mit Fotos von Wolfgang Pfau
und Elisabeth Veit

Delphi bei Droemer

### Hinweis

Die hier im Buch gegebenen Informationen über die Naturheilkunde Ayurveda ersetzen keinen Arztbesuch und keine fachärztliche Behandlung. Bitte beachten Sie die Hinweise auf eine notwendige ärztliche Diagnose und Betreuung. Autorin und Verlag übernehmen keine Haftung für die Behandlungsempfehlungen und Rezepte bei unsachgemäßer Selbstbehandlung.

Die Folie des Schutzumschlags sowie die Einschweißfolie sind PE-Folien und biologisch abbaubar.
Dieses Buch wurde auf chlor- und säurefreiem Papier gedruckt.

Copyright ©1998 für die deutschsprachige Ausgabe
Alle Rechte vorbehalten. Das Werk darf – auch teilweise –
nur mit Genehmigung des Verlages wiedergegeben werden.
Umschlaggestaltung: Vision Creativ, München
Umschlagfoto: Wolfgang Pfau Nr. 1–16
Elisabeth Veit Nr. 17–24
Fotos: Wolfgang Pfau/Elisabeth Veit
Satz: Ventura Publisher im Verlag
Druck und Bindung: Ebner Ulm
Printed in Germany
ISBN 3-426-29028-6

5  4  3  2  1

# Inhalt

# Die Aktualität
## einer jahrtausendealten Idee

Lange vor unserer Zeitrechnung wurde Ayurveda als ein ganzheitliches Medizinkonzept in Indien entwickelt; es umfaßt Krankheitsvorbeugung, Naturheilkunde, Geburtshilfe, Ernährungslehre und praktische Lebensphilosophie. Ayur beziehungsweise Ayus bedeutet Leben; Veda steht für Wissen oder Lehre. Danach ist Ayurveda die Lehre vom Leben, genauer gesagt vom gesunden und langen Leben. Die Fachbegriffe des Ayurveda stammen aus dem Sanskrit, der Gelehrtensprache Indiens. Bezüglich ihrer Stellung ist sie dem Latein in Europa vergleichbar. Heilpflanzen- und Medikamentennamen sind heute sowohl in Sanskrit als auch in Hindi, der überregionalen Sprache Indiens, geläufig.

Ayurveda lehrt, wie Sie Krankheiten vermeiden und gesund leben. Ärzte wie Laien erfahren aus dieser Schrift, mit welchen Heilkräutern Beschwerden zu beseitigen sind. Sie erklärt, wann man was ißt oder trinkt, um die Gesundheit zu stärken, wann Aktivität notwendig ist und wann der Körper Ruhepausen benötigt. Sie zeigt, wie man ethisch und moralisch einwandfrei lebt beziehungsweise handelt. Damit präsentiert Ihnen der jahrtausendealte Ayurveda das Konzept für ein gesundes, erfülltes und zufriedenes Leben. Ein Ziel, das in unserer schnellebigen Zeit mit Streßsymptomen, Zivilisationskrankheiten, drastisch zunehmenden Allergien und einer Fülle unheilbarer chronischer Leiden erstrebenswert ist.

### Der Erfolg spricht für sich

Die jahrtausendealte Tradition und der ungebrochene Erfolg des Ayurveda in Indien wie auf Sri Lanka geben uns heute die Gewißheit, daß diese Naturheilkunde auf der Basis natürlicher Stoffe und Heilpflanzen nicht irrt: Die positiven Ergebnisse bei unterschiedlichsten Krankheiten geben dieser Methode recht.

Interessant sind die Heilerfolge besonders auf jenen Gebieten, auf denen die westliche Schulmedizin oftmals versagt: Herz-Kreislauf-Beschwerden, erhöhte Cholesterin- oder Fettwerte, Zuckerkrankheit, Arthritis, Arthrose, Rheuma, Gicht, Wirbelsäulen- und Bandscheibenprobleme, Allergien, Hauterkrankungen, Asthma. Gerade im Bereich chronischer Beschwerden haben indische Ärzte beste Erfahrungen. Dieses Gebiet des Ayurveda sollte man im Westen nutzen, um die Schulmedizin sinnvoll zu ergänzen.

Der zweite nutzbringende Zweig des Ayurveda ist die Prävention. Nicht umsonst hat Ayurveda als eigenständige medizinische Richtung, etwa neben Homöopathie, Phytotherapie, 1994 Eingang in das Hufeland-Verzeichnis für Therapierichtungen der Biologischen Medizin gefunden. Dieses Verzeichnis gilt als Orientierungshilfe für Ärzte, Patienten und Krankenkassen. Es gibt bereits einige Krankenkassen, die die Kosten von ayurvedischen Medikamenten übernehmen und die gesetzlich festgelegten Ärztehonorare sowie den Tagessatz bei Kuren zahlen – auch als Prophylaxe. In anderen Ländern, beispielsweise in Holland, geschieht dies schon seit längerer Zeit.

## Ayurveda heute

Was kann die traditionelle Heilkunst eines asiatischen Landes dem Westen am Übergang ins 21. Jahrhundert vermitteln? Ayurveda ist die Naturheilkunde eines Staates, in dem noch immer neunzig Prozent der Bevölkerung auf dem Land leben. Der Großteil der Inder ist zu arm, um die Medikamente der Pharmaindustrie zu bezahlen. Für sie ist Ayurveda keine interessante Alternative, sondern die einzig mögliche Versorgung im Krankheitsfall.

Die Nahrungsmittelergänzungen, pflanzlichen Medikamente und heilenden Gewürzkombinationen sind von jedem leicht selbst herzustellen. Die Grundsubstanzen sind preiswert und auch bei uns nahezu überall erhältlich. Ihre Anwendung ist problemlos; medizinische Vorkenntnisse sind für die Patienten nicht notwendig, eine Absprache mit dem Haus- beziehungsweise Facharzt reicht aus.

Nach ayurvedischen Rezepturen hergestellte Naturheilmittel sind ebenso günstig und gut anzuwenden wie die seit langem bekannten naturheilkundlichen Präparate etwa in der Tradition der Hildegard von Bingen oder des Pfarrer Kneipp.

## Ganzheitlich heilen

Der ganzheitliche Ansatz des Ayurveda kommt heutigen Ansprüchen im Westen entgegen. Immer stärker wird die symptomorientierte Behandlung der klassischen Schulmedizin abgelehnt. Die Patienten haben längst erkannt, daß die dritte Grippe in einem Jahr nicht allein mit fiebersenkenden Tabletten und Hustensaft zu bekämpfen ist. Sie suchen eine umfassendere Heilung – eine Heilung für Körper, Geist und Psyche. Denn hinter viel zu vielen Krankheiten verbergen sich psychische Probleme, Überforderungen, Ängste, Fehlverhalten oder Fehlernährung. Hier ist eine Veränderung der Lebenssituation erforderlich. Und genau dabei hilft Ayurveda.

Die ganzheitlich ausgerichtete Heilkunde greift besonders bei chronischen Erkrankungen. Hier hat sich das ayurvedische System gegenüber der Schulmedizin als überlegen erwiesen. Chronische Krankheiten gelten in der Schulmedizin als unheilbar, wenn ihre Ursachen unbekannt sind. Wo keine Diagnose existiert, kann keine schulmedizinische Therapie erfolgen. Die ayurvedischen Ärzte setzen anders an; sie behandeln nach den drei Doshas und den fünf Elementen (Seite 49 ff., 44 ff.) und können auch behandeln, wo keine organische Ursache der Krankheitssymptome bekannt ist. Die langfristig verschriebenen Produkte der Pharmaindustrie dagegen schwächen das Immunsystem, unterdrücken die Selbstheilungskräfte des Körpers und rufen schädigende Nebenwirkungen hervor. Die Krankheiten häufen sich. Ein Teufelskreis dreht seine Runden.

Ayurveda bietet statt dessen eine auf natürlichen Produkten basierende Heilkunde, eine Ernährungslehre sowie praktische Tips zum gesunden Lebensstil, die heute notwendiger denn je sind. Und nicht zuletzt lehrt Ayurveda Krankheiten zu vermeiden und die Gesundheit dauerhaft aufrechtzuerhalten. Die Aufmerksamkeit der Patienten wird auf erste Signale gelenkt, die lange vor einer Erkrankung als Warnung im Körper auftreten. Wer bereits zu diesem Zeitpunkt eingreift, verhindert den späteren Ausbruch einer Krankheit. Indische Ayurveda-Ärzte sehen daher zu Recht eine weltweite Bedeutung des Ayurveda. Sie wehren sich gegen eine Einordnung als »alternative« Heilkunst. Ayurveda ist vielmehr ein in sich komplettes medizinisches System, eine Wissenschaft, keine Erfahrungsheilkunde. Die Untersuchungen und Krankheitserklärungen unterscheiden sich allerdings grundlegend von denjenigen der Schulmedizin. Läßt man sich auf dieses andere Denken ein, erkennt man schon bald seine logischen Zusammenhänge und besitzt den Zugang zu einer erfolgreichen Naturheilkunde.

## Ayurveda im Westen

Ayurveda wird seit einiger Zeit in Europa und Amerika stärker beachtet und auf seine heilbringenden Möglichkeiten hin diskutiert. Dabei wurden hauptsächlich die Ölmassagen bekannt. Doch sie sind traditionell nur ein Teilgebiet des Ayurveda. Dieses Buch stellt Ihnen die gesamte Palette des Ayurveda vor.

In einer Zeit, in der unsere Krankenversorgung nicht mehr ausreicht und die Kostenexplosion zu Einschränkungen zwingt, erhalten fremde, erfolgreiche Methoden eine Chance. Unsere Ärzte wie Krankenkassen sind lediglich für den Krankheitsfall zuständig; Vorbeugung und Gesundheitserhaltung werden dagegen kleingeschrieben. Doch sind präventive Maß- nahmen zwingend erforderlich, wenn man die hohen Kosten für Dauerpatienten und chronische Fälle senken will. Hier bietet Ayurveda Hilfe.

Ayurveda-Kuren in Asien werden bereits seit etlichen Jahren von deutschen und Schweizer Reiseveranstaltern organisiert. Ayurvedische Schönheits- und Massageinstitute sowie Pancha-Karma-Kurkliniken entstehen in immer mehr westlichen Ländern. Das Angebot von Hygiene- und Kosmetikprodukten ist bereits beachtlich. 1997 haben die Japaner das *Shahnaz Hussain Ayurvedic Resort* auf der Insel Saipan – zwischen Japan und Papua Neuguinea – gebaut; das Unternehmen strebt einen Eintrag in das Guinness-Buch der Weltrekorde an als das größte Ayurveda- und Pancha-Karma-Ressort weltweit. Ayurveda ist international auf dem Vormarsch!

# Maharishi Ayur-Veda

Durch die Initiative des Inders Maharishi Mahesh Yogi schlossen sich international Ärzte und Heilpraktiker zusammen; sie verbreiten die Thesen Maharishis zum Ayurveda und praktizieren danach. Vor allem luxuriöse Kliniken für Pancha-Karma-Kuren sind in Amerika, der heutigen Wahlheimat Maharishis, und Europa entstanden. Ihre Behauptung, Maharishi habe Ayurveda mit modernen medizinischen Erkenntnissen verbunden und eine neue ganzheitliche Heilkunst geschaffen, ist ebenso fragwürdig wie ihre Behauptung, Maharishi habe die Veden neu entdeckt. Weder sind die Veden je verlorengegangen, noch war die ayurvedische Medizin, wie sie seit Jahrtausenden in Indien gelehrt wird, je etwas anderes als ein ganzheitlich ausgerichtetes System.

Erfolge bei chronischen Krankheiten weisen die Maharishi-Ärzte mit Hilfe ihrer eigenen wissenschaftlichen Untersuchungen nach: Bei Bluthochdruck, koronaren Herzerkrankungen, Zuckerkrankheit, Nasennebenhöhlenentzündungen, Bronchitis und Asthma, bei Kopfschmerzen und Hautkrankheiten wie Akne, Schuppenflechte und Ekzemen sprechen sie von einem achtzigprozentigen Erfolg nach Pancha-Karma-Kuren, einer Ernährungsumstellung und regelmäßiger Transzendentaler Meditation. Bei diesen Krankheitsbildern verbuchen auch unabhängige Ayurveda-Ärzte gute Erfolge.

Begrüßenswert ist die Aktualisierung der alten Naturheilkunde zweifelsohne; doch ob »His Holiness«, wie Maharishi von seinen Anhängern genannt wird, mit der Kommerzialisierung der ayurvedischen Medizin in exklusivsten Sanatorien für eine reiche Elite einen Dienst erwies, bleibt fraglich. In Indien ist Ayurveda nicht von ungefähr zu allen Zeiten eine preiswerte Volksmedizin gewesen. Und Heilpflanzen sowie naturbelassene Öle sind in Europa wie in Asien günstig zu erhalten.

## Fertigmedikamente und ein weltweiter Vertrieb

Die Therapie basiert auf Maharishi-Präparaten unterschiedlichster Heilpflanzen, die durch einen holländischen Versand vermarktet werden. Sie sollen nicht zuletzt den Alterungsprozeß aufhalten und ewige Jugend schenken.

Problematisch im Sinn des traditionellen Ayurveda ist jedoch die Tatsache, daß diese Medikamente und Nahrungsergänzungsmittel für alle und jeden beziehungsweise pauschal für eines der drei Doshas empfohlen werden. Ayurvedische Ärzte traditioneller Ausbildung verordnen Medikamente ausschließlich nach detaillierten Untersuchungen und Befragungen, nach dem aktuellen Dosha-Stand, der Erkrankung nebst individuellen Begleiterscheinungen. Eine Pille für eine Krankheit gibt es im Ayurveda nicht! Selbst ein weitverbreitetes Problem wie das Übergewicht wird streng nach Ayurveda gemäß Typ, Konstitution und Begleitsymptomen unterschiedlich angegangen.

Das Angebot fertiger Medikamente der Maharishi-Organisation, die nach Nummern zu ordern sind, läuft dem Ayurveda-Prinzip einer individuellen Behandlung zuwider. Auf den Patienten zugeschnittene Therapien und frisch zubereitete Heilpflanzenpräparate sind die Stärke der Ayurveda-Ärzte, nicht aber die Verschreibung von MA-104 bei Migräne oder MA-105 bei Krebs.

Mit dieser Art der Behandlung machen es sich Maharishi-Ärzte zu leicht. Denn: Gleiche Symptome haben ganz unterschiedliche Ursachen. Maharishi hat das schulmedizinische Verfahren der vorgefertigten und allzeit verfügbaren Medikamente auf Ayurveda übertragen – ein Denkfehler mit unguten Folgen für das Renommee des Ayurveda.

## Transzendental für den Weltfrieden meditieren

Problematisch ist außerdem der politische Anspruch des Maharishi Ayur-Veda: Nicht allein der einzelne soll gesunden. Die gesamte Menschheit soll Frieden mit Hilfe der Transzendentalen Meditation finden. In Massenmeditationen wurde angeblich sogar die Kriminalitäts-, Selbstmord- und Todesrate kompletter Landstriche verringert.

Diese Transzendentale Meditation gilt im Maharishi Ayur-Veda als das Heilmittel schlechthin. Sie wird bei allen chronischen Krankheiten empfohlen und verhilft angeblich zu dauerhaftem Glück oder übermenschlichen Fähigkeiten wie dem sogenannten jogischen Fliegen. Doch sie birgt für psychisch Labile Gefahren. Einzelne, die die versprochenen Ziele nicht erreichten, trieb diese Meditationsform bereits in den Tod. Die Verantwortlichen der Maharishi-Bewegung wollen eventuelle Zusammenhänge nicht sehen.

Maharishis politischer Anspruch geht weiter und erscheint gefährlich. Er will mit einer eigenen Partei in verschiedensten Nationen Einfluß ausüben. Sein politischer Ansatz ist ein radikaler Sozial-Darwinismus: Für Schwache ist kein Platz innerhalb einer Gesellschaft. Die Nicht-Existenz der Schwächeren ist ein Gesetz der Natur. Auf finanzieller Ebene trifft das für die Maharishi-Kliniken sicherlich zu.

# Ayurveda – Die Lehre vom gesunden Leben

**D**ie einzelnen Teile des Ayurveda entstanden etwa zwischen 1500 und 800 vor unserer Zeitrechnung in der vedischen Epoche. Ursprünglich mündlich von Priestern und Ärzten an ihre Schüler, von heilkundigen Müttern an ihre Kinder weitergeben, gelangte das Wissen vom gesunden Leben erst am Ende der vedischen Zeit in eine schriftliche Form: im ersten Jahrtausend vor unserer Zeitrechnung. Diese frühen Aufzeichnungen des Ayurveda sind verschollen.

## Mythischer Ursprung der ältesten Medizin

Dem Mythos nach soll Ayurveda bereits vor der Entstehung des Menschen existiert haben; das Wissen gilt als Geschenk der Götter. Brahma – der Schöpfer aller Dinge – übergab die ayurvedische Lehre an die Zwillinge Ashvin, die Schamanen und Ärzte der Götterwelt. Sie berichteten Gott Indra, dem Kriegsgott, von ihren neuen Kenntnissen. Und er schenkte das kostbare Wissen von Gesundheit und Medizin schließlich den Menschen, als sie es dringend benötigten.

### Die Sage von den weisen Rishis

Einst bauten die Menschen auf dem indischen Subkontinent Dörfer, daraus entstanden größere Ansiedlungen und schließlich erste Städte mit vielen Häusern und sehr vielen Bewohnern. Die Menschen zogen sich aus der Natur zurück, sie lebten enger als jemals zuvor zusammen. Das veränderte ihre Lebens-, Arbeits- und Eßgewohnheiten. Die Folge waren unbekannte, neue Krankheiten.

Bis zu diesem Zeitpunkt hatten die Priester in ihren Tempeln alle Kranken geheilt. Sie stützten sich auf Zauberverse, Schamanenkunst und Heilkräuter. Ihr medizinisches Wissen entnahmen sie dem Atharvaveda, jenem Teil der vedischen Schriften, der sich als erster mit den Grundlagen einer Heilkunst befaßte. Doch plötzlich bot er keine Hilfe mehr. Die Anzahl der Patienten nahm zu; Epidemien breiteten sich aus. In dieser Krisensituation zogen sich verantwortungsbewußte Männer aus allen Teilen des Landes im Vorgebirge des Himalaya zur Beratung zurück. Sie versammelten sich in den Berghöhlen und diskutierten in der Abgeschiedenheit die Problematik ihres Volkes. Diese Männer der ersten Stunde des Ayurveda gelten bis heute als Rishis, Weise oder Heilige. Ihre Namen sind unbekannt. Nach langen Überlegungen sandten sie einen Abgeordneten zu Gott Indra, von dem sie sich eine Lösung des Übels erhofften. Und Indra lehrte sie das ayurvedische Wissen um ein gesundes, dem Menschen zuträgliches, langes Leben. Soweit die Sage.

Eine Variante der Geschichte ist für Nicht-Hindus überzeugender – kommt sie doch ohne die allwissenden Götter aus und behauptet, daß sich die Rishis zur Meditation in die Berge zurückzogen und allein zu den ersten ayurvedischen Erkenntnissen gelangten: Eine Naturheilkunde und Ernährungslehre waren geboren. Historisch geschah dies am Ende der vedischen Epoche, vermutlich 800 bis 500 Jahre vor unserer Zeitrechnung. Doch ob Sie einer der Sagen oder lieber der realen historischen Überlieferung Glauben schenken, gesichert bleibt: Ayurveda ist die älteste Medizin der Welt.

## Eine Naturheilkunde setzt sich durch

Das medizinische Wissen verbreitete sich rasch in Indien, wurde von Generation zu Generation weitergetragen und schließlich in ersten Versionen aufgezeichnet. Die frühesten erhaltenen Schriften sind die Charaka- und Sushruta Samhita, medizinische Abhandlungen. Hier liegen die Ursprünge der heutigen ayurvedischen Medizin: das präventive Gesundheitssystem, die Ernährungslehre, zahlreiche Empfehlungen für das tägliche Leben von Hygiene, Lebens- und Arbeitsstil bis hin zur Sexualität, Zeugung, Geburtshilfe und Kinderpflege sowie die medizinischen Therapien, die Anwendung der Heilkräuter und die Chirurgie. Vorbeugende Kuren und Nahrungsergänzungen fehlen ebensowenig wie Diäten für den Krankheitsfall.

## Brahmanen-Kultur und ayurvedische Anfänge

Um 1500 vor unserer Zeitrechnung zerfielen im Norden des heutigen Indiens und im jetzigen Pakistan die Indus-Kulturen. Es entwickelte sich eine brahmanische Kultur zunächst im Punjab, die sich bis 500 vor unserer Zeitrechnung im gesamten nördlichen Indien ausbreitete. Unter dieser brahmanischen Herrschaft entstanden die vier vedischen Schriften, die als geistige Wiege der Inder gelten: Samaveda, Yajurveda, Rigveda und Atharvaveda.

In die vedische Spätzeit fällt der Ayurveda: Bereits im siebten vorchristlichen Jahrhundert existierte die berühmte Universität von Taxila im heutigen Pakistan am Ostufer des Indus nahe Islamabad. Sie beherbergte eines der ersten berühmten Ayurveda-Institute. Es ist nicht unwahrscheinlich, daß Alexander der Große 325 bei seinem Einmarsch in Indien hier von der ayurvedischen Heilkunst erfuhr.

Während des ersten nachchristlichen Jahrtausends wanderten die Brahmanen Richtung Süden und verbreiteten ihre Hochkultur in den südlichen Teilen des Subkontinents, der bis dahin von den Chola-Herrschern regiert wurde. Vom Ausgang der vedischen Zeit bis etwa 800 nach unserer Zeitrechnung spricht man von einer ayurvedischen Epoche im strengen Sinn.

## Der Vormarsch des Ayurveda

Etwa 250 Jahre vor unserer Zeitrechnung etablierte König Ashoka (circa 274–237) den Buddhismus als Staatsreligion in seinem Reich, das für einige Zeit vom heutigen Nordpakistan östlich bis nach Kalkutta und südlich bis weit in den jetzigen Bundesstaat Karnataka nach Mysore reichte.

Seine Politik beschränkte sich nicht allein auf Landeroberung und Festigung seiner Macht; er dachte sozial. Ashoka ließ Krankenhäuser bauen und Heilkräutergärten anlegen. Eines seiner Edikte besagte, daß medizinische Behandlung jedem Menschen und jedem Tier zur Verfügung stehen müsse. Heilpflanzen, heilkräftige Bäume und Früchte sollten überall angebaut und in die Landesteile importiert werden, wo sie nicht wuchsen.

Unter Ashokas Herrschaft verbreiteten buddhistische Wandermönche medizinisches Wissen im ganzen Land. Die Mönche folgten den Handelsrouten, an denen im Lauf der Zeit ihre Klöster entstanden. Sie boten den Reisenden Schutz, Übernachtungsmöglichkeiten und nicht zuletzt die Gelegenheit einer medizinischen Versorgung. Reiche Händler unterstützten die heilkundigen Mönche gern, konnten sie doch so Verdienste für ein zukünftig besseres Leben sammeln. Auf diesen Wegen verbreitete sich der Buddhismus und mit ihm der Ayurveda kontinuierlich bis ins zwölfte Jahrhundert.

Das ist übrigens ein Grund, warum noch heute die medizinischen Kenntnisse des Ayurveda vorrangig in ursprünglich buddhistischen Ländern anzutreffen sind: Tibet, Nepal, Burma, Südchina, Laos, Vietnam, Sri Lanka, Indonesien.

## Das Ende der buddhistischen Herrschaft

Die Jahre 800 bis 1100 bilden eine politische wie religiöse Übergangsphase, in der verschiedene naturheilkundliche Systeme auf dem indischen Subkontinent nebeneinander existierten. Politisch war das einst mächtige buddhistische Imperium in unzählige Fürstentümer zerfallen, deren Oberhäupter sich gegenseitig befehdeten, statt eine Front gegen die immer stärker werdenden Moslems aufzubauen. Sie prägten die medizinische Entwicklung der folgenden Jahrhunderte.

In dieser Übergangsphase entwickelte sich auch das Tantra, das etwa 800 einsetzt und seine Blüte bis circa 1300 erlebt. Jetzt entstehen Rezepte für lebensverlängernde Mittel aus Kräutern, Mineralien, Salzen und sogar giftigen Substanzen: Rasayana-Elixiere. Sie sind zusammen mit Aphrodisiaka ab dem zwölften Jahrhundert auch in ayurvedischen Abhandlungen zu finden. Angeblich sollten manche dieser Mittel unsterblich machen.

## Die Unterdrückung des Ayurveda durch den Islam

Ayurvedisches Wissen wurde mit der islamischen Herrschaft in Indien und der Gründung des Sultanats von Delhi 1206 durch die Mogulherrscher in weiten Teilen des Landes unterdrückt. Sie verboten die Verbreitung der traditionellen buddhistisch-hinduistischen Heilkunst, die Ausbildung ayurvedischer Ärzte und setzten die ursprünglich aus Griechenland stammende, von dem griechischen Arzt Galen in Rom gelehrte und von Arabern nach Indien importierte Unani-Medizin durch. Die wenigen verbliebenen Ayurveda-Ärzte konnten nur versuchen, das alte Wissen für die Nachwelt zu bewahren. Doch bei Texten auf Baumrinden oder Palmblättern war das nur allzuoft ein mühseliger Kampf gegen Ameisen und Würmer.

Ab dem 14. Jahrhundert hatten die moslemischen Herrscher ihre Macht so weit gefestigt, daß sie sich der Wissenschaft und den schönen Künsten zuwenden konnten. Jetzt erlebte der Islam in Indien seine Blütezeit, und die Herrscher holten Gelehrte in ihre Paläste und Siedlungen, die eine Vielzahl philosophischer, religiöser und medizinischer Schriften verfaßten.

Ihre Unani-Medizin ist dem Ayurveda nicht völlig fremd, baut sie doch auch auf natürlichen Heilkräutern auf. Heute wird Unani gleichberechtigt neben Ayurveda, Homöopathie und der westlich geprägten Schulmedizin in Indien angewandt.

## Die Briten und die westliche Medizin

Die englischen Kolonialisten setzten im Anschluß an die mohammedanische Herrschaftsphase ab der zweiten Hälfte des 18. Jahrhunderts auf ihre westliche Medizin und unterdrückten Ayurveda ebenso wie Unani. Das ging so weit, daß die Ostindische Handelskompanie 1822 nicht nur in Kalkutta die erste westlich ausgerichtete medizinische Universität eröffnete, sondern als gründliche Organisation der Kolonialherren gleichzeitig sämtliche ayurvedischen Schulen schließen ließ.

Bei diesem »Geschenk« bedachten sie jedoch nicht, daß die Inder auf eine über 3000 Jahre alte, ausgereifte Medizin zurückblicken konnten und daß die westlichen Therapiemöglichkeiten in der ersten Hälfte des 19. Jahrhunderts sich recht kläglich gegenüber der ayurvedischen Tradition ausmachten. Indische Ärzte hatten schon 2500 Jahre zuvor die plastische

Chirurgie entwickelt. Und daß Sushrutas mehr als zwei Jahrtausende alte Gesundheitsdefinition die Forderungen der Weltgesundheitsorganisation 150 Jahre später noch sprengen würde, konnten sie nicht ahnen.

Unter der englischen Kolonialherrschaft verkümmerte Ayurveda zu einer Medizin der kleinen Leute. Wer Geld hatte, sah in der westlichen, auf Symptome ausgerichteten Medizin ein schnell wirksames Allheilmittel. Diese Entwicklung konnten die Engländer als Erfolg ihrer Unterdrückungspolitik werten. Wer kein Geld hatte, baute notgedrungen auf die einheimischen Heilkräuter – ohne gesellschaftliches Prestige, aber durchaus mit medizinischer Wirkung.

Die Landbevölkerung wandte über die Jahrhunderte ayurvedische Heilkunde an – sei es aus Gründen der Abgeschiedenheit und mangelnden Information, sei es aus schlichtem Mangel an Ärzten vor Ort. So blieb das ayurvedische Wissen um gesundes Leben, gesunde Ernährung und natürliche, an den Bedürfnissen des einzelnen orientierte Heilung in Indien immer präsent. Und mit diesem Wissen lebt die Vorstellung einer Einheit von Körper, Geist und Psyche. Sie hat die indische Philosophie nie angezweifelt. Und sie berücksichtigt eine erfolgreiche ayurvedische Therapie.

## Ayurveda im unabhängigen Indien

Die indische Unabhängigkeitsbewegung etablierte ein neues Selbstbewußtsein und eine Rückkehr der Inder zu ihren kulturellen Wurzeln. Ayurveda blühte plötzlich wieder auf. Die Installation einer flächendeckenden Ayurveda-Medizin und einer traditionellen Ausbildung der Ärzte war 1885 eines der Ziele bei der Gründung des Indischen Nationalkongresses. Doch erst 1921 konnte Gandhi in Delhi das erste Ayurveda-College wiedereröffnen. Seitdem sind ayurvedische Forschung und die Verbreitung dieser Medizin ein wichtiges Anliegen der indischen Zentralregierung. Da ist es nicht verwunderlich, daß Mohandas Karamchand Gandhi selbst ein Buch über die gesunde Lebensweise nach dem Ayurveda schrieb: »*Wegweiser zur Gesundheit. Die Kraft des Ayurveda.*«
Der in den letzten Jahren aufgekommene Nationalstolz der Inder begünstigt das Ansehen des Ayurveda weiter. Es festigt sich gegenwärtig ein Gesundheitsbewußtsein, das in aktuellen Werbeslogans wie »*Eat healthy – think better*« aufleuchtet. Viele Ärzte erhoffen zudem einen

indirekten Schub des Ayurveda-Booms im Ausland auf die indische Situation. Es wäre nicht das erste Mal, daß traditionell indische Werte im Mutterland gewürdigt werden, nachdem sie im Westen Anerkennung fanden.

## Die Ballungszentren des Ayurveda

Die Kerngebiete des Ayurveda liegen heute im nordwestlichsten indischen Bundesstaat Gujarat, dem sich südlich daran anschließenden Maharashtra in Mittelindien und dem ganz an der südwestlichen Spitze des Subkontinents gelegenen Kerala. Dieser südlichste Bundesstaat wurde nie von den Mogulherrschern eingenommen. So konnte sich die ayurvedische Medizin hier völlig frei entwickeln und wurde zu keiner Zeit von der Unani-Medizin verdrängt. Es ist daher nicht verwunderlich, daß hier zahlreiche ayurvedische Colleges und Forschungszentren angesiedelt sind. Kerala hat sich auch zum Mekka ayurvedischer Pancha-Karma-Kuren entwickelt – für Inder wie für ausländische Touristen.

In Indien existieren heute 125 ayurvedische Hochschulen, in denen angehende Ärzte fünf Jahre lang studieren, dann ein Jahr als Internist praktische Erfahrungen sammeln, um eventuell anschließend in weiteren drei bis vier Jahren eine Facharztausbildung in innerer Medizin, Chirurgie, Gynäkologie oder einer anderen Fachrichtung anzuschließen. Diese Ayurveda-Ärzte tragen den geschützten Namen Vaidya.

# Die Veden

Die Ursprungstexte der Veden sind wie die des Ayurveda verschollen; bekannt aber sind ihre Inhalte durch Kommentare etlicher Nachkommen, die die Veden nicht in westlich wissenschaftlicher Manier zusammenfaßten oder übersetzten und separat kommentierten, sondern die Darstellung des Inhalts mit eigenen Thesen verwoben. So blieben über die Jahrtausende die ersten medizinischen Diagnosemethoden und Therapien bekannt, und man kann noch heute nachvollziehen, wie die ärztliche Behandlung in Indien anfing.

Veda wird gewöhnlich mit Wissen übersetzt, doch ist das unzulänglich. In diesem Wort steckt die Bedeutung von Wissen, Wahrheit, Weisheit und der Anspruch auf Ewigkeit: Die vedische Lehre soll ewig gültig sein.

Vier vedische Hauptschriften sind bekannt, die jeweils in mehrere Bücher unterteilt sind: Rigveda, Samaveda, Yajurveda und Atharvaveda. Die Schriften bestehen aus spirituellen, religiösen, metaphysischen, rituellen, medizinischen sowie juristischen Versen. Ihre Entstehungszeit ist umstritten; manche Indologen sehen die Anfänge bereits im sechsten Jahrtausend, andere datieren sie in die Spanne 500 bis 1500 Jahre vor unserer Zeitrechnung. Letzteres ist historisch wahrscheinlicher.

■ Rigveda und der später entstandene Atharvaveda enthalten religiöse Verse, mystische Zauberformeln und erste Ansätze einer Naturmedizin. Der Rigveda besteht aus zehn, der Atharvaveda aus zwanzig Büchern!

■ Samaveda besitzt gegenüber dem Rigveda nur 78 eigenständige Strophen; die Schrift ist an den Mondgott Soma, den Feuergott Agni und den Kriegsgott Indra gerichtet.

■ Yajurveda enthält Strophen des älteren Rigveda und neuere Prosateile, die sich mit Priesterregeln und heiligen Riten befassen.

■ Die ebenfalls weitverbreiteten Upanishaden gelten als letzter Teil der vedischen Schriften; sie werden auch Vedanta genannt, das Ende der Veden.

## Medizinische Ansätze in den Veden

Die vedische Medizin befaßte sich nur oberflächlich mit Krankheitsbildern; magische Rituale, Zauberformeln und Exorzismus dienten zur Bekämpfung von Leiden.

Die heilkundigen Priester übten eher religiöse Rituale als Medizin aus. Sie setzten auf übersinnliche Kräfte. Schließlich galten innere Krankheiten als Zeichen dämonischen Wirkens und bösartiger Kräfte, die in den Körpern der Patienten wüteten. Äußerlich sichtbare Erkrankungen und Verletzungen behandelten sie mit Heilpflanzen.

# Rigveda

Der Rigveda ist eines der wichtigsten Dokumente aus der frühen vedischen Geschichte, jener Zeit, in der die arischen Nomadenstämme von Norden in den Subkontinent einwanderten und sich niederließen. Das geschah ab dem 15. Jahrhundert vor unserer Zeitrechnung. Neben religiösen und mystischen Passagen enthält die Schrift Beschreibungen von naturheilkundlichen Behandlungen. Aus Pflanzensäften erhofften sich die Menschen göttliche Kräfte zur Heilung. Das zehnte Buch des Rigveda listet explizit Heilpflanzen und ihre medizinische Wirkung auf. Diese Beschreibung heilsamer Kräuter ist der Grundstein der indischen Naturheilkunde.

## Vedische Götter und ayurvedische Begriffe

Der Rigveda ist das Buch der Brahmanenpriester; er beschreibt die Zeremonie von Götteropfern und schildert Naturphänomene als göttliche Zeichen. Diesem Inhalt angemessen sind die Verse an einzelne Götter, die Götterwelt oder an bestimmte Elemente adressiert. Häufig finden sich die Widmungen »An Agni« oder »An Vayu«.

Agni heißt einer der herausragenden Götter vedischer Zeit. Er gilt als Personifizierung des Feuers, als Symbol des Willens und der Kraft, des Strebens nach Höherem und nach Weisheit. Agni wird uns im Zusammenhang mit dem Ayurveda noch oft begegnen: Ayurvedisch geschulte Ärzte verstehen unter Agni das Verdauungsfeuer im Magen und Darm – den Stoffwechsel, wenn man einen modernen Begriff benutzen will. Ist Agni, die Verdauung, gesund, ist der Pitta-Anteil im Menschen ausgeglichen und in gesunder Menge vorhanden. Pitta ist der feurige, umwandelnde und kreative Teil im Menschen; er besteht hauptsächlich aus dem Urelement Feuer.

Vayu heißt der Gott des Windes. Er soll eine stattliche Erscheinung sein und bevorzugt in einem von bis zu tausend rotmähnigen Pferden gezogenen Streitwagen durch die Welt jagen. Wind interpretierten die Hindus vedischer Tage als den Atem der Götter. Zwar spielt Vayu im heutigen hinduistischen Göttersystem keine große Bedeutung mehr, doch er gab einem ayurvedischen Anteil im Menschen, einem sogenannten Dosha, den Namen: Vata, der sensible, von der Realität abgehobene, leicht nervöse Part. Er besteht aus den Urelementen Äther und Luft.

## Atharvaveda

Auch der Atharvaveda beschäftigt sich in Teilen mit der Heilkunst. Die Bücher 1 bis 9 sowie 19 enthalten medizinische Anweisungen zur Behandlung von Krankheiten. Im fünften Buch werden beispielsweise in der 22. Hymne die unterschiedlichen Fieberarten besprochen. Als Medikamente verwandten die Heilkundigen Kräuter und pflanzliche Pulver beziehungsweise Abkochungen, die sie zum Teil sogar als lebensverlängernde Mittel einsetzten.

Bestimmten Pflanzensäften wurden göttliche Kräfte nachgesagt, mit deren Hilfe man hundert Jahre alt werden könne. Sie sind die frühesten ayurvedischen Rasayanas, natürliche Nahrungsmittelergänzungen zur Aufrechterhaltung der Gesundheit. Sie besitzen einen hohen Wert, denn schon seit ihren Anfängen verbindet die ayurvedische Medizin zwei Ansätze miteinander: die Verbesserung sowie Verlängerung des gesunden Lebens und die Heilung von Krankheiten – seien sie akut oder chronisch.

Pharmazie bedeutete im frühen Indien hausgemachte Medikamente auf pflanzlicher, mineralischer oder metallischer Basis. Die Techniken sind nicht selten der Alchimie zuzuschreiben, und wie in Europa so erhofften sich auch die Inder ein längeres, gesünderes Leben von diesen als magisch angesehenen Künsten. Gold allerdings wollten indische Alchimisten nie herstellen.

Neben der Naturheilkunde enthält der Atharvaveda Priesterrituale – besonders die sogenannter Feuerpriester. Er bietet populäre Passagen mit Zauberformeln und magischen Ritualen. Hier finden sich Liebeszauber, Ratschläge zur Sühne begangener Sünden, erfolgversprechende Verhaltensweisen bei Kämpfen, beim Handel und auch bei Spielen.

## Von den Veden zum Ayurveda

Vier zeitlich nach den Veden entstandene Schriften werden ihnen untergeordnet. Diese neueren Texte sind losgelöst von einem religiösen Kontext und beschäftigen sich ausschließlich mit dem praktischen Leben:

- Ayurveda: das Wissen vom gesunden Leben
- Dhanurveda: die Technik des Bogenschießens
- Gandharvaveda: die Kunst der Musik
- Sthapatyaveda: die Lehre von der Architektur

## *Das Wissen vom gesunden Leben*

Die ersten vedischen Schriften handelten von der Götterwelt, den Priestern und ihren Ritualen. Heilung galt als göttliches Geschenk und wurde mit Opfern erfleht. Daraus entstand in den folgenden Jahrzehnten vorrangig keine medizinische Lehre über Krankheiten und ihre Heilung, sondern interessanterweise eine Lehre über das Leben! Ayurveda lehrt das ethisch und moralisch richtige Leben, das körperlich wie psychisch gesunde und zufriedenstellende Sein. Krankheiten und ihre Heilung sind in diesem Rahmen nur insofern von Bedeutung, als sie für ein erfülltes, gesundes Leben beseitigt werden müssen. Das ist ein entscheidender Unterschied sowohl zur westlichen Allopathie als auch zur Homöopathie.

## Ayurveda

Der Ayurveda besteht aus acht Textteilen, die acht Bereiche der Humanmedizin abdecken. Jeder medizinische Teilbereich existiert eigenständig; für einzelne sind bis heute berühmte ayurvedische Ärzte aus der Frühzeit nachgewiesen. Zwei von ihnen, Sushruta und Charaka, behaupten in ihren medizinischen Abhandlungen, daß der Ayurveda dem Atharvaveda zugeordnet war. Im Gegensatz zu den dortigen medizinischen Ansätzen ist er aber als ein komplettes Medizinsystem zu verstehen, das mit den frühen Beschwörungsformeln nichts mehr gemein hat. Es umfaßt sämtliche heute existierenden Bereiche der Gesundheitsversorgung und medizinischen Behandlung:

- Innere Medizin
- Hals-, Nasen- und Ohrenheilkunde
- Augenheilkunde
- Chirurgie
- Frauenheilkunde und Geburtshilfe
- Kinderheilkunde
- Toxikologie
- Psychiatrie, die Behandlung bei psychischen Störungen mit Mantren und Zauberformeln
- Sexualmedizin inklusive der Zubereitung von Aphrodisiaka und Stärkungsmittel für die Zeugung eines gesunden Kindes

■ Geriatrie im Sinn von Prävention beziehungsweise Rehabilitation oder Rasayana, das heißt pflanzliche Nahrungsmittelergänzungen und Stärkungsmittel

All diesen Teilbereichen gemeinsam ist der ganzheitliche Anspruch: Im Mittelpunkt der Diagnose steht der Patient – sein Körper und Geist, seine Psyche und Sinneswahrnehmungen. Aktuelle Symptome sind wichtig und müssen kuriert werden, doch sie werden nicht isoliert vom Gesamtzustand behandelt.

## Vorbeugen statt heilen

Ein Hauptaugenmerk ayurvedischer Medizin liegt auf der Prävention. Traditionell verstand sich die Medizin in Asien immer als eine vorbeugende Maßnahme. Nicht umsonst wurden Ärzte nur so lange bezahlt, wie die Patienten gesund blieben. Das heißt, die Bevölkerung in Indien, aber auch in China und Tibet, ließ sich regelmäßig prophylaktisch untersuchen und paßte Lebensstil wie Ernährung den kleineren Schwankungen des Allgemeinbefindens sofort an. So beseitigten sie eine latente Krankheitsanfälligkeit. Im Krankheitsfall wurde dem Arzt das Honorar verweigert. Dennoch mußte er heilen: Seine vorbeugenden Maßnahmen hatten versagt, und er mußte seinen Fehler wiedergutmachen. Würde dieses Verfahren heute bei uns eingesetzt, wären die Arztpraxen zwar laufend gut gefüllt, doch langfristig wäre die Gesundheitsversorgung preiswerter, da Krankheiten seltener ausbrächen. Ein System, daß Krankenkassen wie Gesundheitsministerien im nächsten Jahrtausend einige Probleme abnehmen könnte.

## Erste ayurvedische Medikamente

Die frühesten überlieferten Heilmittel bestanden aus Ghee, das heißt reinem, selbstgemachtem Butterschmalz, sowie frischer Butter, kaltgepreßten Ölen, Honig und Melasse von Zuckerrohr beziehungsweise Sirup. Diese Grundstoffe verrührten die Vaidyas mit rohen oder ausgekochten Kräuterextrakten, zerriebenen Pflanzenwurzeln, Blättern, Früchten, Naturgummi oder Baumharzen wie Myrrhe und mineralischen Salzen.

## *Berühmte frühe Ayurveda-Ärzte*

Für die praktische Umsetzung der ayurvedischen Lehre sorgten in erster Linie zwei berühmt gewordene Mediziner: Sushruta und Charaka. Gemeinsam mit Sangraha, einem weiteren bekannten Arzt bilden sie die sogenannte Brihat Trayi, die größere Triade der führenden ayurvedischen Mediziner. Manche Indologen und Ayurveda-Kapazitäten nennen die drei Hauptvertreter Sushruta, Charaka und Vagbhata. Sushruta und Charaka gelten bis heute als Autoritäten. Charakas Schrift ist das grundlegende medizinische Sammelwerk. Sie befaßt sich mit allen Bereichen der inneren Heilkunde. Charaka war Internist. Sushruta spezialisierte sich auf die Chirurgie.

Die kleinere Triade – Laghu Trayi – stellen die Schriften Madhava Nidana, Sarngadhara Samhita und Bhava Prakasha, deren Autoren später lebten. Wichtig ist die Sarngadhara Samhita, da sie für ihre Zeit äußerst modern ist und neue Diagnosemethoden sowie Therapien enthält. Madhava Nidana listet detailliert Beschreibungen der damals bekannten Krankheiten auf. Bhava Prakasha berichtet erstmals von Syphilis. All diese Abhandlungen studieren angehende Ayurveda-Spezialisten bis heute.

## Der Chirurg Sushruta

Sushruta lebte aller Wahrscheinlichkeit nach im ersten Jahrtausend vor unserer Zeitrechnung. Er lehrte an der Universität von Kashi, dem heutigen Varanasi, möglicherweise zur Zeit Buddhas, also zwischen 560 und 480 vor unserer Zeitrechnung. Die Datierung ist problematisch, und etliche Indologen vermuten gar, daß Sushruta ein Nachfolger von Charaka war.

Sushruta war Chirurg, und seine Abhandlung beschreibt die älteste früheste Chirurgie. Er stellt aber auch allgemeine Behandlungsmethoden dar und erklärt Geburtshilfe. Der Einfluß von Klima, Jahreszeiten und Ernährung auf Gesundheit wie Heilungsverlauf ist ihm wichtig – ein wesentlicher Aspekt ayurvedischen Denkens. Dank Sushruta sind heute über hundert chirurgische Instrumente seiner Epoche bekannt; die Zeichnungen ähneln erstaunlich den derzeit gebräuchlichen Operationsbestecken.

## Die indische Gesellschaft zur Zeit der frühen Chirurgie

Sushruta lebte und arbeitete in einer Gesellschaft, die Ärzten keine sonderliche Anerkennung schenkte, ganz besonders nicht den Chirurgen. Die Macht und das Ansehen genossen Priester, Brahmanen, die mit Mantren, Zauberformeln und Opfergaben Heilung herbeiriefen. Und doch waren im Indien vor unserer Zeitrechnung bereits Operationstechniken erfolgreich, die noch heute – auch in westlichen Ländern – weit verbreitet sind. Medizinierte Weine zur Anästhesie, pflanzliche Betäubungs-, Beruhigungs- und Schmerzmittel waren bekannt. Amputationen wurden durchgeführt, wild wucherndes Fleisch wurde weggeschnitten. Sushrutas Darstellung eines chirurgischen Eingriffs beim Grauen Star ist nach heutigem medizinischen Stand korrekt.

Anerkannt war sein Beruf bei den Zeitgenossen keineswegs, auch wenn er viele heilte. Die ersten Chirurgen mußten immer wieder mit Berufsverbot rechnen. Ärzte, die Wunden wieder zusammennähten, wurden der Kaste niedriger Handwerker wie Schuhmacher und Lederflicker zugerechnet.

Die Furcht vor einer Praxisschließung war um so verständlicher, wenn man bedenkt, daß in der indischen Gesellschaft ein hochgestellter Brahmane niemals im Haus eines unter ihm Stehenden eine Mahlzeit gegessen hätte. Da mußte ein Berufsstand, dessen Angehörige direkt in den menschlichen Körper eingriffen, als ähnlich abstoßend gewertet werden wie die Unberührbaren, die sich um die Latrinenreinigung und Müllbeseitigung kümmerten.

Dennoch empfiehlt und erläutert Sushruta das Sezieren von Leichen als notwendiges Mittel, um erfolgreich als Chirurg zu arbeiten. Gerade das aber war für die Buddhisten ein Tabu. So ist es nicht verwunderlich, daß der Staat die chirurgische Ausbildung nicht unterstützte und dieser Zweig der Medizin verkümmerte.

# Die Sushruta Samhita

Die Originaltexte Sushrutas liegen heute nicht mehr vor. Seine medizinische Abhandlung – Samhita bedeutet wörtlich übersetzt Sammlung – besaß späteren Kommentatoren zufolge 46 Kapitel über die Grundlagen ayurvedischer Medizin, das Studium der Ärzte, medizinisches Grundwissen zu Körperaufbau, Blut- und Lymphsystem sowie die Medikamentenherstellung.

Manche Indologen vermuten, daß diese Samhita ein kollektives Werk mehrerer Ärzte und Chirurgen ist. Die unterschiedliche Form in Versen und Prosaabschnitten sowie die detaillierten Chirurgiekapitel neben medizinischem Basiswissen lassen das vermuten.

Die Sushruta Samhita listet 37 verschiedene Heilstoffgruppen auf und widmet sich intensiv der ärztlichen Diagnosestellung. Die Behandlung von Wunden, Geschwüren und unterschiedlichsten Krankheiten ist aus der Sicht des Chirurgen geschildert; das Werk informiert über chirurgische Praktiken ebenso wie über plastische Chirurgie und natürliche Geburtshilfe.

Sushrutas Samhita enthält die weltweit älteste Aussage zum Thema Hauttransplantationen. Als erster zeigt er die Möglichkeit der erfolgreichen Rekonstruktion eines abgeschnittenen Ohrläppchens oder einer abgeschlagenen Nasenspitze mit einem Hautstück aus dem umliegenden Bereich oder dem Hals. Bei den damaligen Kämpfen gab es häufig Anlaß für derartige Operationen.

Sushruta liefert wertvolle Informationen über Abführmittel und die Medikamentenzubereitung. Er gibt Ratschläge zur Ernährung und schreibt über die heilsame Bedeutung von Träumen. Alpträume deuten für ihn immer auf Störungen. Nach schlechten Träumen empfiehlt er Meditation und einen Tempelaufenthalt von drei Nächten.

## *Krankheit und Gesundheit nach Sushruta*

Sushruta hielt Krankheiten immer für eine Folge gestörter Doshas, einer fehlenden Balance des inneren Gleichgewichts, und von Schlafstörungen. Schlaf ist ebenso wichtig und lebenserhaltend wie Ernährung und Atmung. Ohne diese drei Faktoren stirbt der Mensch. Ist nur einer von ihnen gestört, setzen Beschwerden ein.

Wer körperlich und psychisch gesund ist, eine gute Verdauung und einen gesunden Stoffwechsel besitzt, geistig aktiv lebt und sich zugleich emotional glücklich fühlt, ist nach Sushruta gesund (Sushruta Samhita, 15.40)

## Naturheilkundliche Medikamente und Therapien

Die Sushruta Samhita enthält Präparate zur äußerlichen wie innerlichen Anwendung in drei verschiedenen Konzentrationen. Viel Platz nimmt die detaillierte Beschreibung der Medikamentenherstellung ein: hauptsächlich pflanzliche Präparate als Abkochungen. Doch werden auch schon die sechs Metalle Gold, Silber, Zinn, Blei, Kupfer und Eisen verwendet sowie Edelsteinpulver, Korallen und Perlen. Für die äußerliche Behandlung verarbeitet man beispielsweise Kupfer- und Eisensulfat, roten Ocker u.a. Tabletten bereiten die Ärzte aus Heilpflanzen wie langem Pfeffer oder Ingwer, aus Rötel und Steinsalz.

Frucht- und Pflanzensäfte, zum Beispiel Weintraubensaft, aber auch Saft aus Blumenblüten und Baumrinde gepreßt, Dattelpalmsaft, Reis-, Gerstenbrei, Zuckerrohr, Sirup und Honig werden medizinisch genutzt.

Sushruta verwendet Ghee – Butterschmalz – zur lokalen Behandlung. Er kennt Dampfinhalationen, Ölbehandlungen, Ölgüsse und Umschläge mit Heilpflanzen. Zur Ausleitung empfiehlt er Schwitzkuren, Aderlaß oder pflanzliche Niesmittel für die Nase. Die einzelnen Therapien sind den drei Typen Vata, Pitta, Kapha zugeordnet. Damit orientiert er sich wie seine heutigen Kollegen ganzheitlich am Menschen, nicht an den Symptomen.

# Der Internist Charaka

Der Arzt Charaka gilt als einer der ersten Internisten ayurvedischer Medizin. Mehrere Indologen und Übersetzer seines Werks, der Charaka Samhita, datieren sein Leben und seine Schrift in das zweite Jahrhundert vor unserer Zeitrechnung. Sie sehen in ihm einen Nachfahren von Sushruta und begründen das unter anderem linguistisch anhand der Sprachentwicklung. Andere datieren den Chirurgen Sushruta als Spezialisten nach dem Internisten Charaka.

Die Problematik der Datierung ergibt sich bei Charaka nicht zuletzt daraus, daß sein Name in den Veden patronymisch verwendet wird; das heißt, der Name geht vom Vater automatisch auf den Sohn über und hält sich so über die Jahrhunderte. Heute ist kaum mehr nachvollziehbar, wer der Charaka war, der sich auf das internistische Gebiet spezialisiert und die nach ihm benannte Samhita geschrieben hat. Auch ist es nicht unwahrscheinlich, daß mehrere Autoren existierten. In welchem Teil Indiens sie entstand, ob sie zusammenhängend oder in größeren Zeitabständen geschrieben ist und wie alt der oder die Verfasser waren, liegt im dunkeln. Möglicherweise basiert Charaka auf Agnivesha, einem bekannten Arzt an der Universität von Taxila im heutigen Nordpakistan. Sicher sind die Charaka und Sushruta Samhita nicht die ersten medizinischen Abhandlungen aus Indien. Vor ihnen waren Standardwerke bekannt, auf die sie sich stützen konnten. So ist die Charaka Samhita auch als eine Zusammenfassung des medizinischen Wissens seiner Zeit zu begreifen.

## Die Charaka Samhita

Charaka bietet dem Medizinstudenten und praktizierenden Arzt Basiswissen und erklärt internistische Behandlungsmethoden. Die Einteilung in die acht essentiellen Bereiche der Medizin hat sich über die Jahrtausende bewährt; sie wird noch heute verwendet und unterscheidet sich nicht wesentlich von der klassischen Einteilung der Allopathie.

Die Charaka Samhita wurde abwechselnd in Versen mit unterschiedlicher Metrik und in Prosa geschrieben. Teile sind wie eine Debatte oder Seminarveranstaltung dargestellt, andere wie Frage-Antwort-Dialoge zwischen Lehrer und Medizinstudenten aufgebaut. Wieder andere Kapitel bestehen aus reinen Instruktionen für praktizierende Ärzte.

## Die Praxis ayurvedischer Internisten

Die Internisten zur Zeit Charakas unterschieden Medikamente aus Pflanzen, tierischen Stoffen und Metallen beziehungsweise Mineralien. All diese natürlichen Stoffe wurden medizinisch aufbereitet und äußerlich oder innerlich angewandt.

Die Charaka Samhita nennt sechs medizinisch wirksame Metalle und beschreibt ihre langwierige Verarbeitung: Gold, Silber, Kupfer, Blei, Zinn, Eisen. Auch der Rost von Eisen wurde Medikamenten beigemengt.

Ebenso konnte die Asche von Muscheln, Korallen oder Edelsteinen wie Lapislazuli Bestandteil einer Medizin sein. Hauchdünne Metallplättchen, etwa Blattgold, Silber oder Kupfer, wurden mit erhitzten Lösungen aus Salzen vermischt und zu Pulver verarbeitet. Fünf Salze heilten unterschiedlichste Beschwerden: Steinsalz, Meersalz, schwarzes Salz, Salpeter und salzige Pflanzen wie Meeresalgen.

Charaka teilte Medikamente in zwei Gruppen ein, die noch heute für die ayurvedische Medizin von entscheidender Bedeutung sind:

■ Kraft und Vitalität spendende Mittel für alle Gesunden, sie sind unter dem Namen Rasayana bekannt. Diese Stärkungs- oder Nahrungsergänzungsmittel schenken dauerhaft Gesundheit, verbessern die Gedächtnisleistung und verhelfen zu einem langen Leben. Sie dienen der Vorbeugung.

■ Pulver, pflanzliche Abkochungen, Tees und medizinische Öle oder Ghee als Heilmittel für Erkrankte. Sie stellen die eigentliche ayurvedische Medizin dar.

## Menschenbilder und ihre Krankheiten

Charaka ordnete Krankheiten den drei ayurvedischen Grundtypen Vata, Pitta und Kapha zu und setzte für jeden Menschentyp individuelle Therapien an. Von diesen festgelegten Menschenbildern – Doshas genannt – gehen ayurvedische Ärzte noch heute aus (Seite 49 ff.) Sie werden mit Hilfe eines Tests Ihren eigenen Typ hier im Buch bestimmen lernen.

■ 81 Krankheiten listete Charaka für das als trocken, rauh, leicht und beweglich beschriebene Vata auf, darunter Durchfall, Arthritis und Rückenbeschwerden. Zu heilen sind Vata-Beschwerden mit ihrem Gegenteil: warmen, öligen, feuchten Anwendungen, beispielsweise Ölmassagen, Schwitzbäder oder Dampfinhalationen.

■ 40 Beschwerden ordnete er Pitta zu, das er als heiß, sauer und flüssig beschrieb: beispielsweise brennende Schmerzen, Hitzewellen, Schweißausbrüche, Hautentzündungen, Blutungen, Magenerkrankungen. Dagegen helfen kühlende, ausleitende und abführende Therapien, etwa kalte Bäder, kühle Ölbehandlungen und Entschlackungskuren.

■ Kapha wird als schwer, kühl, feucht charakterisiert und unter den 21 typischen Krankheiten stehen zum Beispiel Müdigkeit, Übergewicht,

Verschleimung. Heiße und austrocknende Behandlungen, wie etwa trockene Schwitzpackungen, Massagen sowie schweißtreibende Bewegung helfen, diese Symptome abzubauen.

## Krankheit und Gesundheit nach Charaka

Jede Störung im inneren Gleichgewicht führt zu Erkrankung. Konsequent summiert Charaka unter Therapie alle Medikamente und Methoden, die ein Gleichgewicht zwischen diesen vier Bereichen im Menschen wiederherstellen: Körper, Sinneswahrnehmungen, Geist oder Verstand und Psyche. Gesundheit und Krankheit hängen aber auch von Empfindungen ab: Freude am Leben beziehungsweise Kummer, Angst oder Schmerz. Der von Krankheiten freie Körper ist kein Garant für wahre Gesundheit!

## Karma, Krankheit und Verantwortung

Ein Unterscheidungsmerkmal von Charaka zu Sushruta ist Charakas Einstellung zum Karma, dem in einer langen Reihe von Wiedergeburten auferlegten Schicksal. Er ist davon überzeugt, das individuelle Karma zeige sich direkt in den Krankheiten. So muß ein Patient immer davon ausgehen, daß er seine Beschwerden selbst verschuldet hat. Krankheit wird hier zu einer Bestrafung für begangene Fehler, Sünden, Schwächen. Der Kranke ist selbst verantwortlich für seinen Zustand und kann die Heilung nicht dem Arzt überlassen! Er muß sein Leben ändern. Dieser Aspekt ist heute noch relevant für eine erfolgreiche Therapie – ob man den Glauben an ein auferlegtes Karma teilt oder nicht.

## Therapie und Ernährung

Umfassend geht Charaka auf den Bereich der Ernährung ein. Sie ist ein wichtiger Teilaspekt jeder Behandlung und wird vom Internisten immer mitberücksichtigt. Schon in diesem frühen Stadium ayurvedischer Medizin waren Heilpflanzen wie Lebensmittel nach sechs Geschmacksrichtungen – süß, sauer, salzig, herb, bitter, scharf – eingeteilt und Krankheitsbildern zugeordnet. Daran hat sich nichts geändert. Noch immer werden

Schwache und kränkelnde Senioren mit nahrhafter Kost gestärkt; sie bekommen süßliche Heilpflanzen und kräftigende Speisen, die das Gewicht vermehren. Warme Bäder, Ölanwendungen, viel Schlaf sowie Ruhe fördern die Genesung. Das überzeugt.

Charaka gibt detaillierte Anweisungen, wann welche Nahrungsmittel gegessen werden, bei welcher Körperkonstitution welche Ernährung hilft. Das schließt auch Fleisch und Fisch mit ein. Beide gelten als schwer verdaulich und süßlich. Sie eignen sich nur für Menschen, die körperlich hart arbeiten und eine gute Verdauung besitzen. Bei langwierigen Erkrankungen und großer Schwäche kräftigen Fleisch oder Fisch und Bouillon in kleinen Portionen.

## Schlaf als Heilmittel

Der Schlaf galt im Ayurveda schon früh als gesundheitsstärkend oder krankheitsfördernd. Er hat einen maßgeblichen Einfluß auf körperliche Kraft und geistige Klarheit. Zuviel Schlaf kann das Leben verkürzen. Schlaf am Tag ist nur für kleine Kinder, Senioren, schwer Arbeitende und Ausgemergelte gesund; dann sorgt er für die notwendige Regeneration. Im Sommer, wenn die Nächte kürzer sind, dürfen alle Ruhepausen am Tag einlegen. Doch starke Menschen, Übergewichtige und Kranke sollten am Tag nie schlafen; sie könnten ihre Energie einbüßen.

Bei Schlafstörungen empfiehlt Charaka warme Bäder, Ölmassagen, Fleisch- oder Fischsuppen, Joghurtreis und Milch. Positive Auswirkungen auf den Schlaf haben seiner Meinung nach psychisches Wohlbefinden, ein komfortables Bett und ein angenehmes Heim.

## Der Arzt und sein Patient

Nach der Charaka Samhita muß ein Arzt über viele positive Eigenschaften verfügen: Er soll ausgezeichnete medizinische Kenntnisse besitzen, eine weitreichende praktische Erfahrung gesammelt haben, professionelles Geschick in der täglichen Arbeit walten lassen und ehrlich mit seinen Patienten umgehen.

Der optimale Patient braucht ein gutes Gedächtnis, Gehorsam, Furchtlosigkeit und Offenheit gegenüber dem Arzt; andernfalls kann der Behandelnde nicht zu einer klaren Diagnose kommen, und seine Verordnungen werden nicht korrekt ausgeführt. Doch gerade davon ist die Heilung abhängig.

## Medizin und Religion

Wie schon der Atharvaveda so greift auch die Charaka Samhita auf die Götter zurück: Das Rezitieren von Mantren, der Einsatz von Amuletten, das Darbringen beziehungsweise Verbrennen von Opfergaben im Tempel, Buße und Sühne stehen neben heilpflanzlichen Rezepturen. Dieser Bereich spielt gerade bei psychischen Krankheiten eine Rolle, aber auch bei Beschwerden aufgrund moralisch-ethischen Versagens. Wer die Kontrolle über negative Gefühle verliert, wer Ängste, Leidenschaften, Stolz und Prestigesucht walten läßt, macht sich selbst krank. Charaka ist ein früher Vertreter der psychosomatischen Medizin.

Auch der Götterglaube spielt in die Ursachenerklärung von Krankheiten hinein. So gilt beispielsweise Fieber als Strafe des verärgerten Gottes Rudra, einem vedischen Gott, der später als Shiva identifiziert wurde. Die Annahme beweist, daß die Charaka Samhita nicht allein auf buddhistischem Gedankengut basiert. Das legt die Vermutung nahe, daß sie von Buddhisten und Hindus über einen längeren Zeitraum hinweg verfaßt wurde.

## Die Kampfkunst Kalari Payattu in Kerala

Eng mit dem Ayurveda verbunden ist der Kampfsport Kalari Payattu. Die Meister dieser Verteidigungstechnik arbeiten immer zugleich als Ayurveda-Ärzte. Früher war das medizinische Wissen notwendig zur Versorgung von Kampfverletzungen, heute bedeutet es eine Einnahmequelle.

Kalari heißt in Malayam, der Sprache seines Ursprungslandes Kerala, Steinplatz; Payattu meint Kampf oder körperliche Übung. Die traditionelle Kampfkunst wird im Dhanurveda, einem Teil des Yajurveda, beschrieben. Er gehört zur Lehre von der Kriegsführung. Nach hinduistischer

Mythologie ist die Kriegskunst göttlichen Ursprungs: Der Schöpfergott Brahma lehrte sie den Menschen zur Verteidigung des Guten gegenüber dem Bösen. Kalari Payattu existiert nur im Süden Indiens. Ursprünglich als reine Abwehrkampfart im neunten Jahrhundert entstanden und bei feindlichen Angriffen eingesetzt, dient Kalari Payattu heute körperlicher Stärkung und Fitneß. Die Ausbildung umfaßt Übungen, Meditation, Atemtraining und Massagen.

Kalari Payattu wird in einem rechteckigen, geschlossenen Raum ausgetragen, der traditionell vorgeschriebene Maße aufweisen muß: 10,50 Meter lang, 5,30 Meter breit und ebenso hoch. Der Übungsraum ist geschlossen und wird im Osten durch eine schmale Tür betreten. In der südwestlichen Ecke steht ein kleiner Altar mit sieben Stufen für die Gottheit des Kalari, die Muttergöttin Bharadevata. Ihr werden vor jedem Training Blüten, Räucherstäbchen, manchmal auch Früchte dargebracht; Schüler wie Meister verneigen sich andächtig vor dem Altar. Eine spirituelle Atmosphäre herrscht.

## Kalari Payattu und Ayurveda

Die Kalari-Payattu-Meister sind Ärzte; ihr Spezialgebiet heißt Sportmedizin, Orthopädie und Chiropraktik – Kalari Chikitsa. Sie richten Knochenbrüche, und zu ihren wichtigsten Therapien zählen Kräuterölmassagen. Kinder werden mit den Händen, Jugendliche ab dem 15. Lebensjahr und Erwachsene mit den Füßen massiert. Der Druck ist wesentlich fester und intensiver als der einer Handmassage. Die Massage setzt in der Lendenwirbelsäule an, geht über den Rücken bis zu den ausgestreckten Armen und wieder zur Taille zurück. Anschließend wird die Beine herunter bis zu den Zehen massiert. Zuerst liegt der Massierte auf dem Bauch, dann auf dem Rücken. Der Masseur steht neben beziehungsweise über ihm und hält sich mit den Armen an einem von der Decke herabhängenden Seil fest. Er beachtet bei der Massage streng 107 Marmapunkte, energiegeladene Körperzonen, und ihre Verbindung zu einzelnen Muskelpartien. Das garantiert die Effektivität. Auf die Massage folgt eine Ruhepause und ein warmes Bad. Ziel dieser Ölmassagen ist die optimale Vorbereitung aller Muskelgruppen auf die zu erwartenden Belastungen, ein gelenkiger Körper und geschmeidige Bewegungen während des Trainings. Die Massagen regen den Kreislauf an und kräftigen. So üben Kalari-Payattu-Schüler aktive Krankheitsvorbeugung im ayurvedischen Sinn.

Kalari-Payattu-Meister verschreiben bei Krankheit Medikamente und Pulver aus Heilpflanzen, deren Zusammensetzung sich nach den ayurvedischen Prinzipien richtet. In ihre Praxis kommen auch Patienten, die nicht zu ihren Schülern gehören. Die Meister besitzen einen hohen Rang in der Gesellschaft. Sie müssen tugendhaft, diszipliniert und vorbildlich leben. Im Idealfall lehren sie nicht nur den Kampfsport, sondern erziehen zu einem moralisch und ethisch einwandfreien Lebensstil.

Zur Zeit der britischen Kolonialherrschaft war Kalari Payattu wie Ayurveda verboten; der Kampfsport geriet in Vergessenheit, ist heute jedoch als Körpertraining in Kerala wieder populär.

## Das tägliche Training

Die Trainingsstunden bestehen aus Aufwärmübungen, Schrittfolgen, Haltungsübungen und schließlich den Stockkämpfen mit etwa 1,60 Meter langen Holzstöcken von zwei bis drei Zentimeter Durchmesser. Dieser Kampf mit Stöcken ähnelt dem Fechten; Kalari Payattu wird auch mit Stockfechten übersetzt. Fortgeschrittene kämpfen mit langen Messern, Stockdegen, Keulen oder Säbeln und Schildern. Diese Techniken werden aber nur gelehrt, wenn der Schüler charakterlich so stark ist, daß er die Technik nie zum Angriff mißbraucht. Der Meister verlangt hohe Konzentration und Disziplin. Er lehrt auch die unbewaffnete Verteidigung gegenüber einem bewaffneten Gegner. All diese Übungen begleiten rhythmisch ausgestoßene Vokale.

Vor dem Training reiben sich die Schüler mit Öl ein, um ihre Muskeln geschmeidig zu halten. Nach der Übungsstunde waschen sie Öl und Schweiß mit heißem Wasser ab. Die klassische Trainingskleidung besteht für Männer aus einem zum Slip geschlungenen Leinentuch, für Frauen aus einem weißen, baumwollenen Hosenanzug. Bei Kämpfen wird ein fünfeinhalb Meter langes Baumwolltuch um die Hüften geschlungen, das auch zum Fesseln des Gegners dient.

Kinder beginnen das Training im Alter von sechs bis sieben Jahren; sie üben sechsmal pro Woche ein bis zwei Stunden drei Jahre lang. Gewöhnlich findet der Unterricht morgens zwischen 7.30 und 9.00 Uhr statt. Die Ausbildung zum Meister beträgt mindestens sechs Jahre, in denen der Schüler seinem Lehrer assistiert.

Kalari Payattu baut eine sportliche, durchtrainierte Figur auf, übt Gelenkigkeit und Geschicklichkeit und lehrt Körperbeherrschung sowie eine
bewußte Wahrnehmung der Bewegungsabläufe. Ziel des Trainings ist die
absolute Beherrschung des eigenen Körpers, der bewußte und geplante
Einsatz jeder einzelnen Muskelgruppe zur Selbstverteidigung, niemals
zum Angriff. Die Ethik des Kalari Payattu lehnt jegliche aggressive
Haltung ab – selbst den Angriff auf einen eindeutigen Feind.
Ein Training zu Hause, wie es etwa bei Yoga möglich ist, funktioniert bei
Kalari Payattu nicht. Die Übungen sind nicht losgelöst von der religiösen
Atmosphäre auf dem Areal vor der Gottheit denkbar. Besucher spüren die
Tempelatmosphäre. Kalari Payattu lebt in der Hindutradition, steht heute
jedoch auch Andersgläubigen offen. Frauen haben den Kampfsport tradi-
tionell immer ausgeübt; es existieren Legenden um berühmte Kämpferin-
nen aus den letzten Jahrhunderten.

## Die jährliche Reinigungskur

Neben den Übungen werden die Schüler kurmäßig 7 bis 14 Tage lang im
August oder September – der Monsunphase in Kerala – mit ayurvedisch
aufbereitetem Öl massiert. In dieser Zeit ist eine streng vegetarische Diät
vorgeschrieben; scharfe Gewürze sind zu meiden. Am Ende der Kur, die
dem Pancha Karma (Seite 110 ff.) nicht unähnlich ist, steht eine Ausleitung der freigesetzten Giftstoffe und Schlacken im Körper mit Hilfe von
Einläufen.

## Ayurveda in Tibet

Das medizinische Wissen indischer Ärzte brachten buddhistische Wandermönche schon früh in die Nachbarländer Tibet, China, Nepal, Burma
und auf die Insel Sri Lanka. Selbst in die weit entfernt liegende Inselwelt
Indonesiens gelangte die ayurvedische Heilmethode.
Erste Übersetzungen ayurvedischer Texte ins Tibetische existieren aus
dem siebten Jahrhundert nach unserer Zeitrechnung. In dem Bergland des
Himalaya fiel Ayurveda auf fruchtbaren Boden und wurde im Laufe der

Jahrhunderte mit chinesischer Medizin, der Meridianlehre und dem Wissen um Energiebahnen sowie Energiepunkte im Körper, auch mit der Akupunktur verbunden. Alte schamanische Riten aus der tibetischen Heiltradition blieben daneben bestehen und werden teilweise heute noch mit ayurvedischer Naturheilkunde verknüpft. So werten tibetische Lamas mit Hilfe spiritueller Kraft Medikamente auf – ein Grund, warum hier die Herstellung vieler Mittel lange Zeit geheim blieb.

Während ab 1200 in Indien die Moslems Ayurveda verdrängten und die Unani-Medizin propagierten, entwickelte sich die ayurvedische Medizin in Tibet abgeschieden von den umliegenden Ländern. Die Heilkunst wurde weiter ausgearbeitet. Beobachtungen der Fötusentwicklung etwa notierten tibetische Ärzte in Wochen, was wesentlich genauer ist als die Darstellung in zwölf Monaten bei Charaka.

## Der buddhistische Hintergrund

Die tibetischen Buddhisten besaßen großes Interesse an Medizin. Die tief in ihrer Religiosität verankerte Barmherzigkeit schien nach einer Vervollkommnung der Heilkunde geradezu zu rufen. In ihren buddhistischen Klöstern finden sich noch heute Übersetzungen früher ayurvedischer Texte. Vagbhatas Astangahrdaya Samhita aus dem neunten Jahrhundert ist ein Beispiel.

Die erste medizinische Konferenz berief das buddhistische Oberhaupt Tibets, Songtsen Gampo, bereits in der ersten Hälfte des siebten Jahrhunderts ein. Ärzte aus Indien, China und Persien trafen sich, um den Stand der Heilkunst zu diskutieren und voneinander zu lernen. Im 17. Jahrhundert beschrieb der fünfte Dalai Lama, Ngawang Lobsang Gyatso, in einer medizinischen Abhandlung 16 000 Krankheiten – darunter auch die heute gefürchteten Umwelterkrankungen, deren Anfänge er hellsichtig erkannte. Er gründete drei medizinische Schulen, die die Entwicklung der Heilkunst beschleunigten. Seit der Annektierung Tibets durch die Chinesen versuchen tibetische Exilanten hauptsächlich in Indien, Nepal und der Schweiz, ihre traditionelle Medizin zu bewahren. Der 14. Dalai Lama hat in seinem nordindischen Exil Dharasalam das *Tibetan Medical Institute* gegründet. Dort behandelt sein Leibarzt Dr. Tenzin Choedrak nach tibetischer Methode. Neben der Einnahme frisch hergestellter Medikamente aus natürlichen Substanzen hält er es für den Heilungsprozeß hilfreich, täglich zu beten und zu meditieren.

## *Medizinische Lehre auf religiösen Bildern*

Die Tibeter besitzen detailliert gezeichnete Thangkas – ursprünglich religiöse Darstellungen auf Stoff – mit dem menschlichen Skelett, dem Verlauf von Nervenbahnen und Meridianen. Heilpflanzen, Kräuter und die Herstellung von Medikamenten bilden Künstler auf Thangkas ab. Sogar die Entwicklung des ungeborenen Lebens zeigen sie auf diesen Stoffbildern. Sie sind bis heute ein wichtiges Rüstzeug der tibetischen Ärzte. Die Thangkas lehren die Medizinstudenten auch das korrekte Vorgehen bei der Pulsanalyse. Allein über den Puls kann ein erfahrener Arzt die Organerkrankung ausmachen und den Allgemeinzustand des Patienten überprüfen. Die Pulsinterpretation gibt Auskünfte über die sinnvollsten Behandlungsmaßnahmen. Denn nicht immer ist ein Patient für eine Schwitzkur oder das Verbrennen von Heilkräutern auf der Haut – eine Variante des Schröpfens – kräftig genug.

## Tibetische Medizin zwischen Indien und China

Gyüshi heißt das medizinische Lehrbuch, das noch heute auf etwa 800 sorgsam in Tücher geschlagenen Blättern in tibetischer Schrift vorliegt. Es stammt aus dem zwölften Jahrhundert. Die Silbe Gyü bedeutet Krankheitsursache, worunter die Tibeter nicht den Auslöser von Krankheiten wie Bakterien oder Viren verstehen, sondern die tiefere Ursache wie Krankheitsanfälligkeit aufgrund einer Überforderung, Belastung und fehlender Balance. Bei schweren Erkrankungen gehen tibetische Ärzte von Dämoneneinfluß aus. Die Beschäftigung mit überweltlichen Mächten wird in ihrer Medizin ernst genommen. Geister gelten als Personifizierung negativer Energien.

Gyüshi entstand in Anlehnung an Ayurveda- und Siddha-Texte; es wurde wie diese immer wieder neu geschrieben und kommentiert. Chinesische Heilkünste sind dabei eingeflossen. Der ursprüngliche Verfasser ist heute nicht mehr zu ermitteln.

Im Gyüshi werden Gesundheit und Krankheit definiert, Diagnose, Untersuchungsmethoden sowie Therapieverläufe für 404 Krankheiten geschildert. Ein Großteil der Beschwerden ist den drei ayurvedischen Doshas zugeordnet. Ungefähr ein Viertel der Krankheiten gilt als unheilbar, und lediglich bei 49 der heilbaren Symptome ist ein Arzt zu konsultieren.

Tibetische Medizin besteht also hauptsächlich aus Hausmitteln, die jede Familie leicht anwenden kann.

## Die ayurvedische Tradition in Tibet

Tibetische Ärzte sind seit alters her mit den Grundlagen des Ayurveda vertraut. Sie sehen wie ihre indischen Kollegen den Ursprung aller Materie und allen Lebens in den fünf Elementen Wasser, Erde, Feuer, Luft und Äther. Sie sprechen von drei prägenden Merkmalen: Lung, Tripa und Bekan – womit sie Vata, Pitta und Kapha meinen. Auch sie erkennen in Vata das Prinzip der Bewegung, in Pitta das des Feuers und der Wärme, in Kapha das der Schwere und Feuchtigkeit (vgl. Seite 49 ff.) Weiter sind die sechs ayurvedischen Geschmacksrichtungen süß, sauer, salzig, bitter, herb, scharf sowie acht der zwanzig gegensätzlichen Eigenschaften bekannt, die die Medikamentenauswahl lenken: schwer, leicht, heiß, kalt, ölig, trocken, grob und fein. Bei der Herstellung seiner Medizin verläßt sich der Arzt auf seinen Geschmackssinn. Wer bis zu 35 Einzelteile mischt, darf das Verhältnis der einzelnen Pflanzen zueinander nicht außer acht lassen. Hier hilft im Zweifelsfall die Zungenprobe.

Die tibetische Medizin schließt Ernährung, körperliche Bewegung, Entspannungsübungen, Meditation und eine Anpassung des Lebensstils mit in die Therapie ein. Zur Heilung werden Kräuter eingenommen oder aufgelegt, Massagen, Bäder, Akupunktur und Ausleitungsverfahren für die innere Reinigung verschrieben. Schwitztherapien helfen beispielsweise alten Menschen mit Gehbeschwerden und Arthrose. Bei Kopfschmerz, Sehstörungen oder Schlafbeschwerden wird am oberen Rücken geschröpft. Wichtig sind Brech- oder Abführmittel sowie Einläufe. Wenn notwendig, praktizieren die Tibeter Aderlaß und führen Operationen durch. Zudem ist die ayurvedische Pancha-Karma-Kur bekannt. In der Psychiatrie setzen sie Schocktherapien und Hypnose ein. Zur geistigen Stärkung und gegen Altersbeschwerden wird wild wachsender Ginseng empfohlen, der in Tibet Importware ist.

Ist das Leben mit aller zur Verfügung stehenden Heilkunst nicht mehr zu retten, lösen sich die fünf Elemente im Sterben aus dem Körper und strömen ins Universum. Das individuelle Bewußtsein schwebt nach dem Tod getrennt vom materiellen Körper für immer im Raum. Dieser Gedanke stammt aus dem Ayurveda. Die Tibeter glauben, daß die menschlichen Energiezentren, die sieben Chakren, ihre feinstoffliche Energie zurück in den Kosmos senden. Die stufenweise Auflösung des Sterbenden beeinträchtigen sie nie mit bewußtseinstrübenden Medikamenten. Der bewußte Tod kann nämlich zur Erleuchtung führen. Das Sterben ist eindrucksvoll im Totenbuch der Tibeter beschrieben.

## Die chinesische Tradition in Tibet

Meridiane, sogenannte Energiebahnen im gesamten Körper, führen den Arzt zum Herd der Erkrankung. Sie reichen von den inneren Organen bis in die Finger, und hier ertasten die tibetischen Ärzte Beschwerden: So sagt der Mittelfinger beispielsweise etwas über den Zustand von Magen und Galle aus; der Ringfinger läßt Rückschlüsse auf die rechte Niere zu. Der betroffene Meridian wird in seinem Verlauf genau nach einem mathematischen Schema berechnet. Der Arzt entblößt die entsprechenden Körperpartien und behandelt den Meridian lokal. Das eigentlich erkrankte Organ erfährt so eine indirekte Therapie.

Bei dieser Meridianbehandlung ist das Verbrennen von Pflanzenteilen direkt auf der Haut wichtig. In hartnäckigen Fällen wird Goldstaub auf einem Meridian verbrannt. Anschließend sind kalte Getränke und kaltes Waschen der Haut untersagt. Solche Methoden mögen manchem roh erscheinen, doch ihre sensationellen Erfolge geben den Tibetern recht.

## Die Verantwortung des Patienten

Die Ursache aller Krankheiten liegt im Menschen selbst. Wie er denkt, arbeitet, lebt und ißt, prägt seinen Gesundheits- beziehungsweise Krankheitszustand. Lebt er seiner Natur zuwider, ist Krankheit die unausweichliche Folge. Daher erteilt der tibetische Arzt wie sein indischer Kollege neben den Medikamenten auch Ratschläge für einen gesünderen Lebenswandel.

Die größten Übel heißen nach Ansicht der Tibeter Unwissenheit oder Verblendung, Aggressionen und Leidenschaften oder Begierden. Die Geschlechtsorgane gelten den tibetischen Ärzten übrigens als Sitz der Begierden. Sie beeinträchtigen die Lebensqualität und machen langfristig krank. Nur wer sich weiterentwickelt und offen für Neues oder Fremdes ist, wer sich von negativen Emotionen befreit und nicht die Beherrschung über sich selbst verliert, lebt erfolgreich und gesund. Ziel der tibetischen Medizin ist weit mehr als die körperliche Gesundheit; Ziel ist ein harmonisches Leben, ein Dasein im Einklang mit sich selbst und der Natur. Die Abwesenheit von Krankheit und Schmerzen bedeutet keinesfalls Gesundheit; sie wird maßgeblich geprägt von innerer Ruhe, Zufriedenheit und psychischem Wohlbefinden.

## Der Arzt und seine Position

Wie seine indischen Kollegen, so will auch der tibetische Heiler seinen Patienten zu vollständiger Gesundheit führen. Ist er ein Meister seines Fachs, dann verbindet er Heilkunst mit spirituell geschulter Menschenkenntnis und erfaßt die psychischen oder emotionalen Ursachen oberflächlicher Krankheitssymptome. Sie gilt es zu beseitigen! Viele Patienten in Tibet wollen die Wirkung der Pulver im Körper gar nicht genau wissen. Die Arznei wird widerspruchslos vom Arzt angenommen, im sicheren Glauben auf ihren Erfolg. Und oft könnte der Heilkundige die Wirkungen gar nicht exakt erklären. So gilt etwa als gesichert, daß die Herstellung mancher Rezepturen bei Vollmond erfolgreicher ist. Derlei ist mit naturwissenschaftlichen Meßmethoden nicht beweisbar. Dennoch ist der Begriff »tibetische Medizin« heute in vielen Ländern ein geschätzter Markenartikel.

Ein Widerspruch zu der schon früh entwickelten Medizin mag die Tatsache sein, daß Krankenhäuser traditionell in Tibet nicht bekannt waren. Erst heute existieren einige. Man ließ die Patienten – auch Geisteskranke – in ihrer gewohnten Umgebung, um eine Ansammlung von Kranken und eine durch sie bedingte Häufung negativer Energien an einem Ort zu vermeiden. Räucherungen sollten die unguten Strahlungen im Krankenzimmer eindämmen.

## *Pflanzen, Kräuter und Gewürze*

Manche Heilpflanzen gelten als aufbauende Allheilmittel schlechthin. Andere helfen nur bei speziellen Beschwerden oder in einer Mischung. Knoblauch etwa gilt als Gegengift; es tötet Krankheitskeime und zieht Gifte aus dem Körper.

Wesentlich bei der naturheilkundlichen Behandlung ist das genaue Abmessen der Tagesdosis mit Hilfe eines Löffels und die exakte Anordnung der Einnahmezeiten. Dank mathematisch vorgeschriebener Berechnungen findet der Arzt die notwendige Dosis und wiegt die optimale Gabe. Nebenwirkungen einer zu starken Dosierung vermeidet er auf diese Weise. Die Ration wird für jeden Tag in ein Stück Papier eingeschlagen und beschriftet. So begehen die Patienten keine Fehler bei der Einnahme. Pro Rezept werden viele Pflanzen verarbeitet, manchmal bis zu 35 Stück. Darunter sind Kräuterblätter, Pflanzenteile, Wurzeln und Früchte. In riesigen Mörsern werden die Heilkräuter grob zerstoßen, dann fein gesiebt und schließlich noch einmal im Mörser gerieben. Manche verarbeitet der Arzt zu Kügelchen. Für jeden Patienten und jede Erkrankung gibt es eine frisch hergestellte Arznei. Wie das Pulver einzunehmen ist, pur, mit Wasser oder einem anderen Trägerstoff, erfahren die Patienten genau. In manchen Fällen müssen sie ein Pulver auch abkochen.

Wichtige Hilfsmittel während der Behandlung sind rituelle Sprüche oder Mantren. Sie beruhigen die Patienten und dürften auf manche wie die betäubende Spritze eines Zahnarztes wirken.

### *Heilsame Medikamente aus Tibet*

Für schwere Krankheiten greift der tibetische Arzt in die Schatztruhe der Bergwerke: Sogenannte Juwelenpillen werden aus Gold oder Silber, Kupfer, Messing und anderen Metallen oder Edelsteinen gewonnen. Türkis gilt als Gegengift bei Leberentzündungen. Die Kaurimuschel wird bei gutartigen wie bösartigen Tumoren eingesetzt. Korallen helfen bei Nervenleiden, Nervenentzündung, aber auch bei Leberentzündung. Realgar, das durchscheinend rote Arsenerz, heilt geschwollene Drüsen.

Um Medikamente aus Metallen und Edelsteinen zu gewinnen, benötigen die Ärzte eine reiche Erfahrung und Geduld. Medizinstudenten dürfen sich daran erst nach dem Grundstudium versuchen. Noch immer sind bis zu zwanzig Personen und vier Monate notwendig, um die Metalle oder Steine zu entgiften, zu destillieren und zu kalzinieren. Allein das Brennen von medizinisch aufzubereitendem Gold beträgt 54 Stunden.

## Die rigide chinesische Politik

Ungeachtet der enormen Erfolge tibetischer Medizin – auch in China selbst – unterdrücken die Machthaber in Beijing seit ihrem rechtswidrigen Einmarsch in Tibet 1950/51 die traditionelle Medizin und verfolgen all jene, die sie in ihren Familien anwenden. Soviel Ignoranz gegenüber den positiven Seiten einer über Jahrhunderte erprobten Heilkunst hat schon groteske Züge. Immerhin könnte die tibetische Medizin als preiswerte Naturheilkunde dem riesigen chinesischen Volk und seiner überwiegend bescheiden lebenden Bevölkerung gute Dienste erweisen. Vor den Möglichkeiten einer gewinnbringenden Kommerzialisierung und einem weltweiten Export dieser Medikamente verschließen die sonst so wirtschaftlich Orientierten lieber die Augen, als daß sie etwas von den Tibetern annehmen.

# Der menschliche Körper

Knochen, Muskeln und Gelenke, Binde- und Fettgewebe, Blut und Lymphe – der menschliche Körper besteht aus vielen Einzelteilen, die optimal zusammenspielen müssen. Ihr Ursprung und ihre Beziehungen untereinander erklärt Ayurveda anders als die Schulmedizin. Um eine ayurvedische Diagnose zu verstehen und die ungewohnt ansetzende Behandlung zu begreifen, ist es notwendig, sich ein wenig mit der ayurvedischen Weltsicht und Erklärung des menschlichen Organismus zu beschäftigen.

Mensch und Kosmos bestehen nach Ayurveda aus den gleichen Stoffen: den fünf Urelementen. Jedes Individuum ist ein Mikrokosmos, der analog zum Makrokosmos Welt beziehungsweise Universum aufgebaut ist. Ist ein Element im Körper unterversorgt, kann es mit Nahrungsmitteln und Heilpflanzen, die genau dieses Element in sich bergen, gestärkt werden. Ist ein Element zu stark repräsentiert, muß alles gemieden werden, was es noch in sich trägt.

Ein Beispiel: Wer reichlich Schweres – viel Nahrung, Fett, Öle, Zucker, schwer Verdauliches wie Fleisch – genießt, wird das massige Erdelement im Körper erhöhen, sich schließlich selbst schwer fühlen und Gewicht zulegen. Das mag bei Untergewicht notwendig sein, hat jedoch bei Übergewicht fatale Folgen.

## Die fünf Elemente – Mahabhuta

Die fünf ursprünglichen Elemente – im Sanskrit Mahabhuta genannt – heißen Äther oder Raum, Luft, Wasser, Feuer und Erde. Sie formen die Welt und mit ihr den Menschen. Vielleicht sagen Ihnen die Begriffe Äther oder Raum zuwenig. Gemeint ist der Bereich, in dem Sie sich aufhalten, der Sie umgibt. Dabei ist es gleichgültig, ob Sie gerade in einem geschlossenen Raum stehen oder im Freien. Letztlich ist das gesamte Universum gemeint. In diesem Raum existieren die vier weiteren Urelemente allen

Daseins; sie formen in ihm zwischen Zeugung und Geburt das Leben und fallen im Sterben wieder auseinander. In diesem Zusammenhang ist interessant, daß auch der griechische Philosoph Aristoteles den Äther isoliert von den anderen als das fünfte, seiner Meinung nach himmlische und immer dagewesene Element ansah.

Wichtig ist bei allen fünf Elementen, daß Sie sich diese nicht greifbar vorstellen – die Erde auf dem Feld, das brennende Feuer, das rauschende Wasser oder die eingeatmete Luft sind hier nicht gemeint. Es handelt sich um energetische Prinzipien.

▓ Jegliche Existenz besteht innerhalb eines Raums, im Äther. Ohne Umgebung ist nichts denkbar, weder Dinge noch Lebewesen, noch Pflanzen.

▓ Materie und Lebewesen sind beweglich – aber nur in der Luft. Ohne Luft ist weder Bewegung noch Leben möglich. Die Luft enthält Prana, wie die Inder sagen, die Lebensenergie, die weit mehr umfaßt als das chemische Element Sauerstoff. Sie ist die feinstoffliche Energie, die bloße Materie, den Körper, erst belebt – oder beseelt, wenn Sie diesen Ausdruck bevorzugen.

▓ Jeder Gegenstand, jedes Tier und jeder Mensch kann Energie oder Wärme selbst entwickeln beziehungsweise aufnehmen. Diese Fähigkeit ist nur durch das Element Feuer möglich. Feuer symbolisiert Wärme, Kraft. Nach Ayurveda steht dies Element für die Umwandlungsenergie, den Stoffwechsel, die Verbrennung im Körper, die Verdauung.

▓ Das alles verbindende Element ist die Flüssigkeit: Wasser. Im Körper fließt es als Zellflüssigkeit, Lymphe und Blut. Als Urin wird Überschuß ausgeschieden.

▓ Jeder Gegenstand und jedes Lebewesen besteht aus Masse: der Erde. Sie symbolisiert den festen Körper, die Materie, ohne die nichts Bestand hätte.

| Die fünf Elemente im Körper | |
|---|---|
| **Elemente** | **Körperbereiche und Organe** |
| **Äther/Raum** | alle Hohlräume: Magen, Blase, Darm, Gebärmutter, Adern, Gewebezellen, Knochenhohlräume, Gelenkzwischenräume, Nasenhöhlen, Ohrmuschelgänge |
| **Luft** | jede Bewegung: der Gelenke und Muskeln, Nervenreflexe, Fluß der Verdauungssäfte, des Nahrungsbreis im Darm, Magen- und Darmentleerung |
| **Feuer** | jeglicher Umwandlungsprozeß: Stoffwechsel, Verbrennung, Verdauung, Magensäure, Gallensaft, Enzyme, Hormonhaushalt |
| **Wasser** | jede Flüssigkeit: Blut, Lymphe, Gewebeflüssigkeit, Tränen, Schleim, Urin, Stuhl |
| **Erde** | alles Feste: Knochen, Muskeln, Sehnen, Zähne, Haare, Nägel |

Jeder Mensch verfügt über fünf Sinne – das ist schon von frühester Kindheit an bekannt. Die Inder sehen eine Verbindung dieser fünf Sinne mit den fünf Grundelementen, aus denen die Welt und der Mensch beschaffen sind:

■ Das Gehör ist dem Äther zugeordnet. Das ist zunächst schwierig vorzustellen, doch leben wir in einer Zeit nach der Entdeckung der Ätherwellen und der Erfindung des Radios. So erscheint es einleuchtend, daß der Äther, genauer die Ätherwellen, zum Hören notwendig sind.

■ Der Tastsinn macht die Luft fühlbar. Das wird klar, wenn man sich vorstellt, daß die Luft als Druck von außen auf den Menschen einwirkt. Stemmen Sie die Arme mit ausgestreckten Händen von sich fort, und Sie spüren die Luft als leichten Widerstand.

■ Das Sehen korrespondiert mit dem Feuer. Flammen werden am ehesten mit den Augen entdeckt, nicht mit den Händen ertastet.

■ Der Geschmackssinn verbindet mit dem Wasser. Wer meint, Wasser habe keinen spezifischen Geschmack, trinke einmal in Ruhe ein Glas

Quellwasser beim Wandern in den Bergen oder achte auf den Wassergeschmack nach mehrtägigem Fasten.

■ **Der Geruchssinn entdeckt die Erde.** Naturferne Großstadtmenschen begeben sich dazu am besten auf einen frisch gepflügten Acker: Hier ist die Erde tatsächlich zu riechen.

## Die Rolle der fünf Elemente

| Elemente | Äther/Raum | Luft | Feuer | Wasser | Erde |
|---|---|---|---|---|---|
| **Elemente formen Doshas** | Vata | Vata | Pitta | Kapha (Pitta) | Kapha |
| **Eigenschaften der Elemente** | gasförmig (z.B. in Hohlräumen), weich, fein, glatt (z.B. Haut), nicht schleimig, feinstofflich | leicht, beweglich (z.B. Gelenke), rauh, kalt, trocken (z.B. Haut), nicht schleimig, feinstofflich | heiß, scharf, durchdringend (z.B. Magen-, Gallensaft), leicht, trocken, nicht schleimig | flüssig, ölig oder fettig, kühl (z.B. Haut), weich (z.B. Gewebe), schleimig, schwer, langsam | hart, dicht, schwer, stabil (z.B. Knochen), kühl, grobstofflich, beständig, fest, nicht schleimig |
| **Sinnesbezug** | Hören | Tasten | Sehen | Schmecken | Riechen |
| **Prinzip der Elemente** | Anpassung ohne Widerstand | Beweglichkeit, Leichtigkeit | Verwandlung, Umformung | Verbindungen, intern und nach außen | Wachstum, Struktur, Schwere |
| **Elemente wirken im Körper** | erleichternd, abbauend | bewegend | durchdringend, erhitzend | befeuchtend, bindend | nährend, aufbauend, verlangsamend |
| **Elemente als Krankheitsauslöser** | Gewichtsabnahme, Magersucht, trockene Haut und Haare | Verstopfung, Bewegungseinschränkung | Rötungen, Entzündungen, Fieber, brennende Schmerzen | Wassereinlagerungen, Ödeme, Verschleimung, Durchfall | Gewichtszunahme, Übergewicht, Fettsucht |

## Der Einfluß der fünf Elemente auf den Körper

Wer permanent in Bewegung ist, kaum oder nur extrem leichte Speisen ißt und sich keine Ruhe gönnt, erhöht seinen Luft- und Ätheranteil über Gebühr: Er magert ab, wird unruhig, reagiert nervös und kann den Bezug zur Realität zeitweise verlieren. Wer immer reichlich würzt, ohne Pfeffer und Chili oder Knoblauch nichts essen mag und sich so oft wie möglich in der Sonne aufhält, erhitzt seinen Körper über das verträgliche Maß: Der Feueranteil steigt. Die Folgen sind Hautrötung, Entzündungen, eine erhöhte Temperatur und psychisch ausgeprägte Leidenschaften, überschießende Reaktionen wie Wut, Zorn, Haß, Eifersucht oder Gier. Wer die Bequemlichkeit zum Lebensideal erhebt, sich kaum bewegt und reichlich schlemmt, steigert seinen Erdanteil. Die Auswirkungen zeigen sich zuerst um Bauch und Hüften, Trägheit, Arbeitsunwilligkeit, Lethargie kommen hinzu. Spätfolgen sind all jene Krankheiten, die Übergewicht, gestörtem Stoffwechsel, zu hohen Fett- und Cholesterinwerten folgen.

Körperliche Krankheiten sowie psychische Störungen sind immer mit der Verteilung der fünf Elemente im Organismus verbunden. Wer die Zusammenhänge erkennt, kann rechtzeitig negativen Auswirkungen eines Ungleichgewichts entgegenwirken.

Da die Elemente in Pflanzen, Gemüse, Obst und Tieren stecken, geschieht das am einfachsten durch die Nahrung. Wer beispielsweise wasserhaltige Gemüsesorten – Gurken, Tomaten, Okras, Spargel – ißt, erhöht seinen Wasseranteil. In der Erde gewachsene Gemüsesorten wie Kartoffeln, Karotten, Zwiebeln lassen das schwere Element Erde ansteigen. Heiße Speisen und Getränke dagegen vermehren das Element Feuer.

## Die Auflösung der fünf Elemente im Sterben

Ayurveda lehrt, daß die fünf Elemente im Sterben beziehungsweise bei der Zerstörung eines Gegenstandes wieder freigesetzt werden und als Energie in den Kosmos zurückströmen. Am Ende des Lebens löst sich der Mensch stufenweise in seine ursprünglichen Bestandteile, die Elemente, auf. Nur das individuelle Bewußtsein, die Seele, bleibt ewig bestehen.

Zuerst wird Erde von Wasser überspült; das Erdelement verschwindet. Der Sterbende magert ab, sein fester Körper und damit Kapha nimmt ab. Dann vernichtet Feuer das Wasser. Nichts im Körper wird mehr gebunden oder transportiert; die lebensnotwendige Flüssigkeit fehlt zur internen Versorgung. Das zweite Element ist aufgelöst. Die Flammen gehen daraufhin in der Luft auf: Die Verdauung setzt aus, die Temperatur sinkt, der Körper kühlt aus. Das Element Feuer entweicht – und damit Pitta. In einer letzten Phase wird die Luft vom Äther oder dem Raum des Universums aufgesogen. Der Sterbende fühlt sich immer leichter, er löst sich von seinem Körper. Ein Gefühl des Verschmelzens mit dem Kosmos ist die letzte bewußte Empfindung. Dann hat die Luft beziehungsweise Vata die körperliche Hülle verlassen. Sauerstoff wird nicht mehr eingeatmet; jegliche Bewegung ist beendet. Der Tod tritt ein.

## Die Tri-Doshas

Der Begriff Tri-Doshas verknüpft die drei Doshas Vata, Pitta und Kapha, die in jedem Menschen stecken und ihn körperlich wie psychisch prägen – ein Leben lang. Der Begriff Dosha stammt aus dem Sanskrit und bedeutet Veränderliches. Stellen sie sich unter jedem Dosha eine Energie vor, die den Menschen in Aussehen, Charakter, Haltung und Handlung beeinflußt. Figur, Gestik und Mimik, Stimme, das tägliche Verhalten, Reaktionen auf die Umwelt und die Mitmenschen, Phantasie und Denken bestimmen diese drei Doshas beziehungsweise ihr Zusammenspiel.

Jedes Neugeborene kommt mit einer festgelegten Dosha-Konstitution zur Welt; doch sie ändert sich schon innerhalb des ersten Jahres und wird sich weiter abwandeln. Das liegt an Alter, Ernährung, Lebensstil, Klima und Landschaft, in der man sich aufhält: Vata steigt in trockener Kälte, Pitta in Hitze, Kapha in kalter Nässe. Bei reichlich Nahrung wird Kapha vermehrt, bei fehlenden Mahlzeiten Vata.

### Drei Doshas aus fünf Elementen

Vata, Pitta und Kapha entstanden aus den fünf Elementen – zusammen bilden sie die wichtigsten Bausteine des Kosmos und aller Lebewesen. Sie bestimmen den inneren Zustand der aus den Elementen entstandenen Materie:

▦ Vata wird aus Äther und Luft gebildet. Der Sanskrit-Begriff bedeutet Wind; Vayu ist übrigens der Name des Windgottes in Indien. Das Dosha ist verantwortlich für die körperliche wie geistige Beweglichkeit beziehungsweise Anpassungsfähigkeit.

▦ Pitta setzt sich aus Feuer und einem geringen Teil Wasser zusammen. Manche Quellen geben keinen Wasseranteil an. Pitta ist mit Galle zu übersetzen; das Dosha nennt schon in seinem Namen einen der wichtigsten Verdauungssäfte. Es steuert die Energiegewinnung und jegliche Verarbeitung durch Organismus und Gehirn, also den Stoffwechsel, die Verdauung wie auch die geistige Leistung.

▦ Kapha besteht aus Erde und Wasser. Das Wort heißt Schleim und verweist auf die hauptsächlichste Erkrankung, die Kapha verursacht: Verschleimung. Dieses Dosha garantiert dank dem festen Erdelement Festigkeit und Beständigkeit auf körperlicher, psychischer, emotionaler und geistiger Ebene.

Sie können Vata, Pitta und Kapha als menschliche Grundtypen oder -charaktere begreifen. Die Doshas enthalten jeweils die Energie der Elemente, aus denen sie bestehen: Vata besitzt die Leichtigkeit und Beweglichkeit von Luft wie Äther. Pitta trägt die umformende Kraft des Feuers in sich. Kapha enthält die Stabilität der Erde, aber auch die bindende Fähigkeit des Wassers.

### Ein Leben mit den drei Doshas

Jeder Mensch durchläuft im Leben alle drei Doshas in mehr oder weniger starker Ausprägung. Selbst wenn er von Geburt an durch Vata stark beeinflußt ist – der Vata-Anteil also immer hoch steht –, so wird dennoch die Kindheit von stärkerem Kapha beherrscht. Und umgekehrt spürt auch der klassische Kapha-Typ mit dem ewigen Hang zu Völlerei und den Speckröllchen im Alter das erhöhte Vata. Nicht umsonst werden viele Senioren schlank, wirken hager, klagen über trockene, spröde Haut und austrocknende Schleimhäute.

Die Unausgewogenheit der Doshas ist maßgeblich für Erkrankungen verantwortlich. Wer gehäuft an wiederkehrenden Symptomen leidet oder chronisch erkrankt, sollte seinen Dosha-Stand vom ayurvedisch geschulten Arzt untersuchen lassen und ihn bei Diagnose wie Behandlung berücksichtigen.

## *Kapha in der Kindheit -- Die süßen Rotznäschen*

Von der Geburt bis zur Pubertät befinden sich alle in einem von Kapha bestimmten Lebensabschnitt. Da ist es nicht verwunderlich, daß gesunde Babys aus dicken Pausbacken lachen. Babyspeck ist bis in die Teenagerjahre ein normales Zeichen für diese Kapha-Phase. Erst Jahre später muß Übergewicht mit Krankheitsanfälligkeit verbunden werden. Ein weiteres Merkmal für Kapha sind die häufigen Erkältungen mit Schniefnase. Dieses Dosha führt rasch zu Verschleimung.

## *Pitta kontra Kapha – in der Pubertät rebellieren die Doshas*

Das kindliche Kapha nimmt während der Pubertät ab – bei Jungen genauso wie bei Mädchen. Zwischen dem 10. und 14. Lebensjahr kommt es zu nachhaltigen Dosha-Schwankungen, die hauptsächlich Kapha und Pitta betreffen. Pitta schiebt sich – unabhängig von der individuellen Dosha-Konstitution – in den Vordergrund. Es wird das beherrschende Dosha der erwachsenen Phase bis zum 50. oder 60. Lebensjahr.

Körperlich zeigt sich diese Umbruchsphase, die Pubertät, an der typischen unreinen Haut, Akne und oft vermehrtem Schwitzen. Einst folgsame Kinder entwickeln sich zu widerspenstigen Wesen, die plötzlich ihre Grenzen ausprobieren: Wie weit kann ich gehen? Wo liegen die körperlichen, die sozialen, die gesellschaftlichen, die rechtlichen Grenzen? Jetzt wird alles in Frage gestellt. Alles muß ausprobiert werden – und nicht irgendwann, sondern sofort! Die Aggressionen lenkt Pitta. Es schießt kurzfristig über und führt zu schwankenden Launen, abruptem Meinungswechsel. Mal hat das Kapha der Kindheit die Oberhand, mal drängt das Pitta zur Reife der Erwachsenen.

Pubertierende sind ein Beweis dafür, daß Pitta im Körper für unterschiedlichste Feuer verantwortlich ist: das Verdauungsfeuer in Magen und Darm, das Entzündungsfeuer in Pickeln, Hautrötungen und Mitessern, das geistige Feuer in hitzigen Diskussionen und offenem Streit.

## Äußere Faktoren erhöhen die Doshas

| ansteigendes Dosha | Tageszeit | Klima | körperlicher Zustand | Essen und Verdauung |
|---|---|---|---|---|
| **Vata** | 2–6<br>14–18 Uhr | trockene Winter, Herbst, Frühling, kalte Sommer ohne Regen, kalte, windige trockene Tage, Sturm, kurzfristige Wetterveränderungen zu kalten Temperaturen, Klimaanlagen | nach Sport, Überanstrengung, viel Bewegung, lautem Sprechen oder Singen, sexueller Verausgabung, nach einer Verletzung, während einer Krankheit | nach vollständiger Verdauung, nach dem Genuß leichter, kalter, roher, trockener Speisen, nach eiskalten Getränken, bei zuwenig Flüssigkeit, unregelmäßigen Mahlzeiten, beim Fasten |
| **Pitta** | 10–14<br>22–2 Uhr | Sommer, Altweibersommer, Trockenzeit (Tropen), Hitze, Schwüle, feuchte Wärme, kurzfristige Wetteränderungen zu warmen Temperaturen, zu warme Winter, Föhn, überheizte Räume | bei Aktivitäten in Hitze, bei körperlicher Verausgabung, Unterdrückung von Bedürfnissen wie Hunger, Durst, Streß, Ärger und belastenden Problemen | während der Verdauung, bei gestörter, nicht vollständiger Verdauung, nach dem Genuß saurer, salziger oder scharfer und heißer Speisen bzw. Getränke |
| **Kapha** | 6–10<br>18–22 Uhr | feuchtes, kühles Frühjahr, Herbst, Winter, kühlere, regnerische Tage, nasse Kälte, Nebel, Regenzeit (Tropen), verregnete Sommer | nach Ruhepausen und Schlaf am Tag, nach langem Schlaf, bei Unterforderung, sitzenden Tätigkeiten, Aktivitäten in feuchtem, kaltem Klima | unmittelbar nach dem Essen, vor der eigentlichen Verdauung, nach dem Genuß süßer, fetter, flüssiger Speisen, nach reichlich Flüssigkeit |

## *Pitta spendet Kraft – Die starke Lebensmitte*

In der Lebensmitte, zwischen dem 35. und 45. Lebensjahr befinden sich Mann wie Frau auf dem Höhepunkt ihrer körperlichen und geistigen Kraft. Zwar altern die Hautzellen bereits, doch beruflich und privat schöpfen die meisten aus dem vollen. Kein Wunder, daß bei den heutigen Möglichkeiten besonders Frauen in dieser Phase ihr Leben noch einmal neu planen:

▨ Hausfrauen und Mütter drängt es in den Beruf, unabhängige Single- und Karrierefrauen geben einem Kinderwunsch nach, und unzufriedene Ehefrauen beenden ihren Frust, reichen die Scheidung ein, stürzen sich in ein neues Berufsleben und/oder die Ekstase einer neuen Liebe. Die Energie dazu schenkt Pitta.

▨ Karriereorientierte stecken ihre Kraft fast immer in den Beruf. Jetzt werden die entscheidenden Stufen erklommen. Stellt sich einige Jahre später die Erkenntnis ein, man habe auf anderen Gebieten zu wenig erlebt, erhält das Leben einen schalen Beigeschmack: Sie möchten Versäumtes nachholen. Doch schenkt der neue Freizeitsport, ein verändertes Sexualleben, das Aussteigerdasein nur selten langfristig Befriedigung. Die Kraft zum beruflichen Sprung nach oben und die Kraft zur Veränderung kommen beide vom feurigen, energiegeladenen Pitta.

## *Vata kontra Pitta – Turbulenzen der Wechseljahre*

Das Pitta der Lebensmitte trifft im fünften Jahrzehnt, meist zwischen dem 45. und 50. Geburtstag, auf ein anschwellendes Vata – den Vorboten des Alters. Die klassischen Symptome, landläufig als Wechseljahrsbeschwerden beschrieben, lösen Vata – innere Unruhe, Gereiztheit, Nervosität, ausbleibende Menstruation – oder Pitta aus: plötzliche Rotfärbung von Kopf und Hals, starkes Schwitzen, Hitzewellen, zu starke Menstruation oder Zwischenblutungen. Depressive Stimmungen entstehen durch eine schubweise Erhöhung von Kapha, wenn die Turbulenzen der Doshas überhandnehmen. Kapha ist auch verantwortlich dafür, daß manche Frauen in dieser Zeit zwei, drei Kilos zunehmen.

Entgegen hartnäckigen Gerüchten, Männer seien von den Wechseljahren verschont, trifft die Umbruchsphase auch die Herren. Ihr Hormonhaushalt

stellt sich ebenfalls um: Frauen haben nach den Wechseljahren mehr
männliche Hormone, Männer mehr weibliche. Lediglich ihre Zeugungs-
kraft bleibt erhalten – allerdings eingeschränkt. Jenseits der Fünfzig bekommen manche Männer weichere Züge, ihr Kapha-Anteil steigt mit der
Hormonverschiebung. Das absinkende Pitta versuchen einige künstlich zu erhöhen: Aktiver
Sport, jüngere Partner/innen, Alkohol sollen stark, aktiv und jugendlich
machen oder zumindest die Illusion davon bewahren.

## *Vata beherrscht das Alter – Ruhe und Gelassenheit*

Das Alter bildet den Gegenpol zur Kindheit. Da ist es nur konsequent, daß
die Dosha-Konstitution genau umgekehrt liegt: Kapha ist reduziert, Vata
herrscht vor. Alte Menschen werden oft schlanker als sie je sein wollten.
Sie leiden an einer trockenen Haut; die verstärkte Faltenbildung prägt die
Gesichtszüge, Runzeln entstehen, Bewegungsdefizite, Einschränkungen
der Gelenkigkeit und Zittern oder Schwindelanfälle häufen sich. Typische
Alterskrankheiten sind Arthrose mit steifen Gelenken, Rheuma, Gicht,
Osteoporose. Vata hat sich in den Gelenken beziehungsweise Knochen
ausgebreitet. Sein charakteristisches Kennzeichen ist das Rauhe, nicht
Schleimige; es bedingt die verminderte Beweglichkeit. Bei der Osteopo-
rose sorgt Vata für immer größere Hohlräume in den einst festen Knochen.
Die Anfälligkeit für Brüche nimmt zu.

## Vata und seine fünf Sub-Doshas

Vata ist durch die Beweglichkeit der Elemente Luft und Äther geprägt.
Diese Dosha bewegt den Körper, den Geist und zugleich die beiden
anderen Doshas Pitta und Kapha! Die Silbe va bedeutet gehen, bewegen.

## *Fünfmal Vata*

Vata beherrscht die Bewegungsabläufe, die Atmung, aber auch die körperlichen und psychischen Empfindungen. Die Wahrnehmung über die
fünf Sinne und die Reaktionen darauf steuert Vata. Alles Anregende
nimmt dieses Dosha auf und leitet es weiter. Auch das vegetative, dem

Willen nicht gehorchende Nervensystem unterliegt seinem Einfluß. Vata erzeugt Aktivität und Handlung; es ist die Antriebskraft schlechthin.

■ Prana Vata ist für die Wissensaufnahme zuständig. Es führt den Sauerstoff – Prana bedeutet Atem und Lebensenergie – in den Körper hinein, ist an der Einatmung beteiligt und transportiert die Nahrung durch die Speiseröhre in den Magen. Dieser Part von Vata sitzt in Herz, Kopf, Hals und Gehirn.

■ Udana Vata fließt umgekehrt wie Prana Vata von unten nach oben. Es läßt Töne entstehen und steuert Sprache sowie Gesang. Es steigt aus dem Körperinneren hoch, reguliert die Ausatmung und sorgt für die Wiedergabe des Wissens. Udana Vata sitzt in den Lungenflügeln, dem Kehlkopf und dem Nabel. Wird es gestört, folgen Erkrankungen im Kopfraum und Sprachstörungen.

■ Vyana Vata führt alle Bewegungen aus dem Körperinnern, vom Herzen, an die Hautoberfläche nach außen. Es regelt den Blutkreislauf und läßt den Schweiß durch die Haut treten. Da Vyana Vata im gesamten Körper kreist, verursacht es bei einer Störung beziehungsweise Erhöhung meist Beschwerden, die sich am ganzen Körper zeigen: zum Beispiel kalte Schweißausbrüche, großflächige Hautkrankheiten, Bluthochdruck. Es bewegt auch die zwei anderen Doshas Pitta und Kapha.

■ Samana Vata zieht zur Körpermitte hin, zum Beispiel die Nahrung in Magen und Darm. Es kreist in den Verdauungsorganen und entfacht die Verdauungskraft. Zudem ist Samana Vata an der Nahrungsaufspaltung beteiligt. Bei einer Störung setzt als erstes Durchfall ein.

■ Apana Vata sitzt im Dickdarm und drängt nach unten. Dieses Vata drängt Stuhl, Urin, Menstruation, Sperma und den Fötus während der Geburt aus dem Körper hinaus. Blockiert oder erhöht ruft Apana Vata Darm- beziehungsweise Blasenbeschwerden, Rückenschmerzen im Bereich der Lendenwirbelsäule hervor.

## *Vata in Körper und Geist*

Der Körperbau des von Vata Geprägten ist leicht und feingliedrig. Die Gelenke sind zart, die Knochen dünn, die Haut kleinporig.
Die Betreffenden sind unschlüssig in ihren Entscheidungen. Sie wechseln ihre Ansichten häufig. Ihre Begeisterungsfähigkeit ist schnell, aber sie

leben und handeln unstet. Man kann sich nicht auf sie verlassen. Ihr Enthusiasmus steigt rasch und fällt genauso schnell. Oft leben sie in Phantasiewelten. Vata kennzeichnet das Kind im Erwachsenen. Sie besitzen eine gute Auffassungsgabe, vergessen aber Erlerntes leicht. Sie sind mit allem rasch fertig, da sie sich nicht gern langfristig auf eine Sache einlassen. Beim Arbeiten ermüden sie. Ihr Arbeitsstil ist leicht chaotisch, und nur selten organisieren sie perfekt.

Vata werden die folgenden Charakteristika zugeschrieben: trocken oder reibend, kalt, leicht, fein und durchdringend, beweglich oder fließend, klar und nicht klebrig. Gegenteilige Eigenschaften – besonders Hitze und warme Feuchtigkeit – reduzieren Vata; das gilt sowohl für Speisen und Heilpflanzen als auch für Therapien.

## Krank durch erhöhtes Vata

Vata erhöht sich wie alle Doshas durch eine einseitige Ernährung oder einen eingleisigen Lebensstil. In den Vata verstärkenden Tageszeiten 2 bis 6 Uhr nachts sowie 14 bis 18 Uhr nachmittags, an kalten oder windigen Tagen und im Alter steigt Vata und stört die Balance der drei Doshas. Psychisch bringen Ängste oder Unsicherheiten Vata aus dem Gleichgewicht. Kalte, leichte, trockene und fettarme Mahlzeiten erhöhen das Dosha ebenso wie zuviel Aktivität: viel Bewegung, ein unstetes Leben, regelmäßiger Sport oder dauernde Reisen, langes und lautes Sprechen oder Singen. Besonders ungünstig sind Ausdauersportarten wie Dauerlauf, Skilanglauf, Marathonwettkämpfe.

Vata verursacht die meisten Krankheiten. Störungen haben schwerwiegende Folgen, wenn das von Vata gesteuerte Nervensystem betroffen ist. Typische Beschwerden sind: allgemeine Schwäche, Abmagerung, Untergewicht, Steifheit, Lähmungen, kalte Hände und/oder Füße, Ein- beziehungsweise Durchschlafstörungen, Schlaflosigkeit, Drehschwindel, Nervenkrankheiten, Ischias, Wirbelsäulenprobleme, trockene Haut und Schleimhäute, rissige Nägel, trockene, schuppige Haare, Schuppenflechte, Neurodermitis, Verstopfung, Blähungen, Störungen im Bewegungsapparat, Gelenkschmerzen oder knackende Gelenke, Arthritis, Arthrose, Rheuma, Gicht, Osteoporose.

Psychisch führt ein gesteigertes Vata zu innerer Unruhe, Konzentrationsstörungen, Nervosität, irrealen Ängsten und ständiger Furcht; die Betroffenen sind verunsichert und brauchen Halt.

## Pitta und seine fünf Sub-Doshas

Pitta ist das energiereichste Dosha; während Vata die Aktivität ankurbelt, verleiht Pitta allen Handlungen die notwendige Kraft. Zusammen führen sie zu großen Leistungen.

### Fünfmal Pitta

Pitta enthält die Kraft des Feuers. Dieses Dosha reguliert den Wärmehaushalt und die Körpertemperatur. Bei Fieber steigt es an. Pitta ist für die Verarbeitung der aufgenommenen Speisen und den kompletten Stoffwechsel verantwortlich. Wie ein offenes Feuer auf dem Feld verbrennt es die Nahrung im Körper, formt um und gestaltet neu. Da sich eine gute Verdauung an der Haut zeigt, deuten ein strahlendes Aussehen und ein makelloses Gesicht auf ausgeglichenes Pitta. Es schenkt auch das Feuer der Leidenschaft und steuert den Sex-Appeal.

■ Pacaka Pitta ist das Verdauungsfeuer in Magen und Zwölffingerdarm. Es reguliert die Ausschüttung der Magensäure, diese stellt basische Sekrete für die Verdauung im Darm bereit und lenkt die Aufspaltung der Nahrung in verwertbare und auszuscheidende Stoffe. Pacaka Pitta steuert den Appetit auf ganz bestimmte Lebensmittel und ist bei einer Entgleisung verantwortlich für merkwürdige Gelüste. Das betrifft vor allem die Schwangerschaft. Ein gesunder Appetit ohne Heißhungerattacken oder Eßunlust zeigt ein ausgewogenes Pitta.

■ Ranjaka Pitta steckt im Magen und regt die Bildung der Magensäure mit an. Zugleich feuert es zu energischem Handeln, zu Mut und Kampfbereitschaft an. Bei einer Störung schlägt es in Aggression um und kann an seinem Hauptsitz Magengeschwüre verursachen. Auch Sodbrennen und Übersäuerung bringt Ranjaka Pitta im Übermaß hervor.

■ Sadhaka Pitta bestimmt die praktische Umsetzung von erworbenem Wissen und die Kreativität. Es versorgt das Herz mit Blut und Sauerstoff. Ist es ausbalanciert, erinnert man sich rasch, denkt logisch und strukturiert. Das Handeln ist von Selbstvertrauen und Begeisterung geprägt.

■ Bhrajaka Pitta verleiht eine strahlende Erscheinung. Es schenkt innere Ausgeglichenheit sowie soziale Fähigkeiten, etwa das Eingehen auf andere. Bei einer Störung wirkt als erstes die Haut ungesund; sie verfärbt sich.

■ Alocaka Pitta regelt die Sinneswahrnehmung über die Augen. Es führt bei einer Störung zu verminderter Sehfähigkeit.

## Pitta in Körper und Geist

Von Pitta Geprägte besitzen ein mittelstarkes Knochengerüst und neigen weder zu Hagerkeit noch zu Übergewicht. Selbst schwer verdauliche Speisen werden gut verkraftet. Allerdings verfügen sie über keine große Ausdauer. Knochengerüst und Gelenke sind nicht stark belastbar.
Sie zeigen eine rasche Entscheidungsfähigkeit, bleiben bei einmal gefällten Ansichten und besitzen Durchsetzungsvermögen. Begeisterung, Enthusiasmus und Mut sind Zeichen für ein gesundes Pitta. Die Betreffenden fühlen sich zufrieden und verfolgen ihre Ziele und Ideale. Pitta ist der Motor des Geistes; es regt zu neuen Zielsetzungen an und fordert heraus. Es prägt Intelligenz und geistige Schärfe.

Typische Pitta-Eigenschaften sind: heiß, scharf, weich, flüssig, beweglich, subtil, wenig ölig, nicht schleimig, trocken. Wer dieses Dosha abbauen will, sollte entgegengesetzt wirksame Heilpflanzen und Lebensmittel einsetzen: Ideal sind kühlende Gemüsesorten wie Gurken oder Joghurt, Kokosöl oder Sandelholz. Essen Sie kühle Speisen und schwach Gewürztes; und mäßigen Sie jegliche Aktivität – besonders bei Hitze.

### Krank durch erhöhtes Pitta

Pitta steigt im Hochsommer, in warmem bis heißem Klima und zwischen dem 15. und dem 50. Lebensjahr, ebenso zu den Tageszeiten 10 bis 14 sowie 22 bis 2 Uhr. Etwa eine Stunde nach dem Essen existiert vermehrt Pitta; es stellt die Verdauungskraft. Dank Pitta wird tagsüber die Nahrung in Magen und Darm verdaut, nachts werden die Erlebnisse in Träumen aufgearbeitet. Alles Scharfe, Heiße und Saure erhöht Pitta. Säure im Körper bildende Lebensmittel wie Fleisch, Wurst, Fisch und Eier, ebenso Alkohol oder zuckerhaltige Limonaden erhöhen dieses Dosha stark. Scharfe Gewürze – Chili, alle Pfeffersorten, Knoblauch und Ingwer – sind zu meiden. Sport und jede Aktivität in der Sonne jagen Pitta genauso in die Höhe wie psychische Belastungen. Streß, Ärger oder Wut bedeuten einen Pitta-Anstieg.

Erste Anzeichen gesteigerten Pittas sind eine gelblich oder rötliche Hautverfärbung, ein ungesunder Gesamteindruck und Gefühle wie Zorn, Wut, Ärger. Ist Pitta langfristig erhöht, sind typische Krankheitsanzeichen Verdauungsstörungen, Darmentzündungen und Durchfall, Übersäuerung, Schlackenansammlung, Sodbrennen, Magen- oder Zwölffingerdarmgeschwüre, Lebererkrankungen, Gelbsucht, Blutunreinheiten, Entzündungen jeder Art, Hautunreinheiten, Akne, Furunkel, Geschwüre, Infektionen, entzündliches Rheuma, eine unnatürliche Hitzeentwicklung, Fieber, Wechseljahrsbeschwerden mit Hitzewellen, brennende Schmerzen (Blasenentzündung, Sonnenbrand, Verbrennungen). Kopfschmerzen und Sehstörungen sind ebenfalls möglich.

Psychisch gehören in dieses Symptombild Wut und Zorn, eine Neigung zu Jähzorn und aggressiven Ausfällen. Große Ambitionen werden bei zuviel Pitta aufgebaut, die nicht realisierbar sind. Es folgen Enttäuschung und Frustration. Daraus resultiert ebenfalls Aggression.

## Kapha und seine fünf Sub-Doshas

Kapha enthält das Stabile der Materie, der Erde und die Schmiegsamkeit des Wassers. Das Dosha gibt allem Existierenden, sei es lebendig oder nicht, seine feste Form und innere Struktur. Die Festigkeit eines Skeletts wie auch die psychische Standfestigkeit eines Menschen hängen von Kapha ab.

### *Fünfmal Kapha*

Dieses Dosha steuert die Zellerneuerung und die körperliche Regeneration. Auch die gesundheitliche Widerstandskraft beeinflußt Kapha. Von ihm hängt die körperliche wie die geistige Kraft ab. Selbstverständlich

beeinflußt dieses Dosha das Gewicht: Ist Kapha erhöht, naht das Übergewicht in raschen Schritten; wird der Kapha-Anteil immer geringer, nimmt
der Betroffene ab. Ein stabiles Kapha ist entscheidend für die Gesundheit;
es kann im ausgewogenen Verhältnis zu den anderen Doshas gegen
Krankheiten stärken. Ein zu niedriges Kapha – meist verbunden mit einem
zu hohen Vata – schwächt die Widerstandsfähigkeit; jetzt können Krankheiten ausbrechen.

■ Avalambaka Kapha sitzt in Brust und Becken; es stellt die wichtige
Lebenskraft. Es beugt Herzbeschwerden und -versagen vor, bei einer
Störung kann der Herzmuskel erschlaffen. Der Ausfall dieses Kapha-
Anteils bedeutet den Tod.

■ Tarpaka Kapha nährt Gehirn, Sinnesorgane und Wirbelsäule. Damit
beteiligt es sich sowohl an der geistigen Stärke als auch an der körperlichen Stabilität.

■ Bodhaka Kapha sorgt für den empfindlichen Geschmackssinn. Ist es
gestört, schmeckt ein Apfel nicht mehr natürlich – vorausgesetzt, es
handelt sich um eine unbehandelte Frucht. Dieses Kapha regt indirekt
den Appetit an, wenn leckere Essensdüfte in der Luft liegen. Sein Sitz
sind Mund, Zunge und Rachenraum.

■ Kledaka Kapha sorgt für die Einspeichelung und Befeuchtung der
Nahrung vom Mund bis zum Darm. Es sitzt in Mundhöhle, Speiseröhre,
Magen, Zwölffingerdarm und regelt die Ausschüttung der Verdau-
ungssäfte gemeinsam mit Pitta.

■ Slesaka Kapha steckt in allen Gelenken und spendet die für jede
Bewegung notwendige Gelenkschmiere. Wird es im Alter von Vata
verdrängt, werden die Gelenke steif.

### Kapha in Körper und Geist

Von Kapha Geprägte besitzen starke Knochen und neigen zur körperlichen Fülle. Sie sind kräftig, belastbar und verfügen über eine gute Kondition; im Krankheitsfall treibt ein ausgewogenes Kapha die Heilung
voran. Es baut Gewebe auf. Ein aus dem Gleichgewicht geratenes Kapha
dagegen findet nur sehr langsam wieder zur Gesundheit zurück. Ist der
Kapha-Anteil normal, ist die sexuelle Kraft ausgeprägt.

Wer von Kapha dominiert wird, braucht viel Zeit für alles. Aber er verfügt über das notwendige Durchhaltevermögen. Er bleibt an einer Tätigkeit so lange, bis Erfolg sichtbar ist. Er arbeitet methodisch, jedoch standardisiert. Auch Ausdruck und Gestik sind gleichförmig.

Kapha besitzt die Eigenschaften schwer, kalt, ölig oder fettig, trüb, schleimig, grobstofflich, unbeweglich und stabil. Wer Kapha reduzieren möchte, setzt dazu die entgegengesetzten Merkmale ein: Essen Sie Warmes und Leichtes, immer Fettfreies, nie Schweres, trinken Sie klare, zuckerfreie Flüssigkeiten, und sorgen Sie für reichlich Bewegung und Sport.

## Krank durch erhöhtes Kapha

Kapha beherrscht Kindheit wie Jugend. Kapha-Zeiten sind 6 bis 10 und 18 bis 22 Uhr. Das Dosha schnellt durch feuchtes oder nasses Wetter, verbunden mit kühlen Temperaturen wie im April und November, hoch. Viel, schweres und/oder fettes Essen, Süßes, Saures und Salziges bekommt diesem Dosha nicht. Direkt nach dem Essen ist es erhöht. Wer während der Kapha-Zeiten morgens früh und spät abends ißt, belastet seinen Körper. Jetzt liegt die Nahrung lange unverdaut im Magen, Stoffwechselschlacken bilden sich, man nimmt leicht zu. Auch langes Sitzen, wenig Bewegung und ein bequemes Leben erhöhen Kapha.

Erste Anzeichen angestiegenen Kaphas sind ein blasses Gesicht, weißliche Nägel, kühle Haut, Schnupfen, trüber Urin, leichter Juckreiz oder Verstopfung. Versteifungen, Verschleimungen, Heuschnupfen, Schwellungen, Wasseransammlungen wie Ödeme, Eiterungen sind weitere Merkmale. Gravierend sind die Folgen von Übergewicht und Fettleibigkeit. Häufig leiden die Betroffenen an Durchblutungsstörungen, erhöhten Fett- oder Cholesterinwerten.

Ist ein von Kapha Geprägter einmal erkrankt, hat er Schwierigkeiten, sein natürliches Gleichgewicht wiederzufinden. Die Tendenz, in sich zu ruhen, steht hier der positiven Veränderung im Weg.

Typisch sind zudem latente Müdigkeit, Lustlosigkeit, Antriebslosigkeit, Lethargie und Faulheit. Nicht selten prägt eine Schwerfälligkeit im Denken und Handeln. Verstimmungen und Depressionen zählen zu den möglichen psychischen Erkrankungen.

## Das Ideal der absoluten Harmonie

Sind alle drei Doshas ausgeglichen und in etwa in gleichen Teilen vorhanden, sprechen die Inder von Sama Dosha, dem absoluten Ideal. Es zeigt sich in körperlicher Stärke, psychischer Ausgeglichenheit und geistiger Klarheit. Das bedeutet Gesundheit rundum. Krankheitserreger haben in diesen Phasen wesentlich geringere Chancen als während einer Dosha-Verschiebung. Dieses Gleichgewicht ist der Idealzustand; doch er besteht selten. Viel häufiger ist mindestens eines der drei Doshas erhöht. Wer weiß, woran er unausgeglichene Doshas erkennt und wie sie zu beeinflussen sind, kann sich dem Ideal bewußt nähern. Gesundheit, Zufriedenheit und ein glückliches Leben liegen in der Hand jedes einzelnen.

# Die sieben Körperbereiche – Dhatus

Ayurveda erklärt Aufbau und Versorgung des Organismus auf ganz eigene Weise; und so gliedert der ayurvedische Arzt den Körper auch etwas anders als sein westlicher Kollege. Er sprich von sieben Dhatus, das heißt Körperbereichen, Gewebe- oder Zellarten. Dazu zählen neben Fett- und Muskelgewebe Blut und Blutplasma, Knochen, Knochenmark, Nerven, Zähne, Haare sowie Nägel. Sogar Sperma und Eizellen werden zu diesen Dhatus gerechnet.

## 1. Plasma – Rasa Dhatu

Plasma enthalten alle Körperflüssigkeiten, selbst Speichel und Tränen. Blutplasma ist der flüssige Anteil im Blut. Es reguliert den Wasserhaushalt im Körper.

Ein gesundes Rasa Dhatu zeigt sich an der Haut: Sie ist glatt und weich. Fehlt es oder bestehen Krankheiten im Blut beziehungsweise dem Lymphsystem, muß das Plasma gestärkt werden. Stärke und Kraft fehlen.

Auf der psychischen Ebene sorgt Rasa Dhatu für Zufriedenheit. Wer das Positive im Leben nicht mehr sieht, wem ständig etwas fehlt, unterstützt dieses Dhatu schnellstmöglich. Auch wer kein Vertrauen in sich selbst oder andere spürt, baut Rasa auf.

Typische Krankheiten bei gestörten Rasa Dhatu sind Schwäche, Lärm- oder Druckempfindlichkeit, Schweregefühl, depressive Stimmungen, rauhe oder rissige Haut und Schmerzen jeder Art.

## 2. Blut – Rakta Dhatu

Rakta Dhatu versorgt alle inneren Organe mit Nährstoffen und Sauerstoff. Es gelangt über die Blutbahnen in die entlegensten Zellen. Gut durchblutete Schleimhäute, rosige Lippen und Zunge, feste, rillenlose Nägel und eine strahlende Haut sind sichtbare Zeichen gesunden Blutes. Psychisch fördert Rakta das Ego, das Selbstwertgefühl. Ist es ausreichend vorhanden, ist man warmherzig, sensibel; fehlt es, wachsen Egoismus und Arroganz. Schwindet die positive Einstellung zu sich selbst, baut eine Ernährungsumstellung Rakta wieder auf.

Ist dieses Dhatu gestört, setzen Hautkrankheiten, Blutunreinheiten, Blutungen oder Abszesse, Gicht, Rheuma, Gelbsucht oder Verdauungsstörungen ein.

## 3. Muskeln – Mamsa Dhatu

Körperlich kräftigt Mamsa Dhatu die Muskeln und schenkt Kraft. Die Muskeln stützen den Körper ausreichend und halten ihn auch unter Belastung.

Psychisch schenkt Mamsa Ausgewogenheit, Glücksempfinden und Lebensenergie. Dieses Dhatu ist im gesunden Zustand immer mit ausreichend Kapha kombiniert. Die Betreffenden leben zielorientiert und denken materialistisch.

Fehlt Mamsa, entstehen innere Unruhe, Ungeduld und Unsicherheit oder aber Lethargie. Überflüssiges Körperfett zeigt sich an Bauch und Hüften; die Gestalt wird dick oder aufgeschwemmt.

## 4. Fett – Meda Dhatu

Meda Dhatu reguliert den Flüssigkeitshaushalt der Haut, ihre natürliche Einfettung, die vor Austrocknung bewahrt. Auch die Schweißabsonderung und die Gelenkschmiere werden von diesem Dhatu kontrolliert.

Psychisch verleiht Meda Dhatu ein liebenswertes, sanftes Wesen. Wer ausreichend Meda besitzt, ist hilfsbereit und unterstützt andere, lebt aktiv und fühlt sich vital. Wenn die Beweglichkeit in den Gelenken eingeschränkt ist, Gelenke krachen oder schmerzen, ist Meda gestört. Zuviel verursacht Übergewicht und die damit verbundenen Beschwerden; es fehlt Vitalität. Atemwegserkrankungen, Husten sowie allgemeine Schwäche und latentes Unwohlsein zeigen an, daß Meda gestärkt werden muß.

## 5. Knochen, Zähne, Nägel, Haare – Asthi Dhatu

Sind die Festigkeit garantierenden Körperteile gesund, besteht körperlich wie geistig ausreichend Kraft. Starke Knochen und Gelenke, gesunde, nicht verfärbte oder rissige Nägel sowie kariesfreie Zähne sind ein Zeichen für ausreichend Asthi Dhatu.

Wer über ein gut versorgtes Asthi verfügt, fühlt sich stark und aktiv, nimmt regen Anteil am Leben. Jetzt sind selbst problematische Situationen zu meistern. Fehlt körperliche Kraft, sollte die Ernährung Asthi aufbauen. Das ist besonders im Alter wichtig, um Osteoporose vorzubeugen. Zahn- oder Haarausfall, splitternde Nägel deuten auf ein unterversorgtes Asthi Dhatu. Auch steife Gelenke sind mögliche Folgen.

## 6. Knochenmark und Nerven – Majja Dhatu

Das Knochenmark steht mit dem Blut in Verbindung; bei allen Bluterkrankungen ist langfristig auch das Knochenmark betroffen. Ein gesundes Majja sorgt für eine weiche und volle Stimme. Die Betreffenden verfügen über eine gute Sinneswahrnehmung und reagieren sensibel. Sie stehen voll im Leben, werden geschätzt und besitzen ein angenehmes Wesen. Geistig fällt eine rasche Auffassungsgabe auf. Fehlt dies, braucht Majja Stärkung.

Bei Unterversorgung sind Schwindelanfälle und Müdigkeit erste Anzeichen. Poröse Knochen können bei gleichzeitig erhöhtem Vata folgen, da die körperliche Funktion von Majja die Füllung aller Knochen ist. Auch Gelenkschmerzen sind möglich. Psychisch breiten sich innere Leere und Einsamkeit aus.

## 7. Reproduzierende Zellen – Shukra Dhatu

Im engeren Sinn meint Shukra Dhatu Samen und Eizellen; doch reproduzierende Zellen existieren im gesamten Körper. Sie verleihen Stärke, Ausdauer und eine attraktive Ausstrahlung. Für das Immunsystem ist Shukra Dhatu von entscheidender Bedeutung. Psychisch schenken diese Zellen Mut und Glücksempfinden. Ist Shukra gesund, liebt man seine Mitmenschen. Sexuelle Lust wird empfunden, es gibt keine Probleme mit Potenz oder Fruchtbarkeit.

Ein gestörtes Shukra kann zu Immunschwäche und eingeschränkter Vitalität, zu sexueller Hemmungslosigkeit oder Impotenz, Prostataanschwellung, Menstruationsbeschwerden und eingeschränktem Milchfluß bei Stillenden führen.

## Die Versorgung aller Zellen

Der Körper verwandelt die aufgenommene Nahrung während des Stoffwechsels zunächst in Blutplasma, den flüssigen Bestandteil des Blutes. Daraus wird ein Teil konzentriert und in Blutkörperchen umgeformt. Die Konzentrations- und Umformungsschritte setzen sich stufenweise fort; und so versorgt ein Teil Blut das Muskelgewebe, daraus nährt sich das Fettgewebe, das in Knochenmasse umgewandelt wird. Aus einem Teil der festen Knochen entstehen Knochenmark und Nerven, die wiederum Grundstoff für das Fortpflanzungsgewebe sind.

Eines entwickelt sich aus dem anderen und verdichtet sich dabei hinsichtlich der enthaltenen Energie immer stärker. Der Rest dieser Stoffwechsel- und Energiepotenzierung bleibt im Körper: Oja, das Abwehrsystem nährt sich davon.

Wer mit diesen Abläufen vertraut ist und Krankheitssymptome mit geschwächten Dhatus in Zusammenhang stellt, nutzt Ernährung, Nahrungsergänzungen und pflanzliche Medikamente zur Körperkräftigung.

Dann heilt sich der gestärkte Körper selbst. Ayurvedische Ärzte lehren, daß die natürlichen Selbstheilungskräfte und das Immunsystem mehr ausrichten als viele Therapien.

## Gewebe und Zellen stärken

| Gewebe und Zellen – Dhatus | stärkende Lebensmittel |
|---|---|
| 1. Plasma – Rasa | Milch, Buttermilch, Ghee, Orangen, Beeren, Granatäpfel, Passionsfrüchte, Kirschen, Melonen, helle Kürbisarten, rote Beete, Karotten, Zwiebeln, Wasserkastanien, Knoblauch, Kreuzkümmel, Reis, Hirse, Weizen, Buchweizen, Sojaöl, Rohrzucker, Aloe vera; essen Sie keine Trockenfrüchte! |
| 2. Blut – Rakta | Buttermilch, Granatäpfel, süße Orangen, Datteln, Feigen, Aprikosen, schwarze Johannisbeeren, süße Beeren, Spargel, Zwiebeln, Knoblauch, Safran, Rohrzucker; essen Sie keine Tomaten oder Fisch, und verwenden Sie kein Erdnußöl! |
| 3. Muskeln – Mamsa | Mangos, Datteln, Aprikosen, Beeren, Jackfrucht, Weintrauben, Kürbis, Auberginen, Kartoffeln, Süßkartoffeln, Okras, Hülsenfrüchte, Rettich, Radieschen, Knoblauch, Aloe vera, Süßholz (Lakritze), Rohrzucker |
| 4. Fett – Meda | Ghee, Öle, Milch, süße Sahne, Butter, Käse, Spargel, Knoblauch, Ingwer, Weizen, Rohrzucker |
| 5. Knochen, Zähne, Nägel, Haare – Asthi | Kichererbsen, schwarze Linsen, Radieschen, Rettich, rote Beete, Knoblauch, Ingwer, Sesam, Weizen, Rohrzucker |
| 6. Knochenmark – Majja | Ghee, süße Sahne, Kürbis, Okras, Reis, Hirse, Sesam, Walnüsse, Trockenfrüchte, Mandeln, Pistazien, Kokosnüsse, Erdnüsse; essen Sie keine rohen Sprossen oder Hülsenfrüchte! |
| 7. reproduzierende Zellen – Shukra | Milch, Ghee, süße Sahne, Butter, süße Früchte, Auberginen, rote Beete, Kartoffeln, Süßkartoffeln, Okras, Kürbis, Spargel, Zwiebeln, Mandeln, Knoblauch, Kardamom, Nelken, Rohrzucker |

# Das Immunsystem – Oja

Den Sitz von Oja vermuten ayurvedische Ärzte im Herzen. Bei allen Herzerkrankungen ist immer auch das Immunsystem betroffen. Oja gilt als die Lebensenergie schlechthin. Es sorgt für die persönliche Ausstrahlung, die sich in Haut, Gesichtsausdruck, Blick und Gestik zeigt. Oja spiegelt den gesundheitlichen Allgemeinzustand wider. Ist er optimal, existiert reichlich Energie. Das bedeutet ein intaktes Immunsystem, körperliche und geistige Gesundheit. Weder Beschwerden noch ungesunde Bedürfnisse plagen. Oja entsteht im Körper als Endprodukt des Stoffwechsels, nachdem die Nahrung von den sieben Dhatus umgewandelt wurde. Ist die Nahrung nicht völlig verarbeitet, lagern sich Reste unverdaut im Körper: Stoffwechselschlacken oder Ama. Die Entstehung von Oja beziehungsweise Ama ist immer abhängig vom Stoffwechsel. Ist er gut, entsteht Oja; ist er unzureichend, bleibt Ama. Die Verdauung ist demnach verantwortlich für Gesundheit oder Krankheit.

## Körperlich und psychisch immun

Ein gesundes Immunsystem erzeugt Glücksgefühle; es stärkt das positive Denken, Vertrauen, Mut und Enthusiasmus. Es sorgt körperlich wie geistig für Widerstandskraft und Vitalität. Oja schenkt aber auch innere Ruhe. Hektik und Streß, Nervosität und Anspannung schwächen das Immunsystem, das psychisch aufzubauen wie abzubauen ist. Sie haben die Wahl!

Wer körperlich gesund ist, aber ständig ungesunden Wünschen nachgibt, wer zuviel Essen, zu viele Getränke, reichlich Süßes oder Fettes, regelmäßig Alkohol, Tabak oder andere Drogen konsumiert, wer sich einseitig fordert und keinen Ausgleich schafft, schwächt das Immunsystem. Krankheiten setzen ein.

# Die kanalisierte Körperversorgung – Srotas

Srotas sind Versorgungsbahnen im menschlichen Körper, die lebenserhaltende Stoffe transportieren. Sie versorgen alle inneren Organe, die Haut, sämtliche Zellen und auch die sieben Dhatus. Sie sind nicht identisch mit den chinesischen Energiebahnen oder Meridianen!

■ Das Blut- sowie Lymphsystem und der Sauerstoffkreislauf stellen die wichtigsten Srotas.

■ Speiseröhre, Magen und Dünndarm bilden ein Kanalsystem, da sie Nahrung aufnehmen und Nährstoffe weiterleiten.

■ Der Mastdarm bildet zusammen mit Blase und Harnleiter das ausleitende System, das den Körper von überflüssigem Ballast und Giften beziehungsweise Schlacken befreit.

■ Als Srotas gilt darüber hinaus jeglicher Zwischenraum um die Gewebezellen, denn ihn ihm befindet sich eine nährende Flüssigkeit.

■ Die Nerven stellen das psychisch-geistige Versorgungssystem, das mit den fünf Sinnen und dem Gehirn zusammenarbeitet.

## Blockierte Srotas

Sind die Srotas geöffnet und fließen Blut, Sauerstoff oder Nährstoffe in ihnen, ist der Mensch gesund. Ist ein Srota-Teil verengt oder blockiert, funktioniert die Versorgung nicht vollständig. Schuld sind Ablagerungen in Blutgefäßen, ayurvedische Ärzte sprechen von angesammeltem Ama. Äußerer Druck blockiert die Srotas ebenfalls. Beispielsweise drücken verspannte Muskeln oder verschobene Bandscheiben auf Nervenstränge. Die Folgen sind Unterversorgung und Schmerzen. Krampfadern sind ein Beispiel für verstopfte Srotas im Blutsystem. Schlaganfall und Herzinfarkt sind Resultate blockierter Blut-Srotas: Ein Thrombus, ein Blutpfropf, steckt in einem Blutgefäß, das Blut fließt nicht mehr weiter. Die Versorgung ist behindert, das Leben in akuter Gefahr.

# Die Verdauung –
# Agni, Ama und Malas

Nach schulmedizinischer Überzeugung regulieren Magen, Dünndarm, Zwölffingerdarm, Leber und Gallenblase die Verdauung. Nach ayurvedischen Vorstellungen ist ein Gott an der Nahrungsaufspaltung und -verwertung beteiligt: Agni. Reicht seine Kraft im Magen aus, werden die Speisen gut verdaut. Ayurveda-Ärzte arbeiten nicht mit den Begriffen Magensäure und basische Säfte.

## Die Verdauungskraft – Agni

Ayurvedisch geschulte Ärzte machen den gesamten Verdauungsablauf von der Verdauungskraft im Magen, Agni, abhängig. Der vedische Feuergott symbolisiert die Zerstörungs- oder Umformungskraft. Ohne Verdauung und Stoffwechsel wird der Organismus nicht versorgt; das heißt, ohne Agni besteht kein Leben. Darum setzen so viele Therapien trotz unterschiedlicher Erkrankungen immer zuerst bei der Verdauung an: Der Darm wird gereinigt, die Verdauung gestärkt. Das sind die entscheidenden Schritte auf dem Weg zur Gesundheit. Nicht selten beginnt erst danach die symptomorientierte Medikamentengabe.

An der Verdauung nehmen alle drei Doshas aktiv teil: Es beginnt schon mit der Einspeichelung der Bissen; hier ist Kapha am Werk. Das feurige Pitta arbeitet im Magen mit Agni zusammen und spaltet die Nahrung auf. Anschließend schaltet sich Vata im Dünn- und Dickdarm ein; es regt die Darmperistaltik an und transportiert den Nahrungsbrei beziehungsweise Stuhl weiter.

Für die Umwandlung der verspeisten Lebensmittel in die verschiedenen Gewebearten und Zellen – Dhatus – sind spezielle Verdauungskräfte tätig, die im Sanskrit Bhutagni heißen. Zudem wandelt jedes der sieben Dhatus die ihm zukommenden Energien noch einmal um. Es existieren also unterschiedlichste Verdauungsprozesse.

## Die Reste des Stoffwechsels – Ama

Stoffwechselreste entstehen zuerst im Magen: Hier lagert unverdaute Nahrung; sie verrottet, gärt, bildet Gase und belastet den Verdauungstrakt. Man fühlt sich unwohl, zu voll, leidet an Blähungen und Verdauungsstörungen. Nicht ausgeschiedene, gelagerte Stoffwechselschlacken verstopfen Srotas. Ayurveda nennt diese Schlacken Ama. Der Begriff bedeutet unverdaut.

Ama bildet sich, wenn die Verdauung zur vollständigen Nahrungsverwertung nicht stark genug ist oder wenn Endprodukte des Stoffwechsels von überforderten beziehungsweise kranken Organen nicht ausgeschieden werden. Teile davon setzen sich in der Blutbahn oder dem Gewebe fest und behindern die reibungslose Versorgung aller Organe und Zellen.

Die Ausstreuung von Ama, die Ablagerung der Stoffwechselschlacken im gesamten Körper wird übrigens von Vata - dem Dosha der Bewegung – angeregt. Ein Beispiel ist Arthritis, von den Indern Ama Vata genannt, weil sich Stoffwechselschlacken in den Gelenken festgesetzt haben. Die Übersäuerung, an der heute immer mehr Patienten leiden, ist ein anderes Beispiel: Säure aus dem Nahrungsbrei wird im Zwölffingerdarm durch fehlende Basen nicht ausreichend neutralisiert, daraufhin nicht ausgeschieden, sondern in Leber oder Gewebe eingelagert.

Allgemeines Unwohlsein, latente Müdigkeit, Erschöpfung ohne besondere Belastung, geistige Dumpfheit, Lustlosigkeit, Trägheit, Unzufriedenheit ohne ersichtlichen Grund, aber auch Erkrankungen wie ein erhöhter Cholesterinspiegel oder zu hohe Fettwerte weisen auf zuviel Ama hin. Erstes sichtbares Symptom ist weißlicher Belag auf der Zunge. Eine ayurvedische Theorie besagt, daß Ama bei jeder Erkrankung existiert.

## Die Ausscheidungsprodukte – Malas

Nicht verwertbare Stoffe scheidet der Körper aus: Urin, Stuhl, Gase in Form von Blähungen, Schweiß und darin gebundene mineralische Schlacken, überschüssiger Speichel, Schleimabsonderungen der Augen, Ohrenschmalz, Nasenschleim. Im Sanskrit werden sie alle unter dem Namen Malas zusammengefaßt; das bedeutet reinigen.

Verbleiben Malas längere Zeit im Körper, wirken sie wie angesammeltes

Ama: Sie belasten den Organismus, stören die Dosha-Balance und machen krank. Deshalb ist eine vorbeugende Gesundheitsmaßnahme bei ayurvedischen Kuren immer die Darmreinigung mit Abführen und Einläufen. Dabei darf der Darm – wie auch die Nase – nicht so umfassend gespült werden, daß die Schleimhäute gereizt reagieren. Ölanteile in den Einläufen beziehungsweise ein Öltropfen pro Nasenloch verhindern das.

# Sich selbst erkennen

**G**ehen Sie den Ayurveda-Test durch, um sich selbst besser kennenzulernen. Anschließend verbessern Sie Ihre Lebensqualität nach ayurvedischen Grundsätzen. Diese Bestimmung der persönlichen Dosha-Konstellation bietet jedoch nicht mehr als eine erste Annäherung an das vorherrschende Vata, Pitta oder Kapha. Wer eine professionelle Diagnose wünscht, sucht einen ayurvedisch ausgebildeten Arzt, einen Vaidya, zur Pulsanalyse auf.

*Beachten Sie bitte:* Es ist keineswegs untypisch, daß die Psyche von einem anderen Dosha geprägt wird als die Figur. Ebenso sind bei manchen zwei Doshas annähernd gleich stark. Die Menschheit ist nicht nach drei Doshas in drei starre Typen einzuteilen. Jeder ist einzigartig; daher liegt jeder Dosha-Anteil in jedem Menschen ein wenig anders.

## Der körperliche Ayurveda-Test

Lesen Sie die folgenden Behauptungen aufmerksam durch und kreuzen Sie spontan die Aussagen an, die auf Sie am ehesten zutreffen. Machen Sie auch ein Kreuz, wenn Sie nicht jeder der Teilaussagen zustimmen, die Tendenz aber stimmt.

*Zählen Sie durch:* Sie erkennen Ihr dominierendes Dosha für den körperlichen Bereich an den meisten Kreuzen. Es wird für Sie in Zukunft maßgeblich für Ernährung und Lebensstil, Sport, Aktivität und Ruhepausen sein.

# Vata im Körper erkennen

☐ Sie besitzen eine schlanke, hochgewachsene Figur, neigen nicht zu Übergewicht oder Fülle. Sie nehmen leicht ab.

☐ Das Gesicht ist länglich und schmal, Wimpern und Augenbrauen sind dünn.

☐ Die Haare sind fein, vielleicht sogar schütter. Sie sind eher lockig oder wellig als glatt. Sie neigen zu trockenen Haaren, Schuppen oder Spliß.

☐ Die Haut ist trocken und leicht rissig.

☐ Der Gang ist mal langsam, mal schnell, typisch sind unstete, fahrige Bewegungen oder eine dynamische Gestik. Die Gelenke lassen sich gut dehnen.

☐ Sie essen gern und viel, schlingen hastig, verschlucken sich leicht.

☐ Sie leiden an einer unregelmäßigen Verdauung und neigen zu Magen- oder Darmkrämpfen oder Verstopfung. Der Stuhl ist trocken.

☐ Sie haben einen leichten, teilweise unterbrochenen Schlaf, vier bis sechs Stunden reichen den Älteren oft.

☐ Ihr Immunsystem ist schwach, Sie werden leicht krank. Sie fühlen sich häufig müde und erschöpft.

☐ Sie fühlen sich bei windigem, kalten Wetter unwohl. Sturm lieben Sie gar nicht.

# Pitta im Körper erkennen

☐ Ihr Knochenbau ist mittelstark, die Figur gut proportioniert.

☐ Das Gesicht ist scharf geschnitten, ohne hager zu wirken, typisch sind eckige Züge.

☐ Sie besitzen helle, blonde bis rötliche Haare, die glänzen. Früher Haarausfall oder vorzeitiges Ergrauen ist aber möglich.

☐ Die Haut neigt zu Rötungen oder ist gelblich verfärbt; das trifft auch auf die Augen zu: sichtbare Äderchen oder gelblich getrübtes Weiß. Sie haben Sommersprossen und Leberflecken.

☐ Sie bewegen sich durchschnittlich schnell, haben einen festen Schritt und sind sportlich.

☐ Großer Hunger ist typisch; schlechte Laune setzt ein, wenn eine Mahlzeit ausfallen muß. Sie vertragen Speisen und Getränke gut.

- Die Verdauung ist tadellos, der Stoffwechsel unproblematisch. Der Stuhl ist gelblich, nicht sehr fest. Verstopfung kennen Sie kaum.
- Sie schlafen gut; an Träume erinnern Sie sich.
- Sie sind anfällig für Infektionen und Entzündungen, leiden vielleicht an Hauterkrankungen.
- Bei hohen Temperaturen fühlen Sie sich unwohl und schwitzen.

## Kapha im Körper erkennen

- Das Knochengerüst ist schwer, die Figur rund bis üppig, eine Neigung zum Übergewicht ist unverkennbar. Sie nehmen rasch zu.
- Das Gesicht ist rund bis oval, die Brauen sind stark, die Augen groß.
- Sie besitzen kräftiges, dichtes Haar.
- Die Haut ist eher fett, aber glatt und weich; sie fühlt sich oft kühl an. Sie kann teigig wirken; eventuell lagert das Gewebe Wasser ein.
- Ihre Bewegungen sind langsam, die Gestik ruhig. Sie lassen sich nicht hetzen.
- Sie spüren selten großen Hunger. Typisch ist ein Völlegefühl nach dem Essen oder Müdigkeit am Nachmittag.
- Ihre Verdauung ist langsam. Sie leiden aber nicht an Verstopfung. Der Stuhl kann klebrig oder schleimig sein.
- Sie erfreuen sich eines guten und festen Schlafs; schlafen meist sehr lange. Sie meinen, nicht zu träumen.
- Körperlich besitzen Sie eine gute Ausdauer, Sie sind belastbar und von robuster Natur. Sie verfügen über ein gutes Immunsystem und werden selten krank.
- Unwohl fühlen Sie sich bei kalter Nässe und Nieselregen oder Nebel, feuchte Wintertage sind Ihnen ein Greuel.

# Der psychische Ayurveda-Test

Nachdem Sie das körperlich prägende Dosha herausgefunden haben, wenden Sie sich nun den Aussagen zu, die das psychisch charakteristische Dosha ermitteln. Das kann zu dem gleichen Ergebnis führen, kann aber auch ein anderes nennen. Nicht immer steckt in der üppigeren Kapha-Figur ein ruhiger Geist; nicht immer spürt ein hochgewachsener, schlanker Mensch mit ausgeprägtem Vata Unruhe und Hektik. Wie auch immer das geistig-psychische Dosha ausfällt, berücksichtigen Sie es zukünftig bei Arbeitsstil, geistigen Herausforderungen und psychischen Problemen. So gehen Sie leichter durchs Leben und verstehen Ihre typischen Reaktionen, Überforderungen und Unterforderungen besser.

## Vata im Geist erkennen

☐ Zögerliche Reaktionen und schwankende Ansichten sind typisch. Sie bleiben nicht gern lange bei einer Sache.

☐ Sie sind geistig flexibel und anpassungsfähig, besitzen eine schnelle Auffassungsgabe.

☐ Ihr Kurzzeitgedächtnis ist gut ausgeprägt; gelegentlich ist die Konzentration geschwächt. Sie vergessen leicht.

☐ Sie sind schüchtern. Selbstbewußtsein und Selbstvertrauen fehlen.

☐ Sie verhalten sich anderen gegenüber mißtrauisch oder haben Schwierigkeiten, Kontakte aufzubauen.

☐ Sie machen sich leicht Sorgen und verhalten sich ängstlich.

☐ Sie neigen zu Neid und fühlen sich im Vergleich mit anderen unzufrieden.

☐ Ihre Reaktionen sind mitunter unangemessen. Sie reagieren empfindlich.

☐ Sie sind kein ausgeprägter Genußmensch; Ihr sexuelles Bedürfnis ist schwach ausgeprägt, eventuell sind Sie an Sex desinteressiert.

## Pitta im Geist erkennen

☐ Sie arbeiten und leben gut organisiert, planen systematisch und können lange am Stück arbeiten.

☐ Sie denken analytisch, sind für einen scharfen Verstand oder Kreativität bekannt und gelten als intellektuell.

☐ Sie erfreuen sich eines exzellenten Gedächtnisses, vergessen nur selten etwas. Gelerntes können Sie gut wiedergeben.

☐ Sie fühlen sich unternehmungslustig und gesellig, sind immer aktiv.

☐ Heißt eine Ihrer Antriebskräfte Kampfbereitschaft?

☐ Sie fühlen sich risikofreudig und denken vielleicht an Spielbank-besuche.

☐ Ehrgeiz lenkt Sie und läßt Sie Wagnisse eingehen.

☐ Sie sind eifersüchtig und zeigen es – mit oder ohne Grund.

☐ Sie reagieren leicht gereizt und schnell verärgert, sind erregbar und ungeduldig mit sich selbst ebenso wie mit anderen. Bei manchen gelten Sie als Choleriker.

☐ Sie sind ein/e leidenschaftliche/r Liebhaber/in. Ihre sexuelle Potenz ist jedoch durchschnittlich ausgeprägt.

## Kapha im Geist erkennen

☐ Sie arbeiten ausdauernd, methodisch und verfügen über Durch-haltevermögen.

☐ Sie sind intelligent, denken aber langsam und nehmen sich für alles viel Zeit.

☐ Sie besitzen ein gutes Langzeitgedächtnis.

☐ Sie wirken selbstsicher und sind von sich überzeugt. Andere halten Sie für charakterstark.

☐ Sie verhalten sich lieber passiv und warten ab.

☐ Sie neigen zu Materialismus. Ausgeprägtes Sicherheitsdenken vertreibt die Risikobereitschaft.

☐ Sie können anderen vergeben. Eifersucht und Neid sind Fremd-wörter für Sie.

☐ Sie leben ruhig, sind gewöhnlich entspannt und lassen sich nicht aus der Ruhe bringen.

☐ Sie besitzen eine starke sexuelle Potenz und leben lustbetont.

# Machen Sie das Beste aus Ihrem Leben

**S**ie kennen jetzt Ihr persönliches Dosha und wissen, daß Sie sich selbst stärken oder schwächen können. Die richtige Nahrung führt zu Gesundheit, die falsche zu Krankheit. Sinnvolle, das heißt Ihrem Dosha angemessene Aktivitäten und Ruhepausen garantieren dauerhaft körperliches Wohlbefinden und Zufriedenheit.

Lernen Sie auf den folgenden Seiten die wichtigsten ayurvedischen Unterscheidungsmerkmale kennen: Es sind Eigenschaften, die allen Lebensmitteln, Aktivitäten und Heilpflanzen zugeordnet sind. Mit ihrer Hilfe finden Sie rasch das Beste für sich und Ihre Familie.

## Die drei Lebensqualitäten – Sattva, Rajas, Tamas

Drei Lebensqualitäten existieren nach Ayurveda: Sattva, Rajas und Tamas. Nach dem indischen Mythos der Welterschaffung sind es die Eigenschaften von Ahamkara, dem feinen Sein oder dem Ego. Sie existieren im Menschen wie in den fünf Elementen Äther, Luft, Wasser, Feuer, Erde und damit in allem. Sie sind die Ureigenschaften der Natur, zugleich aber auch Kategorien, die die Qualität von Nahrungsmitteln, Früchten, Kräutern angeben.

■ Sattva beeinflußt den Geist positiv. Ein von Sattva erfüllter Mensch ist ehrlich, er vertritt das Vernünftige wie Gerechte, und er ist gläubig. Materiell ist Sattva das Feinstoffliche, es garantiert beste Qualität. Geistig steht es für das Wahre.

■ Rajas prägt die Handlung; es regt Aktivität, Veränderung, Neues an, auch Ehrgeiz und Phantasie. Leidenschaft und Engagement werden von Rajas angefacht; damit geht ein Hang zur negativen Verausgabung einher. Der von Rajas geprägte Charakter ist an Geschäft und Wohlstand, Macht und Einfluß interessiert. Wer zuviel Rajas besitzt, wird geschwätzig, stolz, leicht zornig, denkt eifersüchtig und neigt zu Neid beziehungsweise Betrug. Egoisten werden von Rajas dominiert.

■ Tamas führt zu starrem, unbeugsamen Verhalten, zu Widerstand gegenüber allem Guten oder zu Trägheit. Geistig bedeutet Tamas Irrtum oder Schein. Gewinnt Tamas die Oberhand, so wird der Mensch unwissend, verblendet, er schläft viel, lebt träg in den Tag hinein oder neigt zu Verzweiflung. Diese Personen verbrauchen ihre Energie, ohne Resultate zu erreichen. Selbstzerstörerische Tendenzen, Suchtverhalten oder der Hang, anderen zu schaden, sind auf Tamas zurückzuführen. Kriminelle besitzen zuviel Tamas.

Wer eine stabile Gesundheit bewahren möchte, stärkt immer Sattva. Rajas und Tamas dagegen können zu Krankheiten führen: Rajas beeinflußt Organismus wie Psyche negativ; Tamas ist eine bedrohliche und zerstörende Kraft. Beide Prinzipien dürfen weder im Essen noch in Lebenssituationen dominieren.

## Das Märchen von den drei Pferden

In Indien reichen die Frauen ayurvedisches Wissen mündlich in ihren Familien weiter. Noch heute erzählen sie ihren Kindern das Märchen von den drei Pferden. Sie symbolisieren die Lebensqualitäten, die die Menschen beeinflussen – positiv oder negativ.

Einst lebten drei Pferde. Eines besaß eine prächtige, weiße Mähne. Es hieß Sattva. Der reinrassige Schimmel besaß ein glänzendes Fell. Das Pferd hatte einen sicheren Gang und führte seine Reiter mühelos ans Ziel. Auch Kinder konnte man Sattva bedenkenlos anvertrauen. Der Weiße war der Stolz seines Besitzers und galt als bestes Pferd im Stall.

Das zweite Pferd hieß Rajas, es war ein Rotfuchs von leidenschaftlichem Temperament. Dieses Pferd ging manchmal durch, schlug aus und war nur schwer zu zügeln. Wer Rajas auf der Weide beobachtete, erlebte geballte Aktivität und Lebenskraft auf vier Hufen. Ein Ritt auf ihm war aufregend, mitunter auch gefährlich.

Das dritte Pferd war ein Rappe namens Tamas. Er war träge, lahmte und machte schon als junges Pferd den Eindruck, als besitze er keinerlei Energie. Tamas war ein Vertreter der Schattenseite des Lebens. Für einen

Ausritt war der Schwarze nicht zu haben. Wer es dennoch versuchte, mußte damit rechnen, abgeworfen zu werden oder sein Ziel zu verfehlen. Tamas machte seinem Besitzer weder Freude noch Ehre.

Die drei Pferde Sattva, Rajas und Tamas verkörpern die drei Lebensqualitäten: Sattva steht für das Positive, Aufbauende und Lebensverlängernde. Rajas symbolisiert das Aktive, Feurige und Ungestüme. Ein wenig davon bringt die nötige Würze ins Leben, zuviel schadet. Tamas verkörpert das Negative und Zerstörende, alles dem Menschen nicht Zuträgliche. Es schwächt, macht krank oder zerstört.

## Das aufbauende Prinzip – Sattva

Sattvische Kost ist naturbelassen, rein und frisch. Ganz wichtig ist sie für Kranke und Genesende. Bei einer anfänglichen Dosha-Verschiebung balanciert sattvische Kost den gefährdeten Gesundheitszustand aus und verhindert so eine Krankheitsanfälligkeit. Konserven und industriell verarbeitete Speisen verschlechtern die Situation dagegen. Alle sattvischen Nahrungsmittel nähren und bauen auf. Es sind die Obst- und Gemüsesorten der Saison und der näheren Umgebung. Nur sie garantieren kurze Transporte vom Erzeuger zum Endverbraucher, und nur das garantiert Frische sowie eine exzellente Qualität. Sattvische Lebensmittel sind ungespritzte Gemüse, Salate, Obst, Kräuter, Nüsse, Mandeln und ungeschwefelte Trockenfrüchte, Kuhrohmilch und Getreide ohne Pestizidrückstände. Importierte Cashewnüsse aus Asien enthalten DDT-Rückstände und sind nicht als sattvisch einzustufen; das gilt auch für viele exotische Früchte. *Vorsicht:* Jegliches unter der Erde wachsende Gemüse erhöht Kapha. Diese Sorten sind aufgrund ihrer Herkunft besonders erdverbunden und das Erdelement verleiht Schwere. Es sollte nicht zuviel konsumiert werden. Würzen Sie schwach, mit wenig Stein- oder Meersalz und ohne scharfe Gewürze, sie fördern Rajas. Gebratenes und mit viel Fett zubereitetes Gemüse ist nicht mehr sattvisch.

Wer sich ausschließlich sattvisch ernährt, muß auf Fleisch und Fisch verzichten. Ayurvedische Ärzte gehen davon aus, daß eine vegetarische Kost körperlich wie psychisch und geistig das Gesunde, also das Gute stärkt.

## Das aufputschende Prinzip – Rajas

Rajasische Lebensmittel sind alle Milchprodukte aus Kuhmilch, jedoch kein alter, harte oder blauschimmeliger Käse, gekochtes beziehungsweise gedünstetes Gemüse, helles Fleisch – also Geflügel mit Ausnahme fetter Gänse und Enten – und mageres Wild ohne fette Saucen. Sie aktivieren und fördern die Genesung. Auch auf mageren Fisch und Meerestiere müssen Sie nicht verzichten.

Gesundheitsfördernd ist eine überwiegend vegetarische – also sattvische – Ernährung mit ein bis zwei rajasischen Fleisch- oder Fischgerichten pro Woche. Das schließt auch ein Glas Wein oder Bier zum Abendessen ein. Alkohol solo am Abend ist dagegen ungesund; er erhöht Pitta und fördert Übersäuerung.

In manchen ayurvedischen Schriften sind rajasische Lebensmittel negativ bewertet, da sie die Sinne wecken und die sexuelle Energie steigern. Das ist bei indischen Priestern und enthaltsam lebenden Gurus oder Sadhus verpönt – anderen mag es willkommen sein. Wer sich aufputschen möchte, wählt scharfe Gewürze.

## Das zerstörende Prinzip – Tamas

Tamasische Lebensmittel nehmen immer mehr zu. Das fängt mit dem Gläschenbrei fürs Baby an und hört mit dem aufgewärmten Essen auf Rädern für Senioren auf. Sie mögen praktisch und zeitsparend sein; gesund sind sie nie!

Meiden Sie alles industriell Bearbeitete; dazu gehören die unzähligen Pulver für Suppen, Saucen und Desserts. Dunkles und fettes Fleisch – besonders Schwein und Hammel – ist wie fetter Fisch, Eier und harter Käse tamasisch und ungesund. Wurst oder Aufschnitt zählen dazu, ebenso geräucherte oder gepökelte Ware. Konserven und Tiefkühlkost – außer einzeln eingefrorenen Gemüsesorten – sind abzulehnen; sie enthalten Konservierungsstoffe, zuviel Zucker und Salz.

Frisches Gemüse vom Markt bereitet kaum Abfall, macht weniger Arbeit und ist schneller in ein schmackhaftes Gericht verwandelt, als manche glauben. Wärmen Sie Speisen nie auf, es zerstört sogar sattvische Gerichte. Üben Sie lieber, ausreichende Mengen zu kochen.

Stark vorschmeckende Gewürze wie Salz, Asafoetida, Knoblauch, scharf

Angebratenes und mit viel Fett Gekochtes gelten als tamasisch. Diese Gewürze sind nur bei einzelnen Krankheiten zu empfehlen; Sie finden sie im Behandlungsteil (Seite 161 ff.) Regelmäßiger Alkoholkonsum, Tabak und alle Drogen sowie Medikamentenmißbrauch fallen in den zerstörerischen Bereich Tamas.

## Die zehn Eigenschaftspaare – Gunas

Zehn gegensätzliche Eigenschaftspaare beschreiben die heilende Wirkung von Pflanzen und Mineralien. Sie werden im Sanskrit Guna genannt, das bedeutet Eigenschaft. Gunas beeinflussen die drei Doshas und lindern Erkrankungen. Wer weiß, daß das Guna »leicht« zum Beispiel die Wundheilung fördert, wendet eine Heilpflanze mit dieser Eigenschaft wie das breitkrautige Basilikum bei Verletzungen an. Um die Doshas auszubalancieren, setzen Sie stets die Pflanzen ein, die das Gegenteil Ihres vorherrschenden Doshas auslösen: Bei zu viel schwerem, feuchtem Kapha brauchen Sie leichte, trockene Kräuter: Asafoetida, Chili, Ingwer, Kalmus. Heißes Pitta wird zuverlässig mit kühlenden Lebensmitteln und Pflanzen besänftigt: Kokosöl, Ghee, Sandelholz. Ebenso wählen Sie die Behandlungsart: warme, feuchte Anwendungen bei kaltem, trockenem Vata; warme, trockene Therapien bei kaltem, feuchten Kapha; kühle Umschläge oder Bäder bei heißem Pitta.

Die zwanzig Gunas sind den fünf Elementen zugeordnet. Ist ein Element im Körper zu stark vertreten, merken Sie das an den typischen Eigenschaften: Sie machen sich vermehrt bemerkbar. Wer Gewicht zulegt, wird schwerer, wirkt kompakter, also fester und wird meist unbeweglicher. Das Erdelement ist angestiegen. Sie reduzieren es durch wenig leichte, flüssige Kost.

- Der Äther ist weich, feinstofflich, leicht, nicht schleimig.
- Die Luft ist feinstofflich, leicht, beweglich, trocken, rauh, nicht schleimig.

- Das Feuer ist glatt, feinstofflich, nicht schleimig, leicht, scharf, heiß.
- Das Wasser ist schwer, langsam, ölig, weich, flüssig und schleimig.
- Die Erde ist schwer, fest, unbeweglich, nicht schleimig, trocken, hart und grobstofflich.

## Die Wirkung der zwanzig Gunas im Körper

Nahrung, Heilpflanzen und alle Anwendungen werden bei einer Krankheit nach den zwanzig Gunas ausgewählt. Es ist einleuchtend, daß ein kranker Untergewichtiger sich mit aufbauender, schwerer Nahrung besser als mit leichter, flüssiger fühlt. Das gleiche gilt für die heilenden Pflanzen und Kräuter. Wer Fieber hat und schwitzt, verstärkt das nicht mit heißen Speisen und Getränken, sondern bevorzugt abkühlendes Essen: beispielsweise gedünstete Gurken oder Joghurt. Kalte Umschläge, kühlendes Ghee auf Stirn und Brust oder Einreibungen mit Kokosöl beziehungsweise Vetiveröl senken Fieber.

Heilpflanzen oder ayurvedische Medikamente lösen im menschlichen Körper genau die Eigenschaft aus, die sie besitzen. Eine süße Mangofrucht etwa besitzt die Eigenschaft schwer. Sie hilft bei Appetitlosigkeit. Die Muskatnuß gilt als spitz; das bedeutet, sie kann ungesunde Ablagerungen lösen. Bei Husten fördert sie den Auswurf des angesammelten Schleims. Bei verstopften Srotas fördert sie die Reinigung.

## Die Eigenschaften der Heilpflanzen

| Eigenschaften – Gunas | Wirkung im Körper |
|---|---|
| schwer | Benommenheit, Trägheit, Gewichtszunahme, verlangsamte Verdauung, erhöht Kapha, reduziert Vata, beruhigt, baut Gewebe auf |
| leicht | steigert die Konzentration, Gewichtsabnahme, Schwäche, schnelle Verdauung, beschleunigter Heilungsprozeß, erhöht Vata, reduziert Kapha, baut Gewebe ab, aktiviert |
| kalt | verringert Durst, Schweiß, Sekretionen (daher hilfreich bei Hautunreinheiten und Akne), lindert brennende Schmerzen (z. B. Blasenentzündung, Verbrennungen, Sonnenbrand), erhöht Vata bei trockener Kühle |
| heiß | unterstützt die Verdauung und den Stoffwechsel, erhöht Pitta, aktiviert, verringert Vata und Kapha |
| langsam | macht schwerfällig, fördert alle lindernden Behandlungen, erhöht Kapha, beruhigt, baut Gewebe auf |
| schnell – was auch scharf, durchdringend, spitz bedeutet | heilt Entzündungen, fördert ablösende Prozesse (z. B. bei Ablagerungen in den Venen, Krampfadern, aber auch auswurffördernd bei Husten), verstärkt Sekretionen (daher nicht bei Hautunreinheiten und Akne einsetzen), erhöht Pitta |
| ölig, fettig, feucht | fördert fettige Haare und Haut, kräftigend, aphrodisierend, erhöht Kapha, beruhigt, baut Gewebe auf |
| trocken | fördert trockene Haut und Haare, trocknet Sekretionen aus (gut bei Hautentzündungen und Pickeln), entkräftigend, anti-aphrodisierend, erhöht Vata, baut Gewebe ab, aktiviert |

| Eigenschaften – Gunas | Wirkung im Körper |
|---|---|
| **rauh** | trocknet aus, stoppt Sekretionen, fördert ablösende Prozesse (z. B. bei Ablagerungen in den Venen, Krampfadern), erhöht Vata, baut Gewebe ab, aktiviert |
| **fest** | Gewichtszunahme, erhöht Kapha, beruhigt, baut Gewebe auf, *Vorsicht:* verstopft die Srotas – nicht bei Neigung zu Krampfadern, Ablagerungen in den Adern, Herz-Kreislauf Beschwerden einsetzen |
| **flüssig** | befeuchtet, fördert Wassereinlagerungen (z. B. bei trockener Haut), verbessert Speichelfluß, erhöht Kapha und Pitta, vermindert die Verdauungskraft |
| **feinstofflich, subtil** | öffnet die Srotas, erhöht Vata, baut Gewebe ab, aktiviert |
| **grobstofflich** | Gewichtszunahme, blockiert die Srotas, erhöht Kapha, beruhigt, baut Gewebe auf |
| **nicht schleimig** | trocknet aus, stoppt Sekretionen, erhöht Vata, baut Gewebe ab, aktiviert |
| **schleimig** | kräftigt, fördert die Wundheilung, erhöht Kapha, beruhigt, baut Gewebe auf |
| **weich** | lindert Entzündungen, brennende Schmerzen (z. B. bei Blasenentzündung, Sonnenbrand), lockert das Gewebe (positiv bei Muskelverspannungen und Krämpfen, verursacht aber Abschlaffung), kein Einfluß auf die Doshas |
| **hart** | schenkt körperliche Kompaktheit, kein Einfluß auf die Doshas |
| **unbeweglich, stabil** | blockiert die Beweglichkeit (positiv bei erhöhter Mobilität, z. B. hyperaktiven Kindern oder Zittern), verstopft (hilfreich bei Durchfall), erhöht Kapha, beruhigt, baut Gewebe auf |
| **beweglich** | fördert alle Ausscheidungen (hilfreich bei Verstopfung), erhöht Vata und Pitta, baut Gewebe ab, aktiviert |

# Die sechs
# Geschmacksrichtungen – Rasas

Selbst die Geschmacksrichtungen entstanden – wie schon die drei Doshas und die zwanzig Gunas – aus den fünf Elementen. Von ihnen erhielten sie heilende Eigenschaften.

■ Das Süße entspringt Wasser und Erde, es gilt wie sie als kalt und schwer. Es erhöht das Körpergewicht.

■ Das Saure stammt aus Wasser und Feuer; es befeuchtet beziehungsweise führt zu Wasseransammlungen und erhitzt den Körper. Saures ist ideal bei Trockenheit: trockenem Hals bei Husten, trockener Haut, Schuppen. Bei viel Kapha oder Fieber ist es zu meiden.

■ Das Salzige entsteht aus Erde und Feuer und gilt wie diese Elemente als schwer und heiß. Salzige Kost bietet sich bei Untergewicht an, da sie den Appetit anregt und Wasser im Körper speichert.

■ Das Bittere beziehungsweise Zusammenziehende kommt aus Äther und Luft; es besitzt die Eigenschaften feinstofflich, gasförmig, leicht, kühl und trocken. Damit reduziert es Gewicht.

■ Das Herbe entsteht aus Luft und Erde. Wie diese ist es gasförmig, feinstofflich, trocken und teilweise auch schwer. Der Luftanteil überwiegt, weshalb bittere Speisen erhöhtes Kapha abbauen.

■ Das Scharfe entspringt Feuer und Luft. Seine Eigenschaften sind heiß und trocken. Scharfe Gewürze reduzieren das Gewicht und helfen Ablagerungen im Körper zu lösen: Schleim in den Lungen, Schlacken im Gewebe, Kalziumsalze in den Adern.

## Wer darf was essen?

Die Geschmacksrichtungen erhöhen diejenigen Doshas, die aus den zwei gleichen Elementen wie sie selbst entstanden. Vata, Pitta und Kapha sind jeweils drei Geschmacksrichtungen zugeteilt, die täglich die Mahlzeiten bestimmen. Von den übrigen nehmen Sie bitte nur kleinste Mengen. Im Krankheitsfall bestimmt die aktuelle Dosha-Verschiebung die Ernährung; Empfehlungen finden Sie im Behandlungsteil (Seite 161 ff.).

Bei erhöhtem Vata – entstanden aus Äther und Luft – dürfen Sie Süßes,

## Die Wirkung der Geschmacksrichtungen im Körper

| Geschmack | Doshas | Gewebe und Zellen | Beschwerden | Kontraindikationen |
|---|---|---|---|---|
| **süß** | reduziert Vata mit seiner schweren, Pitta mit seiner kalten Eigenschaft, erhöht mit seiner Schwere Kapha | gewebeaufbauend, fördert Gewichtszunahme, kräftigend, blutbildend | körperliche Schwäche, Konzentrationsschwierigkeiten, Altersbeschwerden, Impotenz, verringerter Muttermilchfluß, brennende Schmerzen | Übergewicht, Hautunreinheiten, Husten, Asthma, Schilddrüsenerkrankungen (Kropf), Zuckerkrankheit, blockierte Srotas |
| **sauer** | reduziert mit seinem wäßrigen Anteil Vata, erhöht Pitta mit seiner heißen, Kapha mit seiner befeuchtenden Eigenschaft | aubauend, schränkt im Übermaß die männliche Fortpflanzungskraft ein | Schwäche, Appetitmangel, Verdauungsstörungen, Blähungen, Thrombosegefahr | erhöhtes Pitta, Magenschleimhautentzündung, Entzündungen, akute Blutungen, Gelbsucht, Übersäuerung, blockierte Srotas |
| **salzig** | reduziert Vata mit seiner Schwere, erhöht Pitta mit seiner Hitze, Kapha mit der schweren Eigenschaft | erhöht die Wasserspeicherung im Gewebe, lockert bei Verspannungen, verursacht aber schlaffes Gewebe | Appetitlosigkeit, Verdauungsstörungen, Stoffwechselbeschwerden, Husten (fördert Auswurf), blockierte Srotas | erhöhtes Pitta, Hauterkrankungen, Ödeme, erhöhter Blutdruck, akute Blutungen, Magenschleimhautentzündung |

| Geschmack | Doshas | Gewebe und Zellen | Beschwerden | Kontraindikationen |
|---|---|---|---|---|
| **bitter** | reduziert Pitta mit seiner Kühle, Kapha mit seiner leichten Eigenschaft, erhöht Vata mit seiner Feinstofflichkeit | gewebeabbauend, kräftigt aber Haut und Muskeln, austrocknend (z.B. bei Pickeln, starkem Schweiß) | Verdauungsstörungen, Fieber, Blutunreinheiten, Leber-, Gallenbeschwerden, Eiterungen, Zuckerkrankheit, Übergewicht, blockierte Srotas | erhöhtes Vata Spermakrankheiten; *Vorsicht:* In großen Dosen hat Bitteres eine negative Wirkung |
| **herb, zusammenziehend** | reduziert Pitta und Kapha mit seiner Trockenheit, erhöht Vata mit seiner Feinstofflichkeit | gewebeabbauend, blutreinigend, fördert Heilungsprozesse | Durchfall, übermäßige Urinausscheidung, zu starke Menstruation, Entzündungen, Hautstörungen, Zuckerkrankheit | erhöhtes Vata Schwäche, Appetitlosigkeit, blockierte Srotas |
| **scharf** | reduziert Kapha mit Hitze und Trockenheit, erhöht Pitta mit seiner Hitze, Vata mit seiner Trockenheit | gewebeabbauend, auszehrend, ausschwemmend, auswurffördernd, hilft bei Würmern | Appetitlosigkeit, Durchfall, Stoffwechselbeschwerden, Erkältung, Asthma, Übergewicht, Zuckerkrankheit, Hauterkrankungen, Thrombosegefahr, blockierte Srotas | erhöhtes Pitta, Spermakrankheiten, Blasenentzündung, Hämorrhoiden, Beschwerden beim Urinieren |

Salziges und Saures, aber nur ganz wenig Bitteres, Herbes und Scharfes zu sich nehmen, da es Vata weiter erhöht. Wer zuviel Pitta hat – entstanden aus Feuer und Wasser –, ißt hauptsächlich Süßes, Bitteres und Herbes. Salziges, Saures und Scharfes würde dieses Dosha vermehren. Ein erhöhtes Kapha – entstanden aus Wasser und Erde – gleichen Sie mit reichlich Bitterem, Herbem und Scharfem aus. Süßes, Salziges und Saures dagegen ist höchstens in Miniportionen aufzutischen.

## Den Geschmack als Heilkraft nutzen

Sie balancieren mit dem Geschmack der täglichen Speisen die Doshas aus und unterstützen so die Therapie. Doch setzen Sie eine Geschmacksrichtung einzeln nie exzessiv ein! Da manche Lebensmittel zwei Geschmacksvarianten besitzen – Tomaten sind süß und sauer –, sind sie teilweise unterschiedlich eingestuft; das sollte Sie nicht irritieren.

■ Süßes bedeutet nicht weißer Zucker; süß schmecken Beeren, reifes Obst, Gemüsesorten wie Karotten, Erbsen, Zuckerschoten, Kürbis und gekochte Zwiebeln. Fleisch und Süßwasserfisch gelten als süß, ferner alle Getreidesorten – und das bedeutet Brot, Reis, Nudeln.

■ Sauer ist längst nicht nur der extreme Essig, der besser durch säuerliche Zitrusfrüchte zu ersetzen ist. Als sauer gelten milchsauer eingelegtes Gemüse, beispielsweise Sauerkraut, Pickles, Tomaten, Sauerampfer, süß-sauer zubereitete Speisen mit Gurken, Ananas und Tomaten oder Tamarinde, Buttermilch, Joghurt, Quark, Käse und Tofu, Äpfel, Hagebutten, Himbeeren und Johannisbeeren, Sauerkirschen, Pflaumen, Rhabarber, Stachelbeeren, Trauben.

■ Salzig schmeckt nur wenig: Sie würzen mit Stein- oder Meersalz, Sojasauce oder Kapern, verwenden eventuell gesalzene Butter oder trinken einen salzigen Joghurtdrink, essen Meerwasserfische oder Meeresfrüchte.

■ Bitter sind alle grünen und roten Blattgemüse sowie Salate, Artischocken, Chicorée, Gurken, Spargel. Vom Obst eignen sich Bittermelonen, Grapefruit und Limonen, Passionsfrucht sowie Rhabarber. Bittere Gewürze: Bockshornklee, Dill, Estragon, Gelbwurz, Koriander, Kreuzkümmel, Rosmarin, Safran, Asafoetida, Zitronengras. Auch dunkle Schokolade und Kakao gelten als bitter.

■ Herb beziehungsweise zusammenziehend schmecken Blumenkohl,

Bohnen, Brokkoli, Kohl, Fenchel, Gurken, Hülsenfrüchte, Kartoffeln, Pilze, Okras, grüne Paprika, Sojabohnen, Sellerie. Herbe Obstsorten: unreife Bananen, Birnen, Brombeeren, Heidelbeeren, Quitten, Schlehen. Herbe Gewürze finden Sie mit Gelbwurz, Granatapfelsamen, Salbei und Wacholder.

■ Scharf schmecken rohe Zwiebeln, Peperoni, rote Paprika und Petersilienwurzeln. Radieschen, Rettich und Sprossen gelten roh als scharf. Alter, harter Käse ist scharf, sollte aber besser gar nicht verzehrt werden; er ist sehr schwer verdaulich. Scharfe Gewürze sind neben Pfeffer und Chili auch Anis, Dill, Estragon, Galgant, Ingwer, Gelbwurz, Knoblauch, Meerrettich, Muskat, Nelken, Oregano, Senfsamen, Sternanis, Thymian, Zimt. Rizinusöl gilt übrigens auch als scharf; bei erhöhtem Kapha führen Sie damit erfolgreich ab. Und da Ayurveda-Ärzte Honig als scharf bezeichnen, setzen sie ihn in kleinen (!) Mengen in Wasser aufgelöst bei Übergewicht ein.

# Ein gesunder Lebensstil

*E*in gesundes Leben hängt von der Ernährung, der täglichen Aktivität, dem ausreichenden Schlaf und der gelebten Sexualität ab. Wer seinen Körper mit den Mahlzeiten nicht ausreichend versorgt oder überfordert, wer sich nicht genügend Schlaf als Ruhepause gönnt oder zuviel ruht, wer sich sexuell verausgabt oder den Sexualtrieb unterdrückt, bleibt nicht gesund. Die Entscheidung, wie Sie leben, wie Sie den Alltag gestalten und wie Sie wo mit wem arbeiten, sollte in freier Selbstbestimmung erfolgen. Andernfalls geben Sie die Verantwortung für Ihre Gesundheit aus der Hand.

Bei den Empfehlungen für die Ernährung und den Lebensstil richten Sie sich bitte täglich nach Ihrem vorherrschenden Dosha. Prägen zwei Doshas, richten Sie sich nach beiden. Ziel der Ernährung, Bewegung und Regenerationsphasen ist die Ausbalancierung aller Doshas: Vata, Pitta und Kapha im Einklang sorgen für körperliche Gesundheit, geistige Klarheit und psychische Zufriedenheit.

## Kochen und Genießen

Die Ernährung versorgt Körper und Geist. Junk food mit gesättigten Fettsäuren, hohem Salzanteil und Konservierungsstoffen macht aus Magen und Darm eine überlastete Müllhalde, die die Gifte im Körper lagert. Ihre vollständige Verarbeitung ist nicht mehr gewährleistet. Die Folgen heißen medizinisch zum Beispiel Übersäuerung, erhöhte Cholesterin- und Fettwerte im Blut, pralle Fettzellen. Die Haut zeigt dieses innere Chaos als erste. Und mit dem ungesunden Äußeren bleiben Sie nicht lange zufrieden. Der körperliche Zustand schlägt auf die Psyche.
Sattvische Nahrungsmittel stärken den Organismus optimal, ohne ihn zu belasten. Sie sind leicht verdaulich. Bei der Verdauung entstehen keine Stoffwechselschlacken. Gesunde Haut und Haare, feste Nägel, strahlende

Augen mit klarem Weiß sind sichtbare Anzeichen. Übergewicht ist nicht festzustellen. Mit dem attraktiven Aussehen fühlen Sie sich wohl und zufrieden.

## Gesundes Essen ist individuell!

Das Wichtigste beim Thema Kochen und Genießen ist das Individuum, nicht die Vitamine, Mineralien und Spurenelemente wie so viele schulmedizinische Ärzte und Ernährungsberater uns glauben machen wollen. Was nützt die vitaminreichste Kost, wenn der Patient nicht über die Verdauungskraft verfügt, sie aufzuspalten und in sich aufzunehmen. Er scheidet sie wieder aus. Sie essen sich mit den täglichen Mahlzeiten krank oder gesund – je nachdem, wozu Sie greifen. Eine ausgewogene Ernährung verbunden mit dem individuell sinnvollsten Lebensstil garantieren zusammen dauerhafte Gesundheit. Jeder ist selbst für die Vorbeugung verantwortlich. Vorsorgeuntersuchungen und fachärztliche Check-ups können nur den Status quo belegen. Wer in der Zukunft nicht krank werden will, muß sich in der Gegenwart gesund ernähren und darf keine Altlasten mit sich tragen. Wie das möglich ist, verraten die individuellen Ernährungsempfehlungen.

## Speisen mit Vata

*Fett, flüssig und warm:* Da Vata von sich aus leicht und trocken ist, sind gegenteilige Speisen angebracht – schwere, fetthaltige, nährende Nahrung mit hohem Flüssigkeitsgehalt. Werden trockene Speisen konsumiert, saugen sie die wenige Flüssigkeit im Körper auf und trocknen weiter aus. Eine der möglichen Folgen heißt Darmreizung. Essen und trinken Sie immer warm bis heiß. Kalte Gerichte steigern die bereits existierende Kühle von Vata.

*Süß, sauer, salzig:* Diese drei Geschmacksrichtungen müssen täglich auf den Tisch. Süße Speisen sind nahrhaft. Mit dem Stichwort süß sind aber keine Berge Süßigkeiten gemeint. Greifen Sie zu süßem, reifem Obst und süßlichen Gemüsesorten wie Karotten, Erbsen, Zuckerschoten, Kürbis und Mais. Zwiebeln sind im Geschmack sowohl süß als auch scharf; dünsten Sie weiße und gewöhnliche Küchenzwiebeln. Süß schmecken alle Getreidesorten. Essen Sie Brot aus dem vollen Korn und Vollkornnudeln.

Als süß gelten weiße Fleischsorten und Süßwasserfisch, salzig sind Meeresfrüchte, Schalentiere und Seefisch. Bei erhöhtem Vata sind sie erlaubt, außerdem Rind, Lamm, Kalb oder Ziege in kleinen Portionen. Fleisch aktiviert und stärkt bei Schwäche. Saures und Salziges regen den Appetit an, was bei einer Neigung zum Gewichtsverlust notwendig ist. Ideal sind Zitronen, Limonen oder andere Zitrusfrüchte. Auch regelmäßig Joghurt, Quark und Frischkäse gleichen Vata aus. Doch Vorsicht: Harter und alter Käse ist scharf und nicht geeignet.

*Milde Gewürze:* Würzen Sie nicht zu scharf, aber immer mit einer Prise Stein- oder Meersalz. Verzehren Sie regelmäßig Knoblauch. Mit seiner erhitzenden Wirkung senkt er das kühle Vata. Die Knollen sind besonders wirksam in der kalten, windigen Jahreszeit, wenn Vata hochschnellt. Würzen Sie nach Geschmack mit Asafoetida; die Inder lieben das roh stinkende Harz an Hülsenfrüchten. Es senkt Vata und wird in Ghee angebraten. Auch Lorbeerblätter kochen Sie mit. Bockshornklee ölt und erhitzt den Körper. Gegen Sie die gelben Würzsamen an Gemüsegerichte. Verwenden Sie im Winter regelmäßig Ingwer, und trinken Sie warmes Ingwerwasser. Dieses Küchengewürz erhitzt.

*Öle und Fette:* Benutzen Sie reichlich Öl und Ghee in der Küche. Kochen Sie aus Markknochen eine kräftige Brühe und formen Sie aus Mark und Semmelbröseln (Weizen) kleine Markklößchen. Alle Fette bauen Gewebe auf und befeuchten – das sind die Gegenteile der Vata-Eigenschaften leicht und trocken.

*Vorsicht:* Essen Sie keine Rohkost; sie erhöht Vata unnötig und verursacht Blähungen. Besonders ungünstig sind rohe Karotten, Blumenkohl, Bohnen und Sprossen. Auch Trockenfrüchte, generell trockenes Essen, Nüsse und harte Früchte sind zu meiden. Wer nicht ohne auskommen mag, weicht Trockenfrüchte, Mandeln und Nüsse zwei bis drei Stunden in warmem Wasser oder Milch ein.

### Getränke bei erhöhtem Vata

Trinken Sie täglich mindestens 2 1/2 bis 3 l Flüssigkeit. Verdauungsfördernd wirkt ein Kräuteraperitif (Seite 137 ff.) vor der Hauptmahlzeit mittags. Zum Essen nehmen Sie bitte nur lauwarme bis warme Getränke zu sich – auch im Sommer!

Die beliebten kalten Getränke verdünnen den Nahrungsbrei im Magen und schwächen die Verdauung. Nach einer warmen Mahlzeit ist ein Glas heißes Wasser oder Kräutertee für den Stoffwechsel hilfreich. Weitere Getränke, besonders kühle, genießen Sie erst zwei Stunden nach einem Essen wieder. Bedenken Sie, daß schwarzer Tee stopft; das ist bei erhöhtem Vata und einer Neigung zu Verstopfung zu vermeiden! Kaffee und Kakao werden in Maßen vertragen; am besten genießen Sie diese Getränke mit braunem Zucker oder Kandis und Milch. Dünner, schwarzer Tee mit Zitrone ist erlaubt.

## Speisen mit Pitta

*Kühl, mild:* Die Eigenschaften heiß und scharf erhöhen Pitta; die besten Speisen sind genau das Gegenteil, nämlich lauwarme bis kühle und milde Gerichte. Mittags, wenn die Verdauungskraft in der Pitta-Zeit am höchsten ist, vertragen Sie auch Rohkost. Schwere Speisen und reichlich Nahrung sind für die von Natur starke Verdauungskraft zweckmäßig. Sie muß abgearbeitet werden. Geschieht das nicht, zerstört Pitta den Organismus!

*Süß, bitter, herb:* Bevorzugen Sie reifes, süßes Obst und Gemüse – süße Beeren, Nektarinen, Pfirsiche, Weintrauben und Rosinen, Datteln, Feigen. Süß schmecken zum Beispiel Erbsen, Karotten, Fenchel, gedünstete Zwiebeln, Zuckerschoten, Mais, Kürbis, Zucchini. Wählen Sie bittere und herbe Gemüsesorten oder Kräuter: Artischocken, Auberginen, grüne und rote Blattgemüse, Pilze, Kohl und Hülsenfrüchte; Minze oder Petersilie. Als süß gelten alle weißen Fleischsorten, Süßwasserfische und Wild; sie sollten jedoch maximal dreimal pro Woche und nur mittags auf den Tisch. Geeignete Getreidesorten: Weizen, Dinkel, Hafer, Gerste, Grünkern und Reis.

*Ausgleichen:* Essen Sie nichts Saures. Sauer schmecken alle Zitrusfrüchte, Fruchtsäfte, die meisten Milchprodukte, milchsauer eingelegtes Gemüse wie Sauerkraut und Pickles, jeder Essig sowie Tomaten. Wer gelegentlich auf Saures nicht verzichten möchte, Tomaten liebt oder seinen Salat mit Essig oder Zitronensaft anmacht, gibt als Ausgleich 1/2 TL braunen Rohrzucker daran. Alle Pitta erhöhenden Speisen werden mit Fenchelsamen, Koriander, Kreuzkümmel ausgeglichen. Auch eine kleine(!) süße Nachspeise mit süßer Sahne wirkt Pitta fördernden Lebensmitteln entgegen.

*Gewürze:* Würzen Sie schwach. Meiden Sie alle scharfen und den Körper erhitzenden Gewürze wie Pfeffer, Chili, Knoblauch. Wer sie sehr gern ißt, nimmt sie in winzigen Portionen, dann schaden sie nicht, sondern regen die Verdauung an. Verwenden Sie viel Schwarzkümmel; er ist ein guter Ersatz für Pfeffer, läßt Pitta aber nicht ansteigen und schont die Magenschleimhaut. Geeignet sind weiter Anis, Fenchelsamen, Gelbwurz, Kardamon, Kümmel, Lorbeer. *Öle und Fette:* Verwenden Sie zur Reduktion von Pitta in der Küche kühlendes Ghee oder Kokosöl. Führen Sie nie mit Rizinusöl ab; es erhitzt. *Vorsicht:* Meiden Sie alles Fermentierte wie Käse, Brot und Alkohol. Frischkäse ist erlaubt. Essen Sie Brot nur getoastet, es enthält Hefebakterien, die sich in Magen und Darm vermehren. Das Toasten vernichtet die Bakterien. Viele Fertigsaucen wie etwa die Sojasauce sind fermentiert. Tofu ist zwar fermentiert, schadet aber gekocht nicht. Sojabohnen in größeren Mengen reduzieren Pitta.

### Getränke bei erhöhtem Pitta

Viel Pitta bedeutet eine gute Verdauung. Sie vertragen auch kalte Getränke, aber besser nicht zum Essen. Alkohol – besonders Wein und harte Spirituosen – belastet mit seiner Säure. Ein Glas Bier zum Essen ist für Sie bekömmlicher. *Vorsicht:* Kaffee, schwarzer Tee und Kakao sind wie Tabak fermentiert und durch diesen biochemischen Veredelungsvorgang säurehaltig. Lassen Sie schwarzen Tee nur kurz ziehen, und genießen Sie ihn ohne Zitrone. Akzeptabel ist dünner Kaffee mit viel Milch. Bevorzugen Sie Kräutertees, am besten lauwarm. Trinken Sie keine sauren Früchtetees oder Fruchtsäfte. Wer nicht darauf verzichten will, süßt sie mit braunem Zucker und neutralisiert so.

### Speisen mit Kapha

*Fasten:* Legen Sie jede Woche einen Fastentag mit Gemüsesaft oder Kräutertees und stillem Mineralwasser ein. Oder reduzieren Sie das Essen einen Tag lang auf eine leichte, vegetarische Mahlzeit mittags. Zum Frühstück brauchen Sie bei einer von Kapha geprägten Konstitution nur ein warmes Getränk; am späteren Vormittag eventuell etwas Obst, einen milden Fruchtsaft oder ein kleines Müsli mit Joghurt. Das Abendessen fällt immer klein aus: eine Gemüsesuppe, wenig gedünstetes Gemüse.

*Leicht essen:* Bereiten Sie sich öfter eine Mahlzeit aus Haferflocken; sie gelten als leicht und bauen Kapha ab. Auch Gerste ist ideal; sie fördert im Körper die Trockenheit und baut Wasseransammlungen ab. Ob Sie herzhafte Gerstenaufläufe mit Gemüse, Gerstenklößchen in Gemüsebrühe, fettfreie Bratlinge aus gekochter Gerste oder aber süße Gerste mit wenig Honig und Äpfeln, Aprikosen, Brombeeren, Grapefruitspalten, Kirschen oder Trockenfrüchten schlemmen, bleibt Ihnen überlassen. Leichtes und Warmes verringert das schwere, alte Kapha.

*Herb, bitter, scharf:* Essen Sie reichlich Bitteres und Herbes – passend sind alle grünen oder roten Blattgemüse und Salatsorten, Artischocken, Auberginen, rote Bete, Kohl, Okras und Paprika. Wenig Geflügel und Wild oder Ziege, kleine Portionen Süßwasserfisch oder Shrimps sind zweimal wöchentlich mittags angemessen. Scharfe Gemüsesorten wie Paprika, Peperoni, rohe Zwiebeln und Frühlingszwiebeln sowie Petersilienwurzeln dürfen Sie schlemmen. Beim Getreide bevorzugen Sie bitte Weizen, Roggen, Dinkel, Buchweizen, Hafer, Hirse; Reis tischen Sie möglichst selten auf. Essen Sie Brot nur abgelagert, und toasten Sie die Scheiben. Ideal bei zuviel Kapha sind Zwieback und Knäckebrot, da die harten Sorten das überschüssige Wasser im Körper aufsaugen und austrocknen.

*Gewürze:* Würzen Sie scharf mit den verschiedenen Pfeffersorten, Chili, Meerrettich, Ingwer und Knoblauch. Achten Sie auf verdauungsfördernde Gewürze wie Gelbwurz, Kümmel, Kreuzkümmel, Sellerie- oder Fenchelsamen. Würzen Sie mit Asafoetida; es senkt Kapha.

*Süßes:* Honig gehört zwar zu den an sich verbotenen Süßmitteln, doch er senkt mit seinem scharfen(!) Geschmack Kapha. Allerdings darf er nicht eßlöffelweise konsumiert werden. Ein täglicher Teelöffel genügt. Morgens in warmem Wasser aufgelöst hilft er, Fett zu reduzieren. Erhitzen Sie den Honig nie, und kaufen Sie kaltgeschleuderten Honig bester Qualität.

*Öle und Fette:* Verwenden Sie so wenig Fett wie möglich. Ein bißchen Sonnenblumen-, Distel- oder Maisöl und Ghee sind gestattet. Umgehen Sie alles Nahrhafte, Schwere, Fette.

*Vorsicht:* Meiden Sie Saures und Salziges, es steigert den Appetit unnötig. Essen Sie keine säuerlichen Milchprodukte oder Käse, nichts Fritiertes oder Paniertes, selten Fleisch, Fisch und Eier.

*Getränke bei erhöhtem Kapha*

Trinken Sie bei schwachem Stoffwechsel wenig und möglichst warm –
1 1/2 bis 2 l täglich reichen. Vor dem Essen hilft ein Kräuteraperitif
(Seite 137 f.). Nach einer Mahlzeit sind kalte Getränke ungünstig, sie
stoppen die Verdauung. Die Nahrung bleibt als Fettdepot im Körper, statt
in Energie umgewandelt und verbraucht zu werden. Eine Tasse warmer
Kräutertee oder heißes Wasser direkt nach einer Mahlzeit kurbelt die
Verdauung an. Abends trinken Sie wenig bis gar nichts. Das Wasser wird
im Gewebe nur gespeichert. Trinken Sie tagsüber heißes Wasser, Kräutertees oder Ingwerwasser – Milch besser nicht, sie ist zu nahrhaft.

## Lebensstil und Freizeit

Tagesrhythmus und Arbeitsalltag beeinflussen die Doshas; im Krankheitsfall sind Anpassungen vorzunehmen, ebenso im Lauf des Alters. Bei
der Berufswahl sollte jeder sein dominierendes Dosha berücksichtigen,
sonst sind Fehlbelastungen unvermeidlich. Nicht jeder eignet sich für jede
Tätigkeit – körperlich, psychisch und geistig.
Nach Charaka ist die körperliche Aktivität wichtig, doch betätigen Sie sich
gemäßigt. Überbeanspruchung ist schädlich. So verstanden fördert Sport
die Belastbarkeit und bietet einen harmonischen Ausgleich für Körper und
Psyche. Übermäßiges Schwitzen und Herzbeschwerden beziehungsweise
andere Organerkrankungen verbieten aktiven Sport. Und selbst wer daran
gewöhnt ist, betreibt Sport, Fußmärsche, Nachtwanderungen wie auch
Sex besser nicht exzessiv.

### Aktiv mit Vata

*Tagesrhythmus:* Planen Sie Ihre Tage. Gewöhnen Sie sich an Regelmäßig-
keit im Arbeitsleben und in der Freizeit. Dazu gehören feste Essens-,
Schlafens- und Weckzeiten. Gehen Sie früh schlafen. Und trinken Sie eine
Stunde vorher ein Glas warme Milch, sie beruhigt. Schlafen Sie möglichst
lange, oder ruhen Sie ausreichend.

*Sport und Ausgleich:* Regelmäßige Yoga-Übungen, wenig anstrengende Spaziergänge und Schwimmen im warmen Wasser genügen bei einer Vata-Konstitution. Dieses Dosha wird durch Sport und schnelle Bewegungen erhöht.

*Wärme:* Gesundheitsfördernd sind Sonnenbäder, die Haut ist wenig sonnenempfindlich und braucht meist nur einen mittleren Lichtschutzfaktor. Im Winter ist der wöchentliche Dampfbadbesuch fast Pflicht; feuchte Wärme ist angenehmer als die trockene in der Sauna. Meiden Sie Zugluft, besonders auf Reisen, wenn Vata schon durch die Bewegung in die Höhe driftet. Bleiben Sie bei kaltem Regen und Sturm besser drinnen.

*Psyche:* Furcht und Angst erhöhen Vata und rauben Energie. In diesen Fällen hilft Meditation, um gegen ängstliche Gefühle anzugehen. Sprechen Sie Probleme von sich aus an; dann sind sie schneller zu lösen, und Angst kann sich gar nicht erst aufbauen.

*Berufsalltag:* Langes, lautes Sprechen oder Singen schießt Vata hoch. Ist es aus beruflichen Gründen unvermeidlich, müssen anschließend Ruhe- und Schweigepausen für den notwendigen Ausgleich sorgen. Das gleiche gilt für Mütter mit kleinen Kindern, die den ganzen Tag auf Trab sind; entspannen Sie sich abends, und nutzen Sie ein Wochenende für sich. Kinder haben auch Väter!

*Vorsicht:* Das Knacken oder Ziehen der Fingergelenke kann zu Vata-Störungen durch die unnatürliche Bewegung führen. Gerade bei einer Vata-Konstitution sind die Gelenke sehr beweglich und werden rasch überdehnt.

## Aktiv mit Pitta

*Tagesrhythmus:* Bei zuviel Pitta ist Routine nicht wichtig; Sie haben die Energie, spontan gute Leistungen zu liefern. Die Verdauung ist stark; deshalb schadet auch eine größere abendliche Mahlzeit nicht. Aber legen Sie die Hauptmahlzeit, Salate, Rohkost und Käse auf den Mittag. Abends verzichten Sie auf Fleisch, Fisch, Eier, Milchprodukte sowie saures Obst.

*Sport und Ausgleich:* Sorgen Sie bei Überforderung, innerer Anspannung und einem Hang zu aggressiven Ausbrüchen für Ausgleich. Beruhigende Spaziergänge in der Natur, Meditation, lauwarme Bäder, Schwimmen in nicht zu warmem Wasser, beruhigende Musik bauen Aggressionen ab. Hören Sie keine schrille, wilde Musik. Die ruhigeren Töne bekommen Ihnen besser. Auch sehr laute, überfüllte Orte wie Fußballstadien, Festi-

vals, Open-Air-Konzerte peitschen Pitta auf. Gehen Sie Hektikern und
Cholerikern aus dem Weg.
*Kühle:* Lassen Sie sich regelmäßig den Wind um die Nase wehen; er kühlt
das heiße Pitta ab. Ideal sind Strandspaziergänge im kühlen Herbst.
Sorgen Sie für eine beruhigende, kühle Umgebung. Blautöne stimulieren
positiv. Gehen Sie im Sommer nur morgens und am späteren Nachmittag
in die Sonne; legen Sie sich nie in die pralle Hitze, und treiben Sie an
heißen Tagen keinen Sport. Die Sonne jagt das Pitta hoch! Sie benötigen
eine Sonnencreme mit hohem Lichtschutzfaktor. Besuchen Sie bitte kein
Solarium, und verwenden Sie kein Rotlicht für Bestrahlungen.
*Psyche:* Negative Gefühle wie Ärger, Wut, Zorn, Haß, Eifersucht lassen
Pitta anschwellen. Das hat langfristig körperliche Auswirkungen. Bauen
Sie derlei Emotionen bewußt ab, klären Sie aufregende Situationen sofort,
und üben Sie sich in Tugenden wie Toleranz und Gleichmut. Sicherheit
und Geborgenheit helfen.
*Berufsalltag:* Müßiggang und fehlende Beschäftigung fördern die negati-
ve Pitta-Eigenschaft Ungeduld; beschäftigen Sie sich ausreichend. Setzen
Sie sich Aufgaben, stellen Sie sich schwierigen Problemen, und lösen Sie
sie zügig! Bei einer Pitta-Konstellation besitzen Sie die Energie, so lange
von einer Arbeit fasziniert zu sein, bis sie erledigt ist.
*Vorsicht:* Meiden Sie den Kontakt mit Chemikalien und giftigen Lösungs-
mitteln wie Isopropylalkohol und Methylalkohol in Farben und Lacken;
sie erhöhen mit ihrem scharfen, ätzenden Geruch Pitta. Sie stecken in
Möbeln, Tapeten, Teppichböden und Textilien, die mit Formaldehyd
(Spanplatten!) und Chlorkohlenwasserstoff imprägniert wurden.

### Aktiv mit Kapha
*Tagesrhythmus:* Eine neue Lebenseinstellung muß aufgebaut werden.
Schluß mit der Bequemlichkeit! Stehen Sie früh um sechs, spätestens
sieben Uhr auf. Legen Sie sich tagsüber nie hin! Und verbringen Sie die
Abende nicht mit hochgelegten Füßen. Das fördert Kapha und damit die
Trägheit. Wer Kapha lustvoll abbauen möchte, schlägt sich öfter die
Nächte um die Ohren: auf dem Tanzboden oder mit einem Liebhaber
beziehungsweise der Geliebten. Schlafen Sie insgesamt wenig.
*Sport und Ausgleich:* Tägliche Bewegung ist wichtig. Geben Sie den
Schreibtischjob auf, oder unterbrechen Sie langes Sitzen. Planen Sie ein
aktives Freizeitprogramm: Schwimmen, Joggen oder Wandern, Walking,

Rudern, Kanufahren, Langlauf. Ideal ist das morgendliche Laufen statt eines Frühstücks. Eine halbe Stunde reicht aus, um den Kreislauf auf Trab zu bringen. Anschließend heizen eine warme Dusche und eine Kanne Kräutertee auf.

*Wärme:* Meiden Sie feucht-kaltes Klima. Sie halten das von November bis April in mitteleuropäischen Breiten für unrealisierbar? Dann legen Sie in den regenreichsten Monat eine Reise in eine wärmere Gegend. Und fahren Sie keinesfalls im Herbst oder Winter an die See. Die trockene Kälte in winterlichen Bergen schadet dagegen nicht. Auch die warme Regenzeit in den Tropen wird gut vertragen. Im trockenen Sommer blühen alle mit Kapha-Dominanz auf; Hitze vertragen Sie. Die Haut bräunt rasch und braucht nur mittlere Lichtschutzfaktoren.

*Psyche:* Kapha macht selbstzufrieden. Das birgt die Gefahr, gleichgültig gegenüber Neuem zu reagieren. Motivationen von außen sind jedoch unerläßlich. Ideal ist ein Lebenspartner, der zu erhöhtem Pitta neigt und Hektik verbreitet.

*Berufsalltag:* Routine und ein gleichförmiger Tagesablauf fördern Kapha; streben Sie eine Beamtenlaufbahn erst gar nicht an. Aktivieren Sie sich selbst, und nehmen Sie Herausforderungen an! Bleiben Sie nicht ein Leben lang in einer Firma, einer Abteilung, einer Stadt. Besuchen Sie Fortbildungen, und wechseln Sie zu einem interessanteren Arbeitsplatz, sobald er sich bietet. Für Hausfrauen sind Kontakte und Engagements wichtig.

*Vorsicht:* Besitzdenken und starke Bindungen fördern die Ansammlung von Kapha. Halten Sie nicht ängstlich oder gierig an Geld, Traditionen und Althergebrachtem fest. Lösen Sie sich von Gewohntem, und lassen Sie sich auf neue Situationen ein. Der Gedanke, daß Sie einen wirklichen Halt nur in sich selbst und nicht im Außen finden, mag dabei helfen.

# Sexualleben
# und Aphrodisiaka

Sex gilt im Ayurveda als vierter Energiespender neben Atem, Essen und Schlafen. Nur wer seine sexuellen Bedürfnisse bewußt wahrnimmt und auslebt, ist zufrieden. Die Unterdrückung natürlicher Triebe führt zu Enttäuschungen, manchmal sogar zu Beschwerden.

Dennoch steht die Sexualität in der indischen Tradition noch heute in erster Linie für die Zeugung der Nachkommen – weniger für Freude und Befriedigung. Die im Westen so ersehnte Lustmaximierung oder Potenzsteigerung dürfen Sie von ayurvedischen Rezepten nur bedingt erwarten. Wohl aber finden Sie in diesem Kapitel traditionelle Aphrodisiaka, die Sie aus Lebensmitteln und Gewürzen selbst herstellen können.

Ayurveda bereitet junge Paare auf den Zeugungsakt vor. Reinigungsrituale, eine stärkende, aber nicht belastende Ernährung, Meditation und der von Astrologen individuell berechnete, günstigste Zeitpunkt sollen die optimale Qualität von Samen und Eizelle garantieren. So wird ein gesundes Kind gezeugt, denn die angeborene Verteilung der Doshas, die Prägung durch die fünf Elemente und Prakriti, das heißt die von der Natur gegebene Konstitution (Seite 109) sind von den elterlichen Genen, ihrer Gesundheit und psychischen Verfassung zum Zeitpunkt der Zeugung abhängig.

## Ein positives Sexualleben

Ayurveda beurteilt das Sexualverhalten nach ethischen Kriterien: Sex sollte nicht während einer Krankheit, gegen den Willen eines der Beteiligten, zum Zeitpunkt des Sonnenuntergangs, an heiligen Stätten oder auf Friedhöfen stattfinden. Sex mit dem Lebenspartner eines Vorgesetzten gilt als äußerst ungut, was leicht nachvollziehbar ist, wenn man sich die möglichen Konsequenzen ausmalt. Routine und ein verplantes Leben sind die Feinde eines erfüllten Sexuallebens. Die sexuelle Energie braucht Spontaneität, andernfalls entfaltet sie sich nicht.
Die besten Voraussetzungen für ein positives Sexualleben sind gegeben, wenn die Ausdauer eines ausgewogenen Kapha mit der Leidenschaft des

Pitta zusammenstößt. Bei vorherrschendem Vata existiert weder größeres Verlangen noch Durchhaltevermögen. Nach Ayurveda bietet nur der langandauernde Sex wahre Befriedigung; schneller, auch häufiger Sex wird abgelehnt. Er befriedigt nicht wirklich, raubt Energie und verursacht körperliche wie geistige Auszehrung. Wer sein Sexualleben optimieren möchte, sollte seine fünf Sinne schulen. Erst wer sich selbst und seine Umgebung genau wahrnimmt, geht aufmerksam auf den geliebten Menschen ein. Förderlich sind eine angenehme Umgebung, wohlriechende Düfte und aufbauende Mahlzeiten. Nach dem Sex wird Milch mit zerstoßenen Cashewnüssen und Rohrzucker als gesundheitsfördernd und stärkend empfohlen. Bei Vollmond reagiert der Körper sensibel. Am 11. Tag nach Neumond ist die Vagina besonders aufnahmefähig. Medizinisch beginnt etwa an diesem Tag die empfängnisbereite Phase im weiblichen Zyklus, in der der Schleimpfropf am Gebärmuttereingang flüssiger und für die Samenfäden durchlässig wird. Vaidyas vor 3000 Jahren scheinen das gewußt zu haben.

## Die Verbindung zum Kosmos

Mann und Frau bestehen aus den fünf Elementen, deren Energie im Kosmos immer präsent ist. Während des Geschlechtsakts ist eine Verbindung mit dieser kosmischen Energie für beide möglich, wenn sie sich frei von jeglichen Gedanken machen. Der Körper muß losgelöst vom Verstand agieren dürfen.

Die Individuen übertreten dann die Grenzen ihrer eigenen Persönlichkeit, sie erfahren sich als Teil des geliebten Partners und des Kosmos. Der Sexualakt wird zum Akt eines neuen Bewußtseins: Grenzenlose Einheit und Harmonie offenbaren sich.

## Die Doshas bestimmen die Sexualität

Vata lenkt als Dosha der Bewegung den Geschlechtsakt. Ein unausgeglichenes Vata führt zu Kurzatmigkeit und rascher Ermüdung. Pitta schenkt die sexuelle Energie und den Sex-Appeal. Dieses Dosha ist verantwortlich für die Ausstrahlung einer Person; ein ausgewogenes Pitta läßt die Augen leuchten. Die Haut fühlt sich zart an. Die Gestik ist lebendig. Kapha sorgt für die notwendige sexuelle Potenz. Ist es gestört, sind Impotenz, Frigidität oder gar Sterilität möglich. Die Betroffenen wirken schwerfällig und passiv.

So wie absolute Gesundheit nur bei einer Balance der drei Doshas möglich ist, so lebt eine erfüllte Sexualität nur auf der Basis innerer Ausgeglichenheit. Lust und Sex sind also durchaus von der Gesundheit abhängig.

## Natürliche Aphrodisiaka

Aphrodisiaka optimieren das Sexualleben und die Zeugung eines gesunden Kindes. Sie beugen dem Energieverlust während des Geschlechtsaktes vor. Die meisten ayurvedischen Aphrodisiaka stärken Kapha, nähren und bauen auf. Hier geht es nicht um fragwürdige Liebeszaubertränke, sondern um natürliche Stärkungsmittel für die Geschlechtsorgane und die sexuelle Potenz. Diese Aphrodisiaka helfen Männern wie Frauen. Da sie ausnahmslos natürliche Stoffe enthalten, sollten Sie – wie sämtliche Naturheilmittel – keine Wirkung innerhalb von Minuten oder Stunden erwarten. Integrieren Sie die Rezepte in Ihre tägliche Ernährung.

### Rezepte aus Küche und Garten

Die sexuelle Energie unterdrücken bittere Gewürze, scharfe und süße dagegen fördern sie. Kontrollieren Sie daraufhin einmal Ihre persönlichen Geschmacksvorlieben. Öllige, fettere Speisen wirken aphrodisierend, trocken Gekochtes hemmt die Lust. Anregende Lebensmittel sind süße Obstsorten, besonders Weintrauben oder reife Mangos, das nährende Mark der Kokosnuß, Mandeln, Datteln, süße Gemüsesorten wie Kürbis, Erbsen, Mais, Hirse und gekeimte, scharf schmeckende Senfsamen.

■ Ein leckeres, aufbauendes Aphrodisiakum, das zudem das Gewebe stärkt, sind getrocknete Aprikosen, die Sie kurz in 1 Tasse Milch mit 1 Prise Safran aufkochen. Pro Person nehmen Sie 4 Stück.

■ Der pulverisierten, roten Haut frischer Muskatnüsse wird eine aphrodisierende Wirkung zugesprochen. Sie können einmalig (!) maximal 100 mg Pulver einnehmen oder im Essen vermischen. Getrocknete Muskatnußblüten erhalten Sie in der Apotheke; sie sind rasch im Mörser pulverisiert.

■ Süßholz stärkt mit Honig die körperliche Potenz und die Lust: 2

gehäufte TL pulverisierte Süßholzwurzel vermischt mit 1 bis 2 EL kaltgeschleudertem Honig und 1 TL Ghee verarbeiten Sie zu einer Paste, die Sie über mehrere Wochen morgens und abend lutschen. Die angegebene Menge reicht für 2 Tage und kann kühl aufbewahrt werden.

■ 2 bis 3 Messerspitzen geriebene Muskatnuß in warmer Milch aufgelöst verzögern die Ejakulation. Die Muskatnuß gilt als scharf, sie erhöht also Pitta und verlängert die Leidenschaft.

■ 1 Glas Milch mit 1 TL Zucker, 1 EL Zwiebelsaft, je 1 EL Honig und Ghee soll alte Männer munter machen. Doch bedarf es bei dem zu erwartenden Geschmack möglicherweise einer besonders attraktiven Frau, um zu diesem Drink zu motivieren.

■ Die Inder sagen dem Sandelholzduft eine aphrodisierende Wirkung nach, weshalb sie ihn gern in Parfums verwenden. Europäischen Nasen erscheint die Verbindung möglicherweise gewöhnungsbedürftig. Wer es ausprobieren möchte, zündet ein Räucherstäbchen zur Liebesstunde an.

## Bohnen-Aphrodisiakum

25 g Urad Dhal (geschälte schwarze Mungbohnen)
1 gehäufter TL Ghee
1/4 l Milch
25 g Zucker
2 Safranfäden
5 gemahlene Kardamomkörner (aus den Schalen gelöst)
1/2 TL abgeriebene Muskatnuß

*Weichen Sie die Bohnen über Nacht ein, kochen Sie sie weich und pürieren Sie sie. Erst dann werden Ghee, Milch und Zucker untergerührt. Würzen Sie zum Schluß, und essen Sie das Rasayana warm. Die Portion reicht für zwei Personen – nicht zum Sattessen, wohl aber für eine aphrodisierende Wirkung.*

## Spargel-Aphrodisiakum

500 g weißer Spargel
500 g grüner Spargel
2 l Wasser
brauner Rohrzucker
gemahlener Kardamom

*Kochen Sie den Spargel 1/2 Stunde in sprudelndem Wasser; dann stellen Sie das Gemüse beiseite und köcheln das Wasser auf knapp die Hälfte ein. Trinken Sie pro Person die Hälfte abgekühlt in Zimmertemperatur, und geben Sie pro Glas 1 EL Rohrzucker und 2 Prisen Kardamom dazu.*

## Mango-Aphrodisiakum

1 große, reife Mango
1/2 l Milch
100 g brauner Rohrzucker
3 EL Ghee
2 EL kaltgeschleuderter Honig
1 gehäufter EL frisch geriebener Ingwer
1 gehäufter TL frisch gemahlener, schwarzer Pfeffer
je 2 Messerspitzen Kardamom, Koriander, Kreuzkümmel, Muskatnuß,
    Nelken, Zimt
3–5 Safranfäden

*Das Fruchtfleisch der Mango wird püriert und mit Milch aufgekocht. Dann rühren Sie das Ghee unter und würzen mit Ingwer sowie Pfeffer. Lassen Sie die Masse kochen, bis sich das Ghee aufgelöst hat. Nehmen Sie den Topf vom Herd, rühren Sie langsam den Zucker ein, und würzen Sie mit den restlichen Zutaten. Der Honig wird ganz zum Schluß untergerührt. Dieses Rasayana ist scharf! Es hält sich bis zu 3 Wochen im Kühlschrank und wird in Zimmertemperatur gegessen: Täglich 1 bis 3 TL pro Person.*

## Joghurt-Aphrodisiakum

100 g nicht entfetteter, nicht erhitzter Bioghurt
1 TL brauner Rohrzucker
1 TL kaltgeschleuderter Honig
3 bis 5 schwarze Pfefferkörner
1/2 TL ganzer Kardamom

*Rühren Sie Zucker und Honig langsam in den Bioghurt ein, damit sie sich auflösen, und würzen Sie kurz vor dem Servieren mit im Mörser zerstoßenem Pfeffer und Kardamom. Der gewürzte Joghurt sollte in Zimmertemperatur gegessen werden. Die Portion reicht für 2 Personen.*

### Die Empfängnis optimieren

Ein Einlauf 10 bis 15 Tage vor der geplanten Empfängnis verbessert die Samenqualität des Mannes. Auch Frauen nutzen diesen Einlauf, er wirkt aphrodisierend. Es empfiehlt sich während einer solchen Vorbereitung, auf Fleisch, Wurstwaren, Fisch und Eier zu verzichten und keinen Alkohol, Tabak oder sonstige Genußdrogen zu konsumieren.

50 ml Milch
2 EL Ghee oder Sesamöl
1 EL kaltgeschleuderter Honig
1/2 TL Steinsalz

*Sie erhitzen die Milch mit dem Ghee oder Öl und lösen darin den Honig nebst Salz auf; der Honig darf nicht kochen! Das vernichtet seine natürlichen Wirkstoffe. Die Menge reicht für 1 Person. Verwenden Sie für den Einlauf einen Irrigator mit Plastikrohr oder ein Klistier aus der Apotheke.*

# Der Kontakt mit dem Unangenehmen

Psychisches Leid oder quälende Gedanken wie Eifersucht, Haß, Zorn, Wut, Angst, Verzweiflung – sie alle sind nichts anderes als die Begegnung mit etwas Unangenehmem. Dazu zählen auch Gier, Grausamkeit, Brutalität, Kriminalität, negativ sich äußernde Leidenschaften und Sucht. Sorgen konfrontieren uns mit Unangenehmem, mit Dingen, denen viele am liebsten ausweichen.

## Negative Gedanken ausschalten

Ayurveda plädiert für den positiven Geist im gesunden Körper. Negative Gedanken machen so krank wie Bazillen, Viren, Pilze, ungünstiges Klima oder unpassendes beziehungsweise verdorbenes Essen. Das heißt nun aber keinesfalls, daß man sich mit negativen Ereignissen wie Krankheit, Not, Beziehungskonflikten, Berufsproblemen nicht auseinandersetzt. Man muß es sogar tun! Allerdings objektiv und emotionslos. Hier greift ein altes indisches Sprichwort:»Eine Situation kann noch so problematisch sein – Sie verschärfen die Lage nur, wenn Sie die Beherrschung verlieren.« Hier hat die Selbstbeherrschung einzusetzen. Wut, Zorn oder Haß sind Regungen, die nicht zu einem ethisch orientierten Leben gehören. Beobachten Sie sich selbst, wenn ein negatives Gefühl das nächste Mal in Ihnen hochsteigt. Nehmen Sie es bewußt wahr, und lösen Sie sich davon. Dabei wird Ihnen Ihre Dosha-Zuordnung und die dosha-gestützte Behandlung (Seite 142 ff.) zugute kommen. Stellen Sie Ernährung und Lebensstil auf den aktuellen psychischen Dosha-Stand ein!

## Positiv die eigenen Gedanken lenken

Positives, ethisch einwandfreies Denken wirkt günstig auf die Gesundheit, steigert die Lebensqualität und unterstützt im Krankheitsfall sogar den Heilungsprozeß. Ayurveda spricht von einem sattvischen im Gegensatz zum unbeständigen, aufbrausenden rajasischen Geist, der sich bis zum Jähzorn steigert, oder den tamasischen Gedanken, die träge beziehungsweise unklar sind. Sie kreisen um das eigene Ego, ohne Bedürfnisse und

Ansprüche anderer wahrzunehmen. Nur die sattvischen Gedanken sind ohne Makel.

Nun mag es nicht jedermann Tugend sein, ausschließlich edle Gedanken zu produzieren, stets Verständnis zu zeigen und sich selbst zu kontrollieren. Doch bei der Vorstellung, daß Haß, Eifersucht und Gier selbstzerfleischend wirken, lernt mancher umzudenken: Jeder kann sich selbst leichter als andere ändern. Eine neue Einstellung zu bestehenden Situationen oder nahestehenden Menschen bedingt neue Reaktionen. Jetzt hat die Selbstkontrolle schon eingesetzt.

| Extreme Gefühle zeigen erhöhte Doshas an | |
|---|---|
| **erhöhtes Dosha** | **negative Gefühle** |
| **Vata** | Ängstlichkeit, lähmende Angst, Phobien, unbegründete Furcht, Unsicherheit, Unfähigkeit zur Entscheidung |
| **Pitta** | Ärger, Zorn, Wut, Aggression, Zerstörungswut, Eifersucht, Frustration, Selbstzerstörungsdrang, Sucht |
| **Kapha** | Gleichgültigkeit, Gefühlsarmut, Lethargie, Depressionen, Egozentrik, Gier nach Materiellem oder Macht |

# Vorbeugung
## und Kuren

**D**er Kern ayurvedischer Medizin steckt in der Vorbeugung, nicht in der Heilung. Ayurvedische Ärzte haben es zu allen Zeiten als ihre dringlichste Aufgabe betrachtet, Patienten gesund zu erhalten. Wird die Heilung notwendig, hat der ayurvedische Arzt versagt: Der Betreffende ist krank geworden. Deshalb wurden Ärzte im alten Indien und China – dessen Medizin auf Ayurveda basiert – nur so lange bezahlt, wie der Patient gesund blieb. Anschließend mußte der Arzt mit der Therapie seine Fehler kostenlos wieder gutmachen.

Im täglichen Leben setzt die ayurvedische Vorbeugung auf innere Ausbalancierung. Das persönliche Alter, Tages- und Jahreszeiten sowie Klima und Streßfaktoren verschieben den Gleichstand von Vata, Pitta und Kapha ständig. Diese Belastungen werden durch Ernährung, Nahrungsergänzungen – stärkende oder verjüngende Rasayanas – und einen ausgewogenen Lebensstil mit vorbeugenden Kuren ausgeglichen. Gleichzeitig sind Befindlichkeitsstörungen aufzuspüren, die auf unterversorgte Gewebebereiche oder Zellen deuten. Wenn dann das Immunsystem stark ist, Psyche und Geist nicht überfordert werden, haben Krankheitserreger kaum Chancen.

## Gesundheit
## beginnt im Kopf

Ein indisches Sprichwort sagt: »Wenn Sie Ihre Gedanken von gestern rekapitulieren wollen, betrachten Sie Ihren Körper von heute. Wenn Sie Ihren Körper von morgen entdecken möchten, betrachten Sie Ihre Gedanken von heute.« Das ist ganzheitliches Denken im besten Sinn; und hier steckt die ayurvedische Formel für eine erfolgreiche Vorbeugung: Körperliche Gesundheit wird mit einer ethisch-moralisch einwandfreien Lebenshaltung bewahrt.

Analysieren Sie Ihren organischen, psychischen und geistigen Stand; so erhalten Sie schonungslos Auskunft über Ihre Schwachstellen. Die Inder orientieren sich bei der Bewertung der aktuellen Lage an der wahren Natur des Menschen: Prakriti.

## Die wahre Natur – Prakriti

Der Begriff Prakriti bezeichnet im Sanskrit die Materie. Zu ihr gehören alle Bestandteile der Natur, die Bausteine unseres Planeten und unseres eigenen Körpers. Prakriti ist die Ursubstanz allen Seins und schließt in sich alle jemals möglichen Formveränderungen mit ein.

Prakriti meint aber auch die körperliche Grundkonstitution eines jeden Menschen, die mit der Zeugung festgelegt ist. Die entscheidenden Faktoren für sie sind die mütterliche und väterliche Konstitution, das heißt deren vorherrschende Doshas, der gesundheitliche Zustand von Sperma, Eizellen und Gebärmutter. Deshalb wird bei den Aphrodisiaka soviel Wert auf Stärkung gelegt. Des weiteren beeinflussen die Jahreszeit, die Ernährung der Eltern und der Lebenswandel der Mutter während der Schwangerschaft Prakriti.

All dies lenkt die Natur des heranreifenden Fötus. Statur und Ausstrahlung, psychische und geistige Neigungen, Stärken, Schwächen sowie ein Hang zu möglichen Krankheiten sind zum Zeitpunkt der Geburt festgelegt – aber nicht unveränderlich.

## Das Bewußtsein des eigenen Zustands – Purusha

Ist Prakriti die Natur des Menschen, so ist Purusha das Bewußtsein. Es macht das Individuum erst zum selbstverantwortlichen Wesen.

Purusha ist im Gegensatz zu Prakriti ein geistiges Prinzip. Und so wie Prakriti materiell ist, so ist Purusha immateriell. Beide gemeinsam sind an der Erschaffung allen Seins beteiligt. Ohne Materie und ohne Bewußtsein kann der Mensch nicht existieren. Seine Gesundheit ist von beiden abhängig. Erst das Bewußtsein um die körperliche wie psychische Situation läßt uns eigenverantwortlich das Leben in die Hand nehmen.

# Der eigenen Natur zuwider leben

In der ayurvedischen Medizin versteht man unter Prakriti unter anderem das von Natur aus gegebene Wesen, seine natürliche Dosha-Konstitution. Sie wird mit einem unpassenden Lebensstil verändert. In der Folge lebt der Betreffende nicht mehr sein eigentliches Leben. Ein Beispiel: Ein schmächtiger, schüchterner Mann mit Kontaktschwierigkeiten muß für seinen Gelderwerb eine Stelle als Vertreter annehmen und täglich Hausbesuche machen. Das wird sein ursprünglich starkes Vata – und damit sein ganzes Ego – verändern. Oder er verliert den Job.

Ein derartiges Ungleichgewicht zwischen natürlicher Anlage und aufoktroyiertem Verhalten heißt im Sanskrit Vikruti. Äußere Erscheinung, Auftreten und inneres Wesen bilden keine Einheit mehr. In den sogenannten zivilisierten Ländern ist ein solcher Bruch oft durch den Beruf bedingt. Die Folge: Man ist überfordert, fühlt sich unzufrieden und rasch erschöpft. Jetzt haben Krankheitserreger ein leichtes Spiel. Auch die verbalen Attacken»lieber Feinde« im Berufsalltag stechen nun schmerzhaft. Anfälligkeit macht sich auf allen Ebenen breit.

Nimmt ein rasch aufbrausender, von Pitta dominierter Typ einen Posten mit vorprogrammiertem Streß an, überfordert er seine Psyche und über sie den Körper: Die Hektik steigt, mit ihr die Überforderung. Ob aggressive Ausfälle folgen oder das Burnout-Syndrom einsetzt, ist nur eine Frage des Charakters. Bei vorherrschendem Kapha hätte die Stelle gesundheitsfördernd sein können!

Körperliche, geistige oder psychische Anforderungen, die konträr zur eigenen Natur verlaufen, kann niemand lange meistern. Es bezwingt ja auch keiner einen Achttausender mit angeborenem Herzfehler oder Arthrose in den Knien. Bevor Sie versuchen, für einen Beruf, für die Eltern, den Lebenspartner ein anderer zu werden, suchen Sie sich eine passendere Arbeit, einen verständnisvolleren Partner und bessere Freunde. Andernfalls gehen Sie an der unnatürlichen Anpassung zugrunde.

# Reinigungs- und Regenerationskur – Pancha Karma

Pancha Karma bedeutet wörtlich fünf Handlungen oder fünf Kurtherapien. Gemeint sind die traditionellen therapeutischen Reinigungsmethoden, die bei Gesunden, Genesenden wie Kranken gleichermaßen angewandt werden: Erbrechen, Abführen, Einläufe, Kopf-Nasen-Ausleitung sowie Aderlaß.

Derzeit bieten verschiedenste Kurhäuser in Deutschland, Österreich und der Schweiz sowie einigen angrenzenden europäischen Ländern Pancha-Karma-Kuren an. Suchen Sie sich ein unabhängiges Haus mit einem erfahrenen und umfassend ausgebildeten Spezialisten. Ein kombinierter Kur-Urlaub in Indien oder auf Sri Lanka ist eine interessante Alternative, wenn man das tropische Klima verträgt. Die Reisebüros offerieren Angebote, und die Hotels inserieren direkt in überregionalen Zeitschriften. Da in etlichen Städten bereits ambulante Kuren möglich sind, finden Sie auf den folgenden Seiten Informationen zu den einzelnen Anwendungen und der Kurdiät.

## Was leisten Pancha-Karma-Kuren?

Die Kuren entschlacken und schwemmen aus: Wasseransammlungen, Schlacken und Gifte aus Nahrung und Stoffwechsel, die der Organismus nicht verarbeiten konnte und ablagern mußte. Magen- und Darmtrakt, das Gewebe und die Hautzellen werden entlastet. Diese Entgiftung stärkt das Immunsystem. Zudem wirkt sie verjüngend auf Körper und Psyche. Viele, die eine Kur zum ersten Mal erleben, stellen hinterher begeistert fest, daß sich die Haut weicher anfühlt, Falten geglättet sind, Haare glänzen und die Augen strahlen. Die Patienten fühlen sich körperlich wie geistig gesünder und leichter; sie sind entspannt.

## Das Kurziel

Im Gegensatz zu anderen Ausleitungs- oder Fastenkuren ist Pancha Karma eine fettlösliche Entschlackung. Ayurvedische Spezialisten gehen davon aus, daß Stoffwechselschlacken wie abgelagerte Fettsäuren und Cholesterin fett- und nicht wasserlöslich sind. Daher führen sie die Entschlackung mit Ghee, flüssigem Butterschmalz, durch. Es wird getrunken. Ölmassagen und Ölgüsse unterstützen die Entschlackung über die Haut. Die Folge ist eine verbesserte Durchblutung und Versorgung der inneren Organe. Wird anschließend auf eine fettarme Ernährung und eine ungestörte Verdauung geachtet, sind etliche Beschwerden zu verhindern. Pancha Karma empfiehlt sich besonders zur Vorbeugung der Herz-Kreislauf- und Gefäßerkrankungen.

Dieser Ausleitungsprozeß dauert; die traditionell vorgeschriebene Kur umfaßt 63 Tage. Heute werden Wochenendschnupperkuren und ein- oder zweiwöchige Pancha-Karma-Kuren angeboten. Doch unter drei Wochen ist ein bleibender Erfolg kaum zu erreichen. Naturheilkunde erfordert Geduld!

## Pancha Karma für Gesunde

Als Vorbeugung hat sich Pancha Karma bestens bewährt. Eine Kur erhöht die Vitalität und Leistungskraft deutlich, da Verdauung und Stoffwechsel optimiert werden. Alle Muskelpartien entspannen. Ab dem 40. Lebensjahr empfehlen Vaidyas eine Kur alle zwei Jahre als Prophylaxe.

Die folgenden Alltagsbeschwerden verbessern sich spürbar: latentes Unwohlsein, unbegründete Müdigkeit, eine Neigung zu Nervosität oder Unmut, innere Spannungen, Ängste, depressive Stimmungen, Muskelverspannungen und Rückenschmerzen. Und nicht zuletzt lassen sich Steigerungen des Kurzzeit- wie Langzeitgedächtnisses nachweisen.

## Pancha Karma für Kranke

Die Kuren sind auch bei chronischen Erkrankungen erfolgreich. Herz- und Kreislauf-Patienten weisen gute Erfolge nach den Anwendungen auf. Erfahrende Ayurveda-Ärzte sind dafür bekannt, daß sie mit individuell

abgestimmten Pancha-Karma-Kuren eine Bypaß-Operation verhindern.
Die Reinigungskuren helfen bei Bluthochdruck, Rheuma, Arthritis, Arthrose, Gicht, Kopfschmerzen und Migräne, Streßsymptomen, Schlafstörungen, anhaltenden Erkältungen, Zuckerkrankheit, zu hohem Blutfettbeziehungsweise Cholesterinwerten, Übergewicht, Rückenbeschwerden, Asthma und allen Allergien, wozu auch Heuschnupfen zählt. Bei psychosomatischen Beschwerden fühlen sich die Patienten nach einer Kur wieder stabiler und bauen Selbstvertrauen auf.
Chronisch Kranke erleben als Nebeneffekt eine verminderte Angst oder Unsicherheit – Faktoren, die gerade Langzeitpatienten belasten. Die starke Zuwendung, die die Kurenden während der Massagen – besonders bei den Synchronmassagen – erfahren, stärkt ihr Selbstwertgefühl und schenkt inneres Gleichgewicht. Das hilft auch nach Operationen, weshalb ayurvedische Ärzte nach Eingriffen häufig für eine Pancha-Karma-Kur plädieren.
Im akuten Krankheitsfall hat es sich bewährt, den Patienten erst mit einer Pancha-Karma-Kur zu entgiften und die eigentliche Behandlung anzuschließen. Die Kur ist dann auf die momentanen Symptome abgestimmt; bei Herzerkrankungen etwa wird ein stärkendes Herz-Basti (Einlauf) mit mediziniertem Ghee verordnet. Außerdem wird angewärmtes Butterschmalz mit Heilkräutern aufbereitet und direkt auf dem Herzen kreisförmig mehrere Zentimeter hoch aufgelegt. Die gleiche Anwendung auf dem Rücken lindert Bandscheibenbeschwerden.
Während einer Pancha-Karma-Kur sollten keine Medikamente – auch nicht die Antibabypille – genommen werden. Die Anwendungen leiten aus, und die Wirkstoffe würden vorzeitig ausgeschwemmt.

## Pancha Karma für Kinder

Kinder, selbst Babys, können mit Ölen massiert werden. Das angewärmte Öl und der Körperkontakt entspannen, was vor allem bei unruhigen Kleinkindern vorteilhaft ist. Die komplette Ausleitungskur eignet sich dagegen nicht für Kinder. Einzelne Anwendungen sind je nach Alter möglich: Einläufe zum Abführen gelten ab dem 12. Lebensjahr als unbedenklich; das therapeutische Erbrechen jedoch erst ab dem 16. Auch Schwitzbäder werden nicht unter 16 Jahren verschrieben.

## Gefahren und Risiken

Längst nicht jeder ayurvedisch ausgebildete Arzt führt in Indien Pancha-Karma-Kuren durch. Es ist eine Therapie, die permanente medizinische Überwachung erfordert. Auch ist die Kur nicht für alle geeignet: Sehr Geschwächte, schwerkrank Gewesene oder Abgemagerte sollten sie nicht ausprobieren.

Eine Gefahr bei Pancha-Karma-Kuren darf nicht verschwiegen werden: Sie können chronische beziehungsweise im Ansatz vorhandene Erkrankungen akut ausbrechen lassen. Auch psychisch melden sich unterdrückte Konflikte plötzlich und belasten dann erst einmal verstärkt. Damit dies nicht zu einem negativen Kurverlauf führt, ist eine Betreuung unerläßlich. Entspannungstechniken und eine Aufarbeitung der anstehenden Probleme mit psychologisch geschultem Personal müssen gewährleistet sein. Zudem sind kurzfristige Schlaf- oder Verdauungsstörungen möglich. Viele Patienten berichten über vermehrte Träume – positive wie negative.

Da Pancha Karma ausleitet, werden die Anwendungen bei Frauen nicht zum Zeitpunkt der Menstruation vorgenommen. Die Ölbehandlungen könnten diese verstärken.

### Der ideale Zeitpunkt

Die komplette Pancha-Karma-Kur können Sie zu jeder Jahreszeit durchführen, nur extremes Klima ist auszuschließen: Starten Sie eine Pancha-Karma-Kur nicht bei großer Hitze, eisiger Kälte, Dauerregen oder Stürmen.

In Indien und auf Sri Lanka gilt die Zeit während und direkt nach dem Monsun als ideale Kursaison. Dann erneuert sich die Natur, die Pflanzen beginnen verstärkt zu sprießen. Die Luft ist nicht mehr erfüllt von Staub wie in den trockenen Monaten zuvor. Die adäquate mitteleuropäische Zeit ist das Frühjahr – auch hier eine traditionelle Zeit für Kuren, Fasten und Diäten. Teile des Pancha-Karma-Programms sind bei entsprechenden Beschwerden oder zur gezielten Dosha-Reduktion sinnvoll. Für letzteres warten Sie am besten die entsprechende Aktivphase im Jahresablauf ab:

■ Vata bauen Sie mit Einläufen, den Bastis, im kühlen, aber trockenen Herbst oder Frühjahr ab. Das geschieht mit Sesamöl. Damit massieren auch die Therapeuten. Anschließend gibt es feuchte Schwitzkuren im Kräuterdampf.

■ Pitta reduzieren Sie in einer aktiven Phase im warmen, doch nicht zu heißen Sommer. Dazu sind kühlende Ölmassagen mit kaltem Kokosöl und Abführen mit Kräuterabkochungen notwendig. Erhitzende Anwendungen und Schwitzbäder sind bei erhöhtem Pitta verboten.

■ Die Nasen-Kopf-Behandlung Nasya löst Niesreiz aus. Ein Pflanzenpulver leitet Kapha – und das heißt hier Schleim – aus dem Kopf. Auch Abführen mit Rizinusöl baut Kapha ab. Dazu kommen trockene Massagen ohne Öl, eventuell Abklopfungen des ganzen Körpers mit heißen Kräutersäckchen. Die beste Zeit dafür ist ein naß-kühles Frühjahr oder ein milder, verregneter Herbst.

## Die Durchführung einer Pancha-Karma-Kur

Um die gelagerten Stoffwechselschlacken zu mobilisieren, beginnt die Behandlung mit Ölmassagen und Schwitzkuren. Sie aktivieren Haut wie Schleimhäute. Die Haut scheidet als größtes Organ Schlacken mit dem Schweiß aus. Wer das nicht glaubt, leckt einmal auf schweißnasser Haut: Sie schmeckt salzig.

Anschließend beginnen die durchgreifenderen Reinigungsprozesse: Einläufe mit medizinischen Ölen und Heilkräutersud, Abführungen mit Kräuterabkochungen und Nasenreinigung mit Heilpflanzenpulver.

Einige Kuranwendungen wirken ziemlich drastisch. Wer erbricht sich schon gern freiwillig? Daher werden in europäischen Ayurveda-Instituten Einläufe und Abführen eingeschränkt; auf das Erbrechen verzichten die meisten Ärzte hier ganz. Auch der in Indien noch weit verbreitete Aderlaß wird ausgeklammert. Statt dessen gibt es um so mehr entspannende und beruhigende Ölanwendungen, die die meisten Patienten als äußerst wohltuend empfinden.

Vor der eigentlichen Kur steht die ärztliche Untersuchung. Der Arzt legt fest, welche der im folgenden beschriebenen Anwendungen angemessen sind und wie oft die Massagen und Güsse wiederholt werden.

## Die Vorbereitung – Purva Karma

Die ersten drei bis fünf Tage wird der Körper mit Snehana vorbereitet: Das sind tägliche Ölungen des gesamten Körpers, bei denen stufenweise mehr Öl eingesetzt wird. Sneha heißt Öl. Es macht die Haut weich und aufnahmefähig. Darauf folgt Svedana, eine Schwitzbehandlung. Der Sanskrit-Begriff Sveda bedeutet Schweiß. Der Patient liegt in einem Holzkasten, der über ihm geschlossen ist. Nur der Kopf bleibt draußen, ein kühles feuchtes Tuch liegt auf der Stirn. Dieses Schwitzen belastet den Kreislauf weniger als der Besuch eines Dampfbads oder einer Sauna! Svedana reinigt die Hautporen, erwärmt das Gewebe und bereitet die Ausleitung der Schlacken vor. Das durch die Haut eingedrungene Öl löst Schlacken in Gewebe.

## Die orale Fettbehandlung – Snehapana

Drei bis sieben Tage trinken Sie morgens nüchtern ein Gläschen (30 ml) flüssiges Ghee. Manche Ärzte verordnen morgens und abends bis zu 200 ml Ghee. Entscheidend ist eine höhere Menge als der Körper verarbeitet; nur so ist der ausschwemmende Effekt gewährleistet. Ghee enthält übrigens – im Gegensatz zu Butter – kein Cholesterin mehr. Üblicherweise wird die Dosis jeden Tag gesteigert. Das Fett hinterläßt leider einen unangenehmen Geschmack im Mund, den Sie mit Ingwerwasser oder rohem Ingwer kompensieren.
Bei diversen Krankheiten enthält das Ghee Heilpflanzenextrakte. Ist Kapha erhöht oder leidet ein Patient an zu hohen Blutfett- beziehungsweise Cholesterinwerten, Lebererkrankung, Zuckerkrankheit oder extremem Übergewicht, verläuft die Kur ohne Ghee-Tage.

Das flüssige Ghee dringt in die Verdauungsorgane, Gewebezellen und die Blutbahn ein, bindet dort fettlösliche Ablagerungen, die anschließend über den Darm oder die Haut ausgeschieden werden. Bei den gelagerten Stoffwechselschlacken handelt es sich um unverarbeitete Reste der Verdauung: Kalziumsalze, Fettsäuren und schädliches Cholesterin. Spricht der Volksmund von Verkalkung, meint der Mediziner eine krankhafte Ablagerung von Kalizumsalzen im Gewebe oder der Blutbahn. Pancha Karma bietet eine wirkungsvolle Vorbeugung und Gegenmaßnahme.

*Bitte beachten Sie:* Am Tag vor Snehapana muß die letzte Mahlzeit vor 18 Uhr enden.

## Abführen – Virechana

Das Abführen sollte immer von einer Ölbehandlung und einer darauf folgenden Schwitzkur eingeleitet werden. Morgens bleiben die Patienten nüchtern, erhalten eine Massage mit anschließendem Dampfbad und führen dann durch die Einnahme von Rizinusöl mit Heilkräuterabkochung ab. Abführend wirken Aloe vera, echte Weinrebe, Trifala und Manna oder Leinsamenöl. Tagsüber wird gefastet, abends gibt es eine dünnflüssige Reissuppe.

*Vorsicht:* Bei Krankheit und körperlicher Schwäche dürfen Sie keinesfalls massiv abführen; auch bei Kindern, Schwangeren und Senioren ist Abführen untersagt.

## Einläufe – Basti

Während der Pancha-Karma-Kur werden Einläufe mit Pflanzenabkochungen zusammen mit auf die Dosha-Konstellation abgestimmten Pflanzenpasten, Honig, Salz und Öl gegeben. Maximal nimmt der Arzt 300 ml Flüssigkeit. Fünf aufeinander folgende Einlauftage mit je einem Einlauf sind bei einer kompletten Kur üblich. Den Abschluß bildet ein Einlauf mit 30 bis 60 ml Öl und zusätzlich 1 knappen 1 TL Salz, er bleibt im Darm und führt kaum ab. Er nährt und baut die Schleimhaut wieder auf.

## Therapeutisches Erbrechen – Vamana

Wer von Kapha geprägt ist, muß während einer indischen Pancha-Karma-Kur mehrfach erbrechen. Die Therapie wird von den Vaidyas eingeleitet und findet unter deren Aufsicht statt.

Nach dem Erbrechen sollten Sie unbedingt ruhen. Die richtige Tageszeit ist früh morgens nach dem Aufstehen. Es ist für Gesunde und Kräftige nicht gesundheitsschädlich, mehrere Tage hintereinander zu erbrechen; aber schon ein einziges Mal zeigt eine gute Wirkung.

*Vorsicht:* Kinder, Senioren, Schwangere, Kranke und Schwache dürfen nie erbrechen! Es muß immer von einem Arzt überwacht werden.

## Massagen – Abhyanga

Die Ölmassage dauert etwa eine Stunde und wird von einem oder synchron von zwei Therapeuten ausgeführt. Wichtig bei der Synchronmassage ist die parallele Behandlung beider Körperhälften. Manche Masseure arbeiten auch allein mit jeweils einer Hand für jede Körperseite ihrer Patienten. Frauen werden bei ayurvedischen Behandlungen prinzipiell von Masseurinnen, Männer nur von Masseuren behandelt. Erotische Reize sollen somit verhindert werden.

Bei allen Massagen ist gereiftes Öl notwendig. Dazu wird das medizinierte, mit Heilpflanzenabkochungen angereicherte Öl auf 100 bis 110°C im Wasserbad erhitzt und warm auf die Haut gegossen. Inder kochen und rühren das Abhyanga-Öl mehrere Stunden bis Tage ununterbrochen bei 110°C. Nur ein so vorbereitetes Öl dringt tief in das Gewebe ein.

Ayurvedische Massagen sind nicht zu verwechseln mit herkömmlichen, bei denen die Muskelstränge durchgeknetet werden. Abhyanga ist eine Mischung aus Druckmassagen und Einölung von der Kopfhaut bis zu den Fußsohlen. Mit den mittleren Fingerspitzen und den Handballen üben die Masseure einen sanften Druck aus.

Nach allen Ölmassagen oder -güssen reiben Sie mit einem trockenen Frotteehandtuch das überschüssige Öl von der Haut und ruhen sich aus. Das geschieht am praktischsten im waschbaren Bademantel. Das Öl zieht besser ein, wenn Sie es nicht sofort abduschen.

Nach Ölmassagen mit Sesamöl oder Kräuteröl kann es zu rötlichen oder gelblichen Hautverfärbungen kommen, die nach mehrmaligem Duschen verschwinden. Auch die Wäsche ist betroffen. Tragen Sie während einer Pancha-Karma-Kur nur kochfeste Baumwollunterwäsche. Die Verfärbungen und der Ölgeruch verschwinden bei einer 30°C-Wäsche nicht!

## *Ölguß auf die Stirn – Shirodhara*

Temperiertes Öl fließt in einem gleichmäßigen Strahl auf die Stirn – etwa eine halbe Stunde lang. Die beruhigende Wirkung des Ölgusses ist allgemein sehr beliebt. Bei allen psychosomatischen Krankheitsbildern, nervlichen Störungen, Streßsymptomen, Überforderung, innerer Unruhe oder Schlafproblemen ist der Ölguß das ideale Mittel.

## *Ganzkörperölguß – Pizzichil*

Die Steigerung des Stirngusses ist der Ganzkörperguß mit etlichen Litern Öl, die langsam auf den ausgestreckten Körper fließen. Zwei Therapeuten massieren es ein. Das regt den gesamten Stoffwechsel und alle Organe an. Der Entspannungseffekt ist enorm.

## *Kopf-Nasen-Behandlung – Nasya*

Zur Vorbehandlung erhalten Sie eine Kopfmassage mit Öl und eine Schwitzbehandlung für den Kopfbereich. Dazu werden hauchdünne, im Backofen erhitzte Tücher für 30 bis 45 Minuten um den Hals, auf beide Wangen und die Stirn gelegt.
Anschließend träufelt der Vaidya im Liegen 3 bis 6 Tropfen Öl oder flüssiges Ghee in jedes Nasenloch. Danach bläst er Pflanzenpulver mit Hilfe eines Röhrchens in die Nasenlöcher; üblich ist pulverisierter Kalmus, Ingwer oder eine Pfefferart wie die Kubeben. Bei Atemwegserkrankungen sind auch getrocknete, pulverisierte Basilikumblätter hilfreich. Die Reaktion ist ein befreiendes Niesen. So scheiden Sie den blockierenden Schleim aus.
*Vorsicht:* Sie können Nasya nicht allein durchführen; wenden Sie sich an einen erfahrenen Ayurveda-Arzt.

## *Die reduzierte Kurernährung*

Eine Reinigungs- und Ausleitungskur ist an reduzierte Ernährung auf vegetarischer Basis gekoppelt. Stoffwechselschlacken sollen in dieser Zeit gründlich ausgeschwemmt werden – keinesfalls zusätzlich entstehen.

◼ Zur Einstimmung essen Sie in der Woche vor der Kur nur Gemüse, Getreide und Obst. Verzichten Sie auf alle Fette, Zucker, und würzen Sie mild. Wer Süßes nicht missen möchte, greift zu Trockenfrüchten und reifem Obst. Geeignete Getränke sind Kräuter- und Früchtetees, grüner Tee sowie stilles Mineralwasser in Zimmertemperatur. Pro Tag trinken Sie 1 l Ingwerwasser (Seite 137); das setzen Sie während der gesamten Kur fort.

◼ Die richtige Kost an den Massage- und Schwitztagen oder Abführtagen sind dünnflüssige Getreidesuppen und -breis mit etwas Gemüse ohne Fett. Dazu kochen Sie Reis, Hafer, Gerste oder gelbe Mungbohnen (Seite 157 f.). Geeignete Gemüsesorten sind Karotten, Zucchini, Kürbis, Knollensellerie. Wer Hunger verspürt, ißt noch ein paar Scheiben getoastetes Weizenvollkornbrot.

◼ Während der Ghee-Tage fasten Sie. Gemüse- oder Reisabkochungen helfen, den Hunger zu dämpfen. Dazu kochen Sie 200 g Gemüse oder 1 Tasse Reis in 1 l Wasser 30 bis 45 Minuten, seihen ab und trinken nur das Wasser.

◼ Nach der Kur bauen Sie die Ernährung mit vegetarischen Gerichten wieder auf, halten sich mit Fett, Zucker und scharfen Gewürzen aber zurück. In Zukunft richten Sie Ihre Mahlzeiten nach dem Dosha-Stand und erwägen vielleicht eine Reduzierung von Fleisch, Wurst, Fisch und Eiern.

### Die schnelle Ausleitungskur zu Hause

Wer keine komplette Pancha-Karma-Kur durchführen will oder kann, eine Schlackenausleitung aber ausprobieren möchte, stellt zwei Wochen lang zu Hause seine Eß- und Trinkgewohnheiten um: Ernähren Sie sich reduziert von vegetarischer Kost. Stimmen Sie alle Mahlzeiten auf Ihr hauptsächliches Dosha ab, bevorzugen Sie die drei empfohlenen Geschmacksrichtungen, legen Sie die Hauptmahlzeit auf 12 bis 14 Uhr, und essen Sie nach 19 Uhr nichts. Nehmen Sie maximal ein Drittel Ihrer gewohnten

Mengen zu sich. Der Verdauungstrakt ist ausreichend mit der Aufarbeitung angesammelter Stoffwechselschlacken beschäftigt. Wenn der Bauch knurrt, geben Sie ihm warme Flüssigkeit.

Zur Ausleitung trinken Sie jede halbe (!) Stunde ein Glas heißes Wasser! Lassen Sie das Wasser zehn bis zwanzig Minuten sprudelnd kochen, und halten Sie es in einer Thermoskanne warm. Zusätzlich dürfen Sie reichlich warme Kräutertees, grünen Tee oder heißes Ingwerwasser (Seite 137) trinken. Vor der Hauptmahlzeit fördert eine ayurvedischer Aperitif (Seite 137) die Verdauung.

Eine Kontrolle über tatsächlich ausgeleitete Schlacken – Ama – bietet Ihre Zunge: Ist sie sauber und rosig, existiert kein Ama mehr im Körper; zeigt sie weißen Belag, ist Ama vorhanden.

# Die Verjüngungsmittel – Rasayanas

Die ayurvedischen Verjüngungstherapien wollen aus Achtzigjährigen keine Zwanziger machen, sondern den Alterungsprozeß sanft aufhalten. Das geschieht mit naturbelassener Ernährung, vorbeugenden Entschlackungskuren und einer Steigerung der Vitalität durch Nahrungsergänzungsmittel – im Sanskrit Rasayanas genannt. Das sind keine lebensverlängernden Mittel, sondern vitamin- und mineralienreiche Früchte oder Heilpflanzen.

Rasayanas sind immer so zusammengestellt, daß sie die sieben Dhatus und über sie das Immunsystem – Ojas – nähren. Nur wenn alle Gewebe, Zellen und Organe versorgt sind, kann die körpereigene Abwehrkraft stark sein. Von besonderer Bedeutung ist der Aufbau von Shukra, den reproduzierenden Zellen im Körper. Werden Rasayanas zur Verjüngung zusammengestellt, müssen sie besonders gestärkt werden. Das geschieht durch den süßen Geschmack von Milch, süße Sahne, Mandeln, Kardamom, Kokos, Mohnsamen.

## Heilkräuter und Lebensmittel für die Jugend

■ Mischen Sie sich eine Paste aus 3 Teilen Trifala, 1 Teil puiverisiertem Süßholz mit so viel Honig, daß sich das Pulver gut verbindet. Rühren Sie noch 1 TL Ghee unter, und nehmen Sie täglich 1 gestrichenen EL von der Paste. Die fertig zu kaufende Trifala-Mischung ist extrem vitaminreich; Süßholz sagt man eine verjüngende, vitalisierende Wirkung nach. Allerdings sollten Sie Süßholz nicht länger als 1 Woche ohne Unterbrechung zu sich nehmen. Es erhöht den Blutdruck. In dieser Zeit salzen Sie bitte nicht.

■ Nehmen Sie über mehrere Monate morgens 1 bis 2 TL der Früchte- und Pflanzenpaste Chyavanprash. Darauf trinken Sie 1 Glas warme Milch, in der Sie einige Safranfäden aufgelöst haben. Chyavanprash enthält sehr viel Vitamin C, ist nährend, gewebeaufbauend und damit verjüngend; zudem steigert es der Sage nach die Potenz. Bei erhöhtem Vata bietet sich Chyavanprash zusammen mit einer reifen Dattel an. Sie senkt Vata und beugt verzehrender Hektik vor.

■ Für alle mit erhöhtem Kapha ist Knoblauch ein wirkungsvolles Verjüngungsmittel. Verwenden Sie die ganz jungen Knollen. Er ist milder, nicht so scharf wie der ältere und regt Pitta weniger an. Das könnte bei häufigem Konsum aggressiv machen. Sollten Sie nur älteren Knoblauch bekommen, braten Sie die geschälten Zehen in wenig Ghee an. Knoblauch enthält übrigens fünf Geschmacksrichtungen: süß, salzig, bitter, herb und scharf; nach der Verdauung wirkt er scharf im Körper. Das reduziert Kapha und baut Ablagerungen in der Blutbahn ab. Somit verbessert Knoblauch die Durchblutung und sorgt für eine optimale Organversorgung. Das hält jung!

# Die Stärkungsmittel – Rasayanas

Stärkungsmittel steigern die körperliche und geistige Energie. Sie unterstützen die Selbstheilungskräfte. Einzelne stimulieren die Enzymproduktion, aktivieren den Stoffwechsel und stoppen die Bildung von Ama, den gesundheitsschädigenden Stoffwechselschlacken. Manche besitzen einen Anti-Streß-Effekt. Sie werden – je nach ihrer Zusammensetzung – als Nahrungsergänzung, Verdauungshilfe oder Gedächtnisstärkung verordnet.

Es genügt nach ayurvedischen Lebensprinzipien nun aber nicht, ein Rasayana täglich zu nehmen und auf dessen gesundheitsfördernden Effekt zu hoffen. Die Lebensführung muß gleichzeitig ethisch einwandfrei sein. Das bedeutet: Man soll friedlich mit allen Menschen umgehen, hilfsbereit reagieren, sich nicht ärgern oder wütend losbrüllen, nie lügen, Ältere respektieren und Brutalität vermeiden. Entschlossenheit und Selbstvertrauen ohne Stolz gelten als positive Tugenden, die wie ein Rasayana auf die Gesundheit wirken.

## Lebensmittel zur Stärkung

Stärkende Rasayanas bestehen aus wenigen oder einzelnen Lebensmitteln. Das beste ist unbehandelte Rohmilch. Verwenden Sie Rohmilch aus dem Reformhaus (zwei Tage vorbestellen!), und lassen Sie sie viermal kurz hintereinander aufwallen – nicht kochen! Die in roher Milch möglicherweise enthaltenen Bakterien werden so abgetötet, ohne daß Sie das wertvolle Eiweiß der Milch zerstören. Ghee stärkt bei zuviel Vata, Milch bei erhöhtem Pitta, kaltgeschleuderter Honig in kleinen Mengen bei zuviel Kapha.

■ Kuhmilch sorgt für geistige Nahrung. Sie stärkt das Gehirn. Sie ist das ideale Getränk für Schulkinder! Allerdings sollten sie Milch stets allein und nicht zu den Mahlzeiten trinken. Süßen Sie mit eingedickten Fruchtsäften, Honig, püriertem, süßem Obst oder zerhackten Mandeln. Süße Milch ist leichter verdaulich.

■ Morgens stärkt 1 Glas Milch, das zur Hälfte mit stillem Mineralwasser verdünnt ist. Darin lösen Sie 1 TL Honig und 1 bis 2 Messerspitzen Ghee auf. Sie trinken die Milch lauwarm oder heiß; nur sollte der Honig nicht kochen.

■ Im Laufe des Tages bietet sich zur allgemeinen Stärkung 1 Glas heiße Milch oder heißes Wasser mit 1/2 TL Ghee an.

## Vitaminspender aus der Natur

Vitaminreiche Rasayanas sind die ayurvedische Alternative – genauer gesagt der Vorläufer – zu Multivitamintabletten und Antioxidanzien, einer Kombination aus Vitamin A, C, E und Selen. Sie dient der Vorbeugung gegen Freie Radikale. Diese äußerst reaktionswütigen Moleküle mit einem ungesättigten Elektron existieren in radioaktiver Strahlung, in der Luft, in Konservierungsstoffen und entstehen sogar im Organismus selbst durch Streß oder starke Sonneneinstrahlung. Freie Radikale benötigen dringend ein zweites Elektron, da Elektronen in der Natur immer in Paaren existieren. Die Folge ist eine atemberaubend schnelle Kettenreaktion, die immer mehr unvollständige Moleküle hervorbringt. Freie Radikale werden für vorschnelle Alterung, ein gestörtes Immunsystem und zahlreiche Krankheiten bis hin zu Krebs verantwortlich gemacht.

Ein Beispiel für natürliche Radikalenfänger sind die indischen Früchte Amalaki; sie sind reinste Vitaminbomben. Asien-Versandhäuser führen sie unter dem Hindi-Namen Amla. Sie sind in Sirup eingelegt und stärken. Solch natürliche Vitaminspender sind künstlich hergestellten vorzuziehen. Sie sind in jeglicher Dosierung nebenwirkungsfrei und werden höchstens vom Körper unverbraucht ausgeschieden, wenn man zuviel nascht. Ayurvedische Ärzte halten die im Westen so beliebte Einnahme von Multivitamintabletten nicht für gesundheitsfördernd. Der Körper wird überlastet mit künstlich hergestellten Vitaminen und benötigt zusätzliche Verdauungskraft, um sie zu verarbeiten. Das kann ein Ungleichgewicht der Doshas verursachen.

## Nährende Rasayanas

Für alle mit erhöhtem Vata oder Patienten in der Rekonvaleszenz ohne Gewichtsprobleme bieten sich nährende Rasayanas an. Bei erhöhtem Kapha sind sie jedoch untersagt.

■ Wer sich körperlich stärken muß, kaut täglich 1 EL schwarze Sesamkörner und spült sie mit 1 Glas Wasser hinunter. Achten Sie darauf, die Körner tatsächlich aufzubeißen, sonst sind sie wertlos für den Körper.
■ Bereiten Sie ein Mandelmus. Dazu lassen Sie 100 g Mandeln und 200 g kaltgeschleuderten Honig zusammen im Schraubglas 8 bis 10 Tage stehen. Dann wird die Masse im Elektrohacker zermahlen. Täglich lutschen Sie 2 TL; das Mus schmeckt auch auf Vollkornbrot lecker – bei erhöhtem Vata essen Sie bitte kein Roggenbrot.
■ Für ein Nußmus zerstoßen Sie je 100 g Mandeln, Cashewnüsse und rühren 100 g braunen Zucker unter. Gewürzt wird die Mischung mit 1 EL Anissamen. Sie nehmen täglich 1 EL in warmer Milch, Tee oder Wasser.

## Belebendes Rasayana

Wichtige Bestandteile von Rasayanas sind belebende Heilpflanzen. Hierzu zählt Süßholz. Eine aktivierende Paste stellen Sie aus 100 ml Süßholzsirup, 1 EL Anissamen und 1 EL getrockneten Blättern des breitkrautigen Basilikums her. Zermahlen Sie die Kräuter und den Samen im Mörser, und gießen Sie dann den Sirup zu. Am besten nehmen Sie zum Frühstück 1 TL bei latenter Müdigkeit, Konzentrationsstörungen, Interesselosigkeit oder Apathie. Süßholz nehmen Sie bitte nicht länger als 1 Woche täglich, es erhöht den Blutdruck. Gleichzeitig salzen Sie nicht.

## Rosen-Rasayana für Frauen

Schichten Sie die frischen, nicht verblühten Blätter garantiert ungespritzter und nicht gedüngter Rosen in einem Schraubglas abwechselnd mit braunem Zucker oder zerstoßenem Kandis jeweils 1 Zentimeter hoch. Das verschlossene Glas stellen Sie 3 bis 7 Tage in die Sonne. Die Masse wird unter der Sonneneinwirkung homogen. Von dem Gelee nehmen Sie täglich 1 TL oder 1 EL. Es bietet sich bei Schwäche, Streß und allgemeinen Menstruationsbeschwerden an.

*Vorsicht:* Bei erhöhtem Kapha verwenden Sie kaltgeschleuderten Honig statt Zucker und nehmen maximal 1 TL. In einem Glas von 10 Zentimeter Durchmesser verteilen Sie 1 bis 2 EL Honig pro Schicht.

## *Äußerliche Rasayanas*

Auch Rasayanas für die Haut können Sie selbst herstellen; nutzen Sie sie vorbeugend einmal wöchentlich gegen trockene Haut und Falten. Sie halten die Haut geschmeidig und sorgen für eine natürliche Rückfettung.

■ Safranmilch ist ideal für alle von Pitta Geprägten. Verreiben Sie 500 mg Safran im Mörser mit 1 EL lauwarmer Milch, bis sich die Safranfäden vollständig auflösen. Dann gießen Sie diese Mischung in 1 Tasse lauwarme Milch. Das reicht, um den ganzen Körper dünn einzureiben! Lassen Sie die Milch auf der Haut trocknen, und rubbeln Sie sie mit den Händen ab. Anschließend wird ohne Seife oder Duschgel lauwarm geduscht. Der Effekt ist sofort spürbar.

■ Für alle mit erhöhtem Vata oder Kapha eignet sich die Senfpaste, die erhitzt und Pitta erhöht. Weichen Sie 3 EL gelben oder schwarzen Senfsamen über Nacht in Wasser ein, gießen Sie dann die Flüssigkeit ab, und zerreiben Sie die aufgeweichten Körner zu einer schaumigen Paste im Mörser. In diese Senfpaste rühren Sie 1 TL Rosenwasser. Sie können die Senfpaste auch in 1 Tasse warmes Wasser mit 3 bis 5 aufgelösten Safranfäden rühren. In jedem Fall bleibt die Senfpaste nur kurz auf der Haut; duschen Sie 2 Minuten später lauwarm bis warm ohne Seife. *Vorsicht:* Senf darf nicht auf gerötete, entzündete oder von Sonnenbrand ausgetrocknete Haut!

# Die ayurvedische Naturheilkunde

Ayurveda erklärt Krankheiten und ihre Entstehung aus seinem eigenen System heraus und damit völlig anders als die westliche Schulmedizin oder Naturheilkunde. Eine Unterscheidung von körperlichen und psychisch bedingten oder psychosomatischen Krankheiten existiert nicht. Die Kommentare der ältesten erhaltenen Schriften von vor rund 3000 Jahren sagen eindeutig: Der Mensch ist eine Einheit. Jede Störung betrifft Körper und Psyche gemeinsam. Die Erkältung wird nach ayurvedischem Denken beispielsweise so erklärt: Kalte Temperaturen erhöhen Vata. Dieses Dosha steht für trockene Kälte und alles Rauhe. Es verursacht Heiserkeit, einen trockenen Rachen und Husten. Kommt Schnupfen dazu, ist Kapha erhöht. Dieses Dosha löst alle Verschleimungen aus. Wird die Erkältung fiebrig, ist Pitta, das feurige Prinzip, beteiligt: Es läßt die Körpertemperatur ansteigen. Wer nach dem Prinzip der drei Doshas zu denken beginnt, findet die ayurvedischen Begründungen für einzelne Krankheiten verständlich und wird auch die anders ansetzende Behandlung begreifen und akzeptieren. Einen Versuch ist das wert, denn in etlichen Fällen hat Ayurveda erwiesenermaßen die größeren Heilungserfolge: bei chronischen Beschwerden, Allergien, Herz-Kreislauf-Erkrankungen, Zuckerkrankheit.

## Der ayurvedische Arzt

Ayurvedisch geschulte Ärzte werden in Indien mit dem Sanskrit-Namen Vaidya betitelt. Er ist geschützt und an den erfolgreichen Abschluß des viereinhalb Jahre dauernden Studiums gekoppelt. Eine ayurvedische Ausbildung in Kurzseminaren, wie sie die Maharishi-Anhänger in Amerika und Europa anpreisen, kann damit nicht verglichen werden. Vaidyas berufen sich noch heute weltweit auf Charaka, Sushruta und Vagbhata als die wichtigsten Vertreter ihres Fachgebiets.

Im Sanskrit, der Gelehrtensprache Indiens, steht das Wort Vaidya im

Kausativ, das bedeutet, die Bezeichnung des Arztes trägt die Bedeutung des Veranlassens in sich. Nicht der Arzt ist der eigentlich Heilende, sondern er motiviert den Körper des Patienten, seine Selbstheilungskräfte zu aktivieren. Mehr wollen ayurvedische Mediziner nicht! In Indien arbeiten Vaidyas eng mit Apothekern zusammen, die die verschriebenen Medikamente frisch zubereiten. Gängige Pulver und Nahrungsergänzungen wie Rasayanas haben sie fertig vorrätig. Manche Ärzte beschäftigen auch Assistenten, die in einem Nebenzimmer oder im Hof frische Pflanzen und Gewürze waschen, reiben, trocknen und so für die Medikamente vorbereiten.

## Ausbildung und traditionell weitergegebenes Wissen

Viele Vaidyas kennen seit ihrer Kindheit ayurvedische Pflanzen und Heilprinzipien. Sie treten später in die beruflichen Fußstapfen des Großvaters und Vaters oder vertiefen das Wissen der Mutter um Hausmittel im Studium an einem Ayurveda-College. Noch ergreifen Frauen in Indien selten den medizinischen Beruf; sie bleiben meist Helferinnen und Assistentinnen oder pflegen ihre Familien.

Das traditionelle Wissen wird heute an über fünfzig Universitäten in Indien gelehrt und modernster Forschung unterzogen. Die Ausbildungszentren liegen in den Hochburgen des Ayurveda: in Gujarat, Maharashtra und Kerala. Manche Colleges bieten Vorlesungen und Seminare auf Englisch an und sind Ausländern zugänglich. Eine der wichtigsten ayurvedischen Forschungsstätten ist Varanasi in Uttar Pradesh; die Universität zählt zu den ältesten Indiens und war bereits vor unserer Zeitrechnung unter dem Namen Kashi bekannt. Hier forscht auch Frau Dr. Vinod Verma über ayurvedische Heilpflanzen; die Neurobiologin und Vaidya ist eine der derzeit anerkanntesten Ayurveda-Spezialistinnen.

Nicht wenige Vaidyas sind sowohl ausgebildete Schulmediziner als auch Ayurveda-Spezialisten. Sie nutzen die Möglichkeit, die besten Therapien beider Systeme zu verbinden, was etwa bei der Behandlung von Krebs und Aids zu aufsehenerregenden Erfolgen geführt hat. Typisch sind immer Empfehlungen für die Ernährung und den persönlichen Lebensstil. Der Vaidya ist nur dann ein guter Arzt, wenn er von der Bedeutung der Nahrung und körperlichen Belastung ebensoviel versteht wie von Diagnose und Heilmitteln.

## Die achtfache Untersuchung

Die Untersuchung des Vaidyas stützt sich auf acht Punkte: den Gesamteindruck des Patienten, seine Haut und die Beschaffenheit seiner Gelenke, die Augen, die Farbe der Zunge und ihr eventueller Belag, die Stimme, Farbe, Geruch und Konsistenz von Urin und Stuhl. Hinzu kommt die spezielle Interpretation des Pulses, der anders als in der westlichen Schulmedizin getastet wird. Heute ziehen viele Vaidyas für ihre Diagnose auch Blutuntersuchungen, Röntgenbilder und ähnliches hinzu.

## Die Pulsuntersuchung

Der ayurvedische Arzt fühlt Frauen den Puls an der linken, Männern an der rechten, gerade ausgestreckten Hand. Dabei legt er die drei mittleren Finger seiner rechten Hand nebeneinander auf die Arterie radialis. Sein oberster Finger ist in das weiche Gewebe unterhalb des Handgelenkknöchelchens gebettet. In dieser Haltung kann der geschulte Arzt bei sehr wenig Druck mit dem Zeigefinger Vata fühlen. Etwa zwei bis drei Millimeter weiter fühlt der Mittelfinger mit dem doppelten Druck Pitta. Mit nochmals verdoppeltem Druck und wieder wenig Abstand fühlt der Ringfinger Kapha. Die Fingerkuppen liegen flach auf. Hat ein Patient Wassereinlagerungen, ist der Puls schwächer fühlbar; dann muß stärker gedrückt werden. Das Dosha, das der Vaidya über den Puls am stärksten fühlt, ist erhöht. Der Puls kann außerdem an der Schlagader am Hals und oberhalb des Knöchels am Fuß kontrolliert werden.

Vor dem Pulslesen sollte der Patient vier Stunden keine feste Nahrung zu sich genommen haben; Getränke, auch Kaffee oder schwarzer Tee, sind in Maßen erlaubt. Unmittelbar nach einer Mahlzeit, während der Verdauung, nach der Einnahme chemischer Medikamente und nach körperlicher Anstrengung oder Sex verändert sich der Dosha-Stand. Rein pflanzliche Präparate beeinflussen ihn nur gering.

Um ein abgerundetes Bild des Gesundheitszustands zu bekommen, ist eine mehrfache Pulsuntersuchung notwendig. Im Idealfall wird der Puls morgens nüchtern vor dem Frühstück kontrolliert – am besten befindet sich der Patient noch im Bett – und dann über den Tag verteilt nach unterschiedlichen Aktivitäten.

Die Interpretation des Pulses ist kompliziert; nur jahrelanges Training in der Praxis eines erfahrenen Arztes bringt einen jungen Vaidya dazu. Er

## Die ayurvedische Gesamtuntersuchung

| Körper | erhöhtes Vata | erhöhtes Pitta | erhöhtes Kapha |
|---|---|---|---|
| **Gesamteindruck** | ängstlich, distanziert, schüchtern, mißtrauisch, auf Abwehr eingestellt | unruhig, ungeduldig, gereizt, aggressiv kämpferisch, eingestellt, rasch verärgert | starr, in sich ruhend, selbstsicher, uninteressiert, sich selbst bemitleidend, passiv |
| **Haut und Gelenke** | trocken, faltig, rissig, schuppig kalt, lockere, extrem dehnbare, eventuell knackende Gelenke | glänzend, rötlich, oder gelblich verfärbt, eventuell fleckig, schwitzend, heiß, schmerzende, warme Gelenke | fettig, kühl und zugleich schwitzend, angeschwollen, Wassereinlagerungen, weißlich, geschwollene Gelenke |
| **Augen** | kleine Pupillen, glanzlos, trocken, tiefliegend, fahrige Bewegungen des Augapfels, unruhiger Blick | rot umrandet, entzündet, gelbe Absonderungen im Augenwinkel, sichtbare rote Äderchen oder Gelbfärbung stechender Blick | große Pupillen, weiße Augäpfel, leicht tränend, stumpfer Blick, langsame Bewegungen des Augapfels |
| **Zunge** | rötlich oder dunkel verfärbt, trocken, rauh, wenig Speichelfluß, eventuell Schluckbeschwerden | rot oder gelblich, dick angeschwollen, mäßig feucht | weißlich, belegt, klebrig, starker Speichelfluß, nasse Aussprache |
| **Stimme** | rauh, heiser, zittrig, eventuell trockener Husten | schrill, laut, hoch, durchdringend, überschlägt sich | langsam, ruhig, tief, eventuell undeutlich, leise |
| **Urin** | hell, schaumig | gelb, dunkel oder rötlich verfärbt, klar | weißlich, trüb |
| **Stuhl** | trocken, dunkel oder gräulich, kleinteilig, Neigung zu Verstopfung | gelblich, eventuell mit dunklen Blutspuren, weich bis wäßrig, schlecht riechend | schleimig, hell bis weißlich, weich, reichlich, Neigung zu Durchfall |

erkennt dann bereits eine Krankheitsanfälligkeit, Stoffwechselschlacken oder eine noch nicht ausgebrochene Erkrankung. Der Vorteil einer solchen Diagnose ist das Einlenken im Anfangsstadium; starke Medikamente sind so zu vermeiden. Denn es darf nicht unerwähnt bleiben, daß selbst rein pflanzliche Präparate Nebenwirkungen auslösen können.

## Krankheit und Gesundheit

Ayurveda definiert Gesundheit als ausgewogene Balance. Das bedingt drei annähernd gleich starke Doshas. Die Figur zeigt weder Über- noch Untergewicht, der Geist ist klar, positive Gefühle herrschen vor. Psychisch und körperlich dominiert Wohlbefinden; körperliche Einschränkungen oder Schmerzen existieren nicht; keine Sorgen belasten. Lediglich einen gesunden Körper sein eigen zu nennen, aber geistig passiv zu sein, sinnlich zu verkümmern oder psychisch zu leiden, hat mit dieser Gesundheitsvorstellung nichts gemein. Sie sollen aktiv mit allen Sinnen leben. Angst darf nur in tatsächlichen Notsituationen aufkommen. Der Tod löst keine Furcht aus. Wie die Geburt, so gehört auch er zum Leben.

### Jeder ist verantwortlich für seine Krankheit

Krankheitserreger setzen sich nur dann im Organismus fest, wenn das Immunsystem geschwächt ist und der Betreffende sich nicht wehrt. Zieht er sich von der Krankheit als etwas Fremdem zurück, wird sich eine Änderung einstellen. Jeder kann sich von dem Gedanken, krank zu werden beziehungsweise zu sein, distanzieren.

Selbst im Fall einer Infektion wird nur derjenige erkranken, dessen Doshas unausgeglichen waren und dessen Körper nicht optimal versorgt ist. Andernfalls müßte bei einer Grippeepidemie die gesamte Bevölkerung daniederliegen, und sämtliche Ärzte würden als erste erkranken. Vielleicht meint nun mancher, kein vernünftiger Mensch erteilt einer Krankheit seine Einwilligung. Weit gefehlt, denn nicht selten ist die Krankheit mit Gleichgültigkeit oder handfesten Vorteilen verbunden.

Kranke bekommen Zuwendung, werden versorgt, müssen nicht zur Schule oder an den Arbeitsplatz. Für Unzufriedene können das gute Gründe sein.

## Krank in sechs Etappen

Eine Verschiebung der Doshas bringt Mangel und Überschuß zugleich. Das ist mit der heute so häufigen Fehlernährung zu vergleichen, die zu einem wohlgenährten Körper bei gleichzeitigen Mangelerscheinungen führt. Dieser Zustand heißt in der westlichen Schulmedizin Krankheitsanfälligkeit.

1. Zunächst nehmen ein, manchmal auch zwei Doshas zu; zeitgleich kann eines abnehmen. In der Regel merkt der Betroffene noch gar nichts. Sensible spüren ein Völlegefühl im Magen bei zuviel Vata, fühlen sich bei erhöhtem Pitta heiß, ohne Fieber zu haben, oder empfinden eine gewisse Schwere und Müdigkeit, wenn Kapha ansteigt. Anlaß kann ein Wetterwechsel oder eine unpassende Mahlzeit sein.
2. Die gestörte Balance zwischen den drei Doshas wird nicht ausgeglichen, sondern manifestiert sich. Das erhöhte Dosha steigt weiter an seinem natürlichen Sitz im Körper, aber behindert noch keine Organe oder Versorgungsbahnen wie Atemwege, Blutsystem. Erste Befindlichkeitsstörungen fallen jetzt auf: Nervosität, Konzentrationsstörungen, Schlaflosigkeit oder latente Müdigkeit. Leichte Schmerzen plagen eventuell. Auf Vata deuten Bauchschmerzen und Darmgeräusche, Pitta macht sich mit Sodbrennen oder Hautrötungen bemerkbar, auf Kapha verweisen Übelkeit, Brechreiz, Trägheit.
3. Das erhöhte Dosha kreist im Körper und löst Beschwerden aus: Zuviel Vata verursacht im Atemtrakt Hustenkrämpfe, ruft einen aufgeblähten Bauch oder Blähungen hervor. Pitta führt zu Magenerkrankungen oder läßt die Temperatur ansteigen; auch Aggression ist möglich. Kapha schlägt sich häufig auf die Verdauung. Wird das sich ausbreitende Dosha durch Verstopfung, einen vollen Magen, Muskelverspannungen und ähnliches blockiert, staut es sich an und verursacht Komplikationen. Ein Beispiel ist zuviel Vata im Bauchraum, das weder nach oben noch nach unten entweichen kann und sich seinen Weg Richtung Wirbelsäule bahnt: Die Wirbel oder Bandscheiben sind plötzlich betroffen. Eine Bandscheibe wird verschoben und verursacht Schmerzen.

Nach Ansicht der Vaidyas hängen Bandscheibenverschiebungen und Ischialgien mit erhöhtem, blockiertem Vata zusammen.

4. Das zu hohe Dosha setzt sich schließlich in einem Organ fest, staut sich in einem Versorgungskanal wie dem Blut- oder Lymphsystem, den Atemwegen oder dem Darmtrakt. Auch eine Anhäufung im Gewebe ist möglich. Immer schränkt das Dosha das betroffene Organ in seiner Tätigkeit ein und stört den gesunden Ablauf der Körperversorgung. Eine Erkrankung bricht aus.

5. Schnell zeigt sich diese Krankheit mit klaren Symptomen. Jetzt muß eine Behandlung erfolgen; andernfalls droht der Übergang zum letzten Krankheitsstadium.

6. Behandelt der Arzt nicht, wird die Erkrankung chronisch, oder Folgeerkrankungen setzen ein.

Eine Behandlung beginnt idealerweise bereits während der ersten Phase. Jetzt sind die Symptome noch unspezifisch, und einfache Maßnahmen wie Fasten, Abführen, Schwitzen reinigen den Körper. Werden Gegenmaßnahmen erst später eingeleitet, beeinflussen die erhöhten Doshas den Organismus stärker; die heilenden Mittel müssen aggressiver sein.

# Medikamente und ihre Herstellung

Die ayurvedische Medizin ist reich an Medikamenten aus pflanzlichen, mineralischen und tierischen Substanzen. Die Charaka und Sushruta Samhita erklären jeweils über tausend Heilkräuter und Bäume, die noch heute genutzt werden. International ergänzen ayurvedische Spezialisten diesen Bestand mit europäischen, nordamerikanischen oder australischen Pflanzen, da nicht alle indischen Heilpflanzen überall erhältlich sind, sie aber teilweise ausgetauscht werden können.

Die Inder kennen neben pflanzlichen Heilmitteln seit alters her die chemische Zubereitung von mineralischen und metallischen Medikamenten. Bereits im sechsten Jahrhundert vor unserer Zeitrechnung wurde Alchemie praktiziert. Besonders weit verbreitet ist die Aufbereitung von Quecksilber. Es ist in den heute aufwendig verarbeiteten Medikamenten selbst von modernsten Labors nicht mehr als giftige Substanz nachweisbar. Das bedeutet: Diese Pulver sind ungiftig! Zinnober, Gold, Silber, Kupfer, Kupfersulfat, Messing, Eisen, Blei, Zink und Alaun heilen statt zu vergiften. Metalle wurden schon in den vedischen Schriften zur äußeren Anwendung wie Einnahme empfohlen. Selbstverständlich nicht ohne eine langwierige Reinigung und Entgiftung. Ein Beispiel: Dünnes Blattgold hilft bei so unterschiedlichen Beschwerden wie chronischem Fieber, innerer Unruhe, hysterischen Anfällen, Epilepsie, Herzbeschwerden, Bronchitis, Asthma, chronischem Durchfall. Dazu wird es von einem erfahrenen Arzt siebenmal gereinigt: Es wird jeweils erhitzt und dann in Öl getaucht, bis es erkaltet. Danach erst verarbeitet es der Vaidya in unzähligen Arbeitsschritten zu einem Medikament weiter. Ein übliches Rezept empfiehlt 10 bis 25 mg Goldpulver zweimal täglich in Butter, Butterschmalz, süße Sahne oder Milch gerührt.

## Die Rohstoffe und ihre Aufbereitung

Heute werden ayurvedische Medikamente genauso hergestellt wie vor 3000 Jahren. Noch immer zerkleinern die Assistenten der Vaidyas die Pflanzenteile im steinernen Mörser, kochen Blüten oder Rinden in Wasser oder setzen Gelees und Sirup an. Die Einrichtung chemischer Labors mag sich im Vergleich mit der Zeit Sushrutas oder Charakas verändert haben, das Prinzip der Medikamentenherstellung ist das gleiche geblieben.

*Pflanzliche Grundstoffe:* Blüten, Blätter, Rinden, Wurzeln oder ganze Pflanzen werden frisch oder auch getrocknet verarbeitet. Man nimmt ausgepreßten Pflanzensaft, stellt aus getrockneten oder frischen Pflanzenteilen Pasten her oder kocht Tee beziehungsweise Absud. Heilpflanzen für den medizinischen Gebrauch werden im Sanskrit Dravya genannt. Die meisten Rezepte können Sie zu Hause ausprobieren.
*Tierische Produkte:* Muscheln, Perlen, Korallen, Geweihe, Haut, Fell, Nägel, Knochen, Stoßzähne, Gallensteine, aber auch Milch und Urin werden medizinisch genutzt. Moschus und Amber werden ebenfalls von indischen Ärzten aufbereitet. Doch sind die dazu nötigen Verfahren aufwendig.
*Metalle, Mineralien und Steine:* Türkise, Mondsteine, Lapislazuli, Saphi-

re, Smaragde, Rubine und sogar Diamanten heilen – ebenfalls aufwendig verarbeitet. Sie werden gereinigt, ausgekocht, verbrannt oder pulverisiert. Doch dazu bedarf es Spezialisten. Diamanten werden wiederholt erhitzt, pulverisiert, mit weiteren Ingredienzen – je nach der zu kurierenden Krankheit – vermischt und in der Sonne getrocknet. 3 bis 6 mg täglich zweimal auf nüchternen Magen werden bei Impotenz verordnet, da das Präparat Stärke und Männlichkeit fördert. Aber Diamanten helfen auch bei Anämie, Ödemen, hartnäckigen Unterleibsbeschwerden, Tumoren und Krebs. Indische Onkologen nutzen heute ayurvedische Medikamente parallel zur westlichen Schulmedizin. Die Patienten profitieren von beidem.

### Vehikel als Trägerstoff

Ob ein Medikament aus Heilpflanzen, Mineralien oder tierischen Stoffen hergestellt wird, immer bedarf es eines Vehikels zur Einnahme. Diese Trägersubstanz nennen die Inder Anupana. Sie wird je nach Erkrankung und Patient bestimmt, denn sie potenziert die Wirkung des Medikaments. Bei der Auswahl ist das Dosha maßgeblich, das die Beschwerden ausgelöst hat: So wird bei einer von heißem Pitta verursachten Entzündung ein kühlendes Vehikel wie Kokosöl oder Ghee genommen, bei Symptomen, die auf leichtes Vata deuten, verwendet man schwer wirkende Substanzen wie süßen Zucker. Das heilende Präparat und das Vehikel verrührt der Patient selbst in der Mischung 1 zu 1.

■ Wasser ist das einfachste Vehikel; es paßt gut bei Stoffwechselschlacken, erhöhtem Vata oder Kapha. Dann wird heißes Wasser getrunken. Leidet ein Patient an erhöhtem Pitta, nimmt er kaltes Wasser.

■ Verdünnter Joghurt kühlt und wird gern bei Erkrankungen eingesetzt, die mit erhöhtem Pitta einhergehen: Entzündungen, Fieber, brennende Schmerzen. Joghurt ist stets mit Wasser, nie mit Milch zu strecken.

■ Ghee ist ein kühlendes Vehikel, das bei Pitta-Beschwerden nützt. Viele Heilpflanzenabkochungen werden zusammen mit Ghee erhitzt und sind dann lange haltbar. Ghee wird nachgesagt, die Wirkung von Heilpflanzen zu erhöhen. Verwenden Sie nur selbst hergestelltes Ghee, kaufen Sie kein fertiges Butterschmalz.

■ Bohnenkaffee enthält Koffein, das die Bronchien erweitert. Man nimmt etwa eine halbe Tasse pro Einnahme. Kaffee ist als Vehikel bei Erkältungen, Bronchitis oder Asthma angebracht.

■ Traubenzucker, brauner Kandis- oder Rohrzucker (Jaggery) sind als süße Vehikel beliebt. Auch mit Fruchtmus wie Amla oder Haritaki und Gelees wie dem Rosenblätter-Rasayana (Seite 125) heilen Vaidyas. Süßes nährt und hilft bei allen von Vata verursachten Symptomen; bei erhöhtem Kapha ist es untersagt.

■ Ein gutes Vehikel für Kinder ist kaltgeschleuderter Honig – außer bei erhöhtem Pitta, dann bieten sich eingedickte Fruchtsäfte an. Honig potenziert die natürlichen Heilkräfte von Pflanzenextrakten.

■ Fleischbrühe oder Kräuterweine stärken. Sie helfen bei Schwäche. Wenig helles, mageres Fleisch und Fleischbrühe gelten traditionell als aufbauende Krankenkost.

## Das Vehikel gleicht aus

Häufig ist das Vehikel für eine heilende Substanz ein Lebensmittel, das die Wirkung ausgleicht. Stark wirkende Heilpflanzen können ein Dosha reduzieren, ein anderes zugleich erhöhen. Wird zum Beispiel bei allergischem Hautausschlag das Pitta abbauende und antiallergisch wirkende Katechu verordnet, ist dadurch eine Vermehrung von Vata möglich. Salzige Kost oder eine Mischung des Pulvers mit Rohrzucker gleicht das aus.

Einen positiven Nebeneffekt hat das Vehikel für die Geschmacksnerven. Manche Heilkräuter schmecken streng oder bitter, was ihre Anwendung nicht nur bei Kindern behindert. Eine Verbindung mit Joghurt, Milch, Zucker oder Honig, Ghee manchmal auch etwas Reis oder Fleischbrühe mildert den Geschmack.

## Die ayurvedischen Zubereitungen

Die Heilpflanzen werden in der Küche zubereitet. Wer ayurvedisch heilt, muß im Mörser reiben, Tee aufrühren, kochen oder trocknen und pulverisieren. Manche Heilkräuter werden im Essen mitgekocht, wie zum Beispiel verdauungsfördernde Samen.

## Kräuter- und Pflanzentees

Tees werden aus frischen oder getrockneten Pflanzenteilen zubereitet. Standardmaß ist 1 gehäufter EL frische Blätter beziehungsweise Blüten oder 1 TL getrocknete auf 1/4 l kochendes Wasser. Man läßt den Tee 10 Minuten ziehen, seiht ab und trinkt ihn warm bis lauwarm.

Für Kaltauszüge übergießen Sie Wurzeln, Rindenstückchen oder Pflanzenpulver mit kaltem Wasser, lassen sie 6 bis 8 Stunden stehen, rühren dann gründlich um, kochen einmal auf, seihen ab und trinken den Tee warm. Bei erhöhtem Pitta werden Kaltauszüge erhitzt, aber abgekühlt getrunken. Gerade die Heilstoffe aus Wurzeln und Rinde entfalten sich im Kaltauszug besser.

Viele Kräutertees schmecken nicht sonderlich angenehm, wenn sie lediglich aus einer Pflanze zubereitet sind. Das läßt sich durch die Zugabe von wohlschmeckenden Blüten und Blättern ändern! Entscheidend für die Wirkung ist lediglich die angegebene Menge der heilenden Pflanze. Daneben dürfen Sie Schmackhaftes zufügen, was Kinder freut: Lecker schmecken Melissen-, Brombeer-, Johannisbeer- oder Himbeerblätter; auch Hibiskus und getrocknete Orangenschalen verändern mit Farbe und Geschmack jeden Tee. Bei erhöhtem Pitta oder Kapha dosieren Sie Früchtetee vorsichtig.

## Ingwerwasser

Eine wohlschmeckende und durstlöschende Alternative zu Limonaden ist Ingwerwasser, das Sie warm oder kalt genießen. Schälen Sie 3 bis 5 Zentimeter frischen Ingwer, schneiden Sie ihn in Scheiben und kochen Sie ihn 20 Minuten in 1 l Wasser. Wer mag, kann mit 1 TL Honig oder Rohrzucker pro Glas süßen. Ingwerwasser eignet sich bestens zur Ausleitung von Schlacken.

## Der ayurvedische Aperitif

Trinken Sie vor jeder vollständigen Mahlzeit einen ayurvedischen Aperitif. Dazu kochen Sie 1 EL Kreuzkümmel mit 3 Zentimeter jungem Ingwer, geschält und in Scheibchen geschnitten, in 1 l Wasser 20 bis 30 Minuten.

Anschließend gießen Sie die goldbraune Flüssigkeit durch einen Papier-
filter oder ein feines Sieb und halten den Verdauungsaperitif in einer
Thermoskanne warm. Sie trinken jeweils ein kleines Gläschen heiß bis
lauwarm.

## Frischer Pflanzensaft

Die ganze Pflanze oder Teile werden im Mörser bzw. Elektrohacker
zerstoßen, anschließend wird der gewonnene Saft abgegossen. Vaidyas
halten den im Mörser per Hand gewonnenen Saft für wirksamer als den
aus einem Elektrogerät oder Entsafter.

## Pflanzenpaste

Mit wenig Wasser oder trocken werden frische Pflanzen zerrieben und mit
Ghee, Öl, Honig, braunem Rohrzucker (Jaggery), Joghurt oder einem
anderen Trägerstoff zu einer Paste verarbeitet. Seltener verwendet man
für Pasten auch pulverisierte Pflanzenblätter.
Stehen nur getrocknete Pflanzen zur Verfügung, bereitet man für eine
Paste zunächst ein im Mörser fein geriebenes Pulver. Es wird im Verhältnis 1 Teil Pulver, 2 Teile Wasser aufgegossen, und muß quellen. Anschließend können Sie es wie die Frischpflanzen verwenden.

## Pulver und Tabletten

Unter dem Begriff Churna verstehen ayurvedische Ärzte sehr fein gemah-
lenes Pulver aus Heilpflanzen oder Gewürzsamen, die sie kurz vor Gebrauch frisch herstellen. Die Blüten, Blätter, ganzen Pflanzen, Rinden-
oder Wurzelstücke werden gereinigt, getrocknet, im Mörser zerkleinert
und danach gesiebt. Sie können auch einen elektrischen Zwiebelhacker
oder eine Kaffeemühle verwenden. Spezielle Pulvermischungen werden
als Gewürze, Rasayanas oder Medikamente angeboten, sind aber nie so
wirkungsvoll wie frische. Die Pulver nehmen Sie in heißem Wasser oder
Milch aufgelöst. Sie haben meist eine raschere Wirkung als andere Zubereitungen.

Tabletten sind aus Pulver vermischt mit frischem Pflanzensaft oder Pasten gepreßt beziehungsweise gedreht, zum Teil füllen Ärzte selbst hergestelltes Pulver auch in pflanzliche Drageekapseln.

## *Hingvastaka Churna*

Um Vata zu reduzieren und alle von Vata verursachten Beschwerden zu lindern, nutzen Sie eine Gewürzmischung, die die Inder Hingvastaka Churna nennen. Die Silbe Hing deutet auf den Hindi-Namen eines Bestandteils: Asafoetida oder Hing, auch Teufelsdreck wegen seines beißenden Geruchs genannt. Sie erhitzen in einer Pfanne 1 TL Ghee und lösen darin 10 g Asafoetida auf. Dann schieben Sie die Pfanne vom heißen Herd und verrühren in dieser Masse nacheinander je 10 g gemahlenen Kreuz- und Schwarzkümmel, schwarzen Pfeffer, langen Pfeffer, Thymiansamen, getrockneten Ingwer – keinen frischen! – und Mineralsalz. Das trockene Pulver ist in einem Schraubglas bis zu einem Jahr haltbar.

■ Als verdauungsförderndes Mittel nehmen Sie 1 knappen TL mit 1 Messerspitze Ghee und 1 EL gekochtem Reis unmittelbar vor dem Essen. Es wirkt blähungstreibend und verhindert Verdauungsbeschwerden.

■ Bei Atembeschwerden und Asthma sowie zu hohem Vata würzen Sie täglich die Gemüsegerichte mit 1/2 TL pro Person.

## *Abkochungen und Extrakte*

Unter einer Abkochung oder einem Absud versteht man das Einkochen von 1 Teil Heilpflanzen und 8 bis 16 Teilen Wasser auf maximal 1/4 der ursprünglichen Menge. Anschließend werden die Pflanzenteile abgeseiht. Vereinfacht heißt das: Sie kochen 1 EL Blätter, Rinden- oder Wurzelstückchen in 150 bis 300 ml Wasser so lange, bis nur noch 40 (3 EL) beziehungsweise 75 ml (7 EL) übrig sind.

Aus solchen Abkochungen lassen sich auch Tinkturen mit geringem Alkoholgehalt herstellen, die haltbar sind. Das erleichtert eine längere Behandlungsphase, in der sonst ständig neu Pflanzen abgekocht werden müßten.

Trockene, wasserlösliche Extrakte entstehen aus Abkochungen. Sie müssen so lange köcheln, bis das gesamte Wasser verdampft ist. Dann wird der Extrakt zu Pasten weiterverarbeitet.

## Dampfbäder

Zur Reinigung, Entspannung und Aktivierung des Kreislaufs setzen ayurvedische Ärzte gern Dampfbäder ein. Sie sind ideal bei trockener oder unreiner Haut, Stoffwechselschlacken und Erkältung. In 2 l kochendes Wasser geben Sie 5 Tropfen Aromaöl oder 1 Hand getrocknete Heilkräuter. Die Pflanzenteile kochen einmal auf und ziehen 10 Minuten, dann beugen Sie den Kopf über den Topf, breiten ein großes Handtuch über sich und den Topf und atmen den Dampf mit tiefen Atemzügen ein.

## Gula Kanda

Bei allen Beschwerden, die durch erhöhtes Pitta ausgelöst werden, hilft Gula Kanda. Sie stellen das Gelee aus Heckenrosenblättern im Sommer selbst her. Verwenden Sie keine Rosenmarmelade; selbst zubereitete Speisen und Medikamente sind hochwertiger. Schichten Sie saubere, nicht verblühte und unbeschädigte Blätter von Heckenrosen mit braunem Rohrzucker in ein Schraubglas. Abwechselnd liegen die Schichten je 1 Zentimeter hoch übereinander. Dann stellen Sie das Glas 1 Woche in die Sonne; die Masse wird durch die Wärme homogen. Nehmen Sie bei erhöhtem Pitta 1/2 TL zweimal täglich. Die Masse ist 1 Jahr haltbar.

## Medizinierte Öle und Ghee

Die Reihe der ayurvedischen Heilmittel wird vervollständigt durch medizinisch angereicherte Öle und Ghee. Ihre Herstellung ist äußerst aufwendig. Die Öle müssen mit Heilpflanzenabkochungen zwölf Stunden oder länger gekocht und dabei gerührt werden. Erst dann ist die Molekularmasse des Öls so verändert, daß es die Haut tatsächlich durchdringt. Das ist bei einer kurzen Erhitzung und Anreicherung mit Pflanzenabsud nicht gewährleistet. Besorgen Sie sich für Ihre Selbstmassagen und Einölungen ayurvedische Öle bester Qualität; sie sind über Versandhäuser erhältlich

(Seite 304 ff.). Für alle Ölanwendungen benötigen Sie gereiftes Öl. Das bedeutet, daß Sie das Öl auf 100 bis 110 °C erhitzen (Küchenthermometer), abkühlen lassen und warm einreiben.

## Ghee selbst herstellen

Ghee ist traditionell aus Sauerrahmbutter hergestellt, die auf kleiner Flamme erhitzt und geschmolzen wird. Dabei flockt das Eiweiß aus; das Wasser in der Butter verdampft. Wer testen will, daß garantiert kein Wasser mehr im Ghee ist, läßt auf dem köchelnden Fett einen Wassertropfen fallen. Verdampft er zischend, ist das Ghee wasserfrei. Der sich bildende weiße Schaum – das Eiweiß – kann abgenommen oder im Topf gelassen werden, wo er automatisch sinkt und sich am Boden absetzt. Nach 30 bis 45 Minuten hat sich 1 Pfund Butter in Ghee verwandelt, zu deutsch Butterschmalz oder geklärte Butter. Halten Sie beim Abfüllen in ein irdenes Gefäß die weißlichen Rückstände zurück.

Wer befürchtet, das Ghee könne auf der heißen Herdplatte anbrennen, stellt es bei 80 °C im Backofen her. Hier wandelt sich die Butter während 5 bis 6 Stunden langsam in Ghee um.

Ghee ist konzentrierter und länger haltbar als Butter. Es mußt nicht im Kühlschrank stehen und wird am besten abgedeckt und lichtgeschützt aufgehoben.

## Die Dosierung

Pflanzliche Heilmittel wirken langsamer und schwächer als chemische, daher ist eine Unterstützung ihrer Wirkung durch den Körper selbst zweckmäßig. Bei Organerkrankungen sind die Medikamente zur aktiven Dosha- beziehungsweise Organzeit einzunehmen. Das bedeutet, daß Sie zum Beispiel eine zähe Verdauung am leichtesten in der Pitta-Zeit zwischen 12 und 14 Uhr mittags aktivieren, denn zu diesem Zeitpunkt wird am stärksten verdaut. Die Präparate wirken besser und schneller, die Dosis bleibt gering.

▨ Bei zuviel Vata nehmen Sie alle Medikamente zur Aktivzeit vor 6 Uhr morgens beziehungsweise zwischen 14 und 18 Uhr oder aber eine Stunde vor der Hauptmahlzeit mittags ein.

- Kinder, Schwache und Patienten mit erhöhtem Pitta nehmen Medikamente mit dem Mittagessen ein. So verarbeitet sie der Organismus leichter.
- Kräftige und alle mit erhöhtem Kapha dürfen Medikamente auch auf leeren Magen schlucken. Günstig ist 6 bis 10 oder 18 bis 22 Uhr.

# Die dosha-gestützte Behandlung

Eine am Dosha orientierte Behandlung ist bereits zweckmäßig, wenn Sie eine Verschiebung bemerkt haben, sich aber noch gesund fühlen. In diesem Stadium beugen Sie vor. Dazu ist ein hohes Maß an Sensibilität und Körperbewußtsein erforderlich, das Sie mit diesem Buch schrittweise aufbauen lernen. Liegen Beschwerden vor, beseitigt eine Therapie, die das momentan erhöhte Vata, Pitta oder Kapha reduziert, die eigentliche Krankheitsursache. In der Folge verschwinden auch die Symptome. Wird dagegen bei einer Behandlung nicht das innere Gleichgewicht wiederhergestellt, nützt die Medikamentengabe gegen die Symptome nur wenig. Die Beschwerden kommen wieder.

Prinzipiell behandeln ayurvedische Fachärzte immer das erhöhte Dosha: Es muß reduziert werden. Hat Ihr Testergebnis körperlich ein anderes Dosha als auf psychischer Ebene ergeben, richten Sie die Therapie für körperliche Symptome nach dem hier prägenden Dosha. Wollen Sie Ihre geistige Energie optimieren, orientieren Sie den Lebensstil und die Ernährung an Ihrem psychisch-geistig vorherrschenden Dosha. Dominieren zwei Doshas etwa gleich stark, probieren Sie aus, welche Empfehlungen Ihnen besser bekommen. Bei viel Pitta und Kapha kann etwa ein Saunabesuch Kapha senken und guttun oder Pitta steigern und unangenehm wirken. Einen Versuch ist es wert.

## Vata reduzieren

Ein hoher Vata-Stand zeigt sich an unterschiedlichsten ersten Symptomen: Rauhe Haut oder heisere Stimme, Schuppen, eingerissene Nägel, trockener Husten, Durst, schwache Verdauung, Blähungen oder Verstopfung, Kältegefühl, Kraftlosigkeit, Schwäche und Gewichtsabnahme sind möglich. Schon ein einziges Signal bedeutet zu hohes Vata. Verstärkte Anzeichen sind häufig im Alter sichtbar. Wer Vata reduzieren möchte, muß erhitzende Heilpflanzen und feuchte, wärmende Therapien einsetzen. Sie wirken dem kalten und trockenen Prinzip des Vata entgegen. Wenn Sie die Möglichkeit zu einem Klimawechsel haben, nutzen Sie ihn, um gerade in der kalten Jahreszeit Vata in wärmeren Gefilden zu senken. Doch Vorsicht bei Reisen: Vata schnellt als Dosha der Bewegung unterwegs hoch.

### Therapien

*Ölmassagen:* Alle Ölanwendungen mit dem gehaltvollen Sesamöl reduzieren Vata; Öl erhitzt den Körper. Es ist notwendig, das Öl zuvor anzuwärmen. Nach einer Ölmassage oder -einreibung schwitzen Sie. Dazu nehmen Sie zu Hause ein heißes Bad oder eine lange, heiße Dusche. Das Öl und anschließende Schwitzen treiben Stoffwechselschlacken aus dem Körper; massieren Sie die Füße zweimal wöchentlich mit angewärmtem Sesamöl. Anschließend wischen Sie das Öl nicht ab, sondern schlafen in Socken. Das Öl beruhigt und fördert den Schlaf. Die Wärme unterstützt das Müdewerden. Rizinusöl senkt mit seiner erhitzenden Wirkung Vata. Reiben Sie den ganzen Körper einmal pro Woche ein.

*Schwitzen:* Ideal sind feuchte Schwitzkuren und heiße Dampfinhalationen. Dampfbäder sind wegen der feucht-warmen Luft angemessen, doch sollten sie nicht zu häufig besucht werden: einmal pro Woche zur Vorbeugung genügt. Das Schwitzen trocknet bei einer Vata-Disposition den Körper sonst zu stark aus.

*Bäder:* Baden Sie zweimal wöchentlich warm, und geben Sie ein beruhigendes Aromaöl, Lavendel, Melisse, Orange, ins Badewasser. Eine Temperatur von 36 bis 38 °C ist angenehm.

*Einläufe:* Fettige Einläufe mit Sesamöl senken Vata; bei starken Verstopfungen oder häufigen Blähungen werden Sie einmal wöchentlich gemacht. Diese Einläufe nähren – vorausgesetzt sie verbleiben über eine

Stunde im Körper. Wenn Sie nur 20 bis 30 ml Öl nehmen, wirkt der Einlauf meist gar nicht abführend. Einläufe eignen sich bei einer Vata-Disposition eher als orale Abführmittel.

## Heilkräuter und Medikamente

*Vata reduzieren:* Hingvastaka Churna (Seite 139) sollte täglich die Gemüsegerichte würzen, solange Vata erhöht ist. Die wirksamsten Heilkräuter und Gewürze sind süß: Beinwell, Borretsch, Fenchel, Kardamom, Safran, Süßholz, Vanille, Zimt. Sie nähren und bauen auf. Eine wohlschmeckende, Vata senkende Pflanze ist die rote Minze. Brühen Sie sich täglich einen Tee aus 5 bis 7 frischen Blättern mit 1/4 l kochendem Wasser, und probieren Sie Minze auch im warmen Salat oder an Gemüsegerichten. Das in Indien als heilig geltende breitkrautige Basilikum senkt Vata. Überbrühen Sie 2 TL getrocknete Blätter mit 1/4 l kochendem Wasser, oder kochen Sie das Kraut in Gemüsegerichten mit Ghee. Zimt erhitzt den Körper und baut so Vata ab. Geben Sie das Gewürz an das Essen oder 1 Prise in den Tee. Schwarzkümmel entwickelt im Körper die Vata entgegengesetzten Eigenschaften Heiß und Scharf. Nehmen Sie täglich zweimal 1/2 TL pulverisierten Schwarzkümmel. Sie zerreiben die Samen im Mörser.

*Husten, Schnupfen, Heiserkeit:* Erwärmende Heilpflanzen helfen bei allen Erkältungskrankheiten, zum Beispiel Eukalyptus, Ingwer, Kardamom, Nelken, Zimt. Reiben Sie Aromaöl auf die Schläfen, brühen Sie einen Kardamomtee mit Ingwerstückchen auf, oder würzen Sie das Essen damit.

*Verstopfung oder Blähungen:* Basilikum, Gelbwurz, Lorbeer, Muskat, Oregano und Thymiansamen vertreiben Vata aus dem Darm. Vorsicht: Schwarzer Tee verstopft.

*Schwäche:* Süßholz senkt Vata und kräftigt. Es entfaltet im Körper süße, schwere und ölige Eigenschaften, die dem leichten Vata entgegenwirken. Kauen Sie kleine Stückchen geschältes Süßholz, oder brühen Sie sich zwei- bis dreimal täglich 1 große Tasse Tee aus 1 TL geschnittenem Süßholz. Süßholz sollte nicht länger als 1 Woche eingenommen werden, da es den Blutdruck erhöht. Gleichzeitig salzen Sie nicht.

*Medikamente einnehmen:* Pflanzenabkochungen, frischer Pflanzensaft oder pulverisierte Heilkräuter bereiten Sie bei erhöhtem Vata mit Honig,

Zucker oder Melasse sowie süßen Früchten, zusätzlich auch mit Ghee zu. Die beste Zeit für die Einnahme ist eine Stunde vor dem Essen. Vorsicht: Harntreibende Heilpflanzen trocknen aus und erhöhen Vata.

## Pitta reduzieren

Weltweit leiden nach erfahrenen Ayurveda-Ärzten die Menschen an zuviel Pitta, sei es in Asien, Europa oder in Amerika. Ursachen sind Umweltverschmutzung, Konservierungsstoffe, Medikamente der Pharmaindustrie, die alle den Körper erhitzen. Auch der Fleischverzehr erhöht Pitta, ganz besonders das Fleisch von mit Hormonen behandelten Tieren. Streß steht ebenfalls mit hohem Pitta in Zusammenhang. Hat sich Pitta erhöht, sind die ersten Anzeichen aggressives Verhalten, leicht aufkommende Wut, nicht zu unterdrückende Eifersucht. Körperliche Signale sind Sodbrennen durch Übersäuerung, ein übler, säuerlicher Körpergeruch, Schweißausbrüche, gelbe Verfärbungen an der naßgeschwitzten Wäsche, ein latentes Hitzegefühl beziehungsweise Hitzewellen in den Wechseljahren, erhöhte Temperatur, Hautverfärbungen oder -schwellungen und Hautentzündungen. Pitta-Symptome zeigen sich bei Erwachsenen wesentlich gehäufter als bei Kindern oder Senioren.

### Therapien

*Abführen:* Die wirksamste Maßnahme, um überschüssiges Pitta zu entfernen, ist ein Abführmittel. Auch bei einem von Pitta ausgelösten – entzündlichen – Durchfall! Der Hauptsitz des Doshas ist der Dünndarm; ist er gereinigt, senkt sich Pitta oft von selbst. Sie können einen Einlauf mit 300 bis 500 ml lauwarmem Wasser machen oder oral natürliche Salze wie Bittersalz nehmen – es schmeckt nicht ganz so unangenehm wie Glaubersalz. Vorsicht: Abführen ist bei Kindern, Schwachen, sehr Alten und Schwangeren nicht möglich! Es belastet zu stark. Wenn Sie mit Aloe vera oder Löwenzahnwurzel abführen, aktivieren Sie sowohl die Leber als auch den Darm; so scheiden Sie Pitta effektiv aus. Verrühren Sie 1 gehäuften EL Saft der Aloe vera mit 1 bis 2 EL feinem Weizenmehl und 1/2 TL Ghee. Daraus formen Sie 4 kleine Kügelchen. Zweimal wöchentlich schlucken Sie 1 Kugel zu den Mahlzeiten – 3 bis 4 Wochen lang. Frauen dürfen Aloe vera nicht in der Schwangerschaft oder bei einer Neigung zu starken Blutungen einnehmen. Wenn Sie sich für die Löwenzahnwurzel entscheiden, nehmen Sie 2 Wochen lang täglich 1 Messerspitze bis 1/2 TL pulverisierte Wurzeln. Beide Abführmittel wirken am besten, wenn Sie während des Essens eingenommen werden.

*Einreibungen:* Reiben Sie zweimal pro Woche den ganzen Körper mit Kokosöl ein; es kühlt und senkt das heiße Pitta. Verrühren Sie alternativ 1 EL weißes pulverisiertes Sandelholz mit Rosenwasser, und streichen Sie die Paste abends ganz dünn auf die Haut. Sie wird am nächsten Morgen abgewaschen. Weißes Sandelholz kühlt; Sie können auch Sandelholzöl verwenden.

*Wasseranwendungen:* Lauwarme Bäder, kalte Duschen und das Baden in sommerlichen Vollmondnächten empfehlen Vaidyas – das Mondlicht kühlt.

## Heilkräuter und Medikamente

*Pitta reduzieren:* Das blaue, stark duftende Veilchen aus unseren Wäldern besitzt die Kraft, Pitta zu senken. Es kühlt. Trinken Sie täglich über einen längeren Zeitraum Tee von 1 TL pulverisierter Pflanze mit 1/4 l kochendem Wasser. Eine Abkochung der Niembaumrinde reduziert Pitta ebenso. Dazu kochen Sie täglich 1 TL Rinde in 1 Tasse Wasser auf 1/4 ein und trinken die Hälfte morgens, den Rest abends. Das kühlende Sandelholz reduziert heißes Pitta. Kochen Sie sich zwei- bis dreimal täglich 1 große Tasse Tee aus 1 TL geschnittenem oder 1/2 TL pulverisiertem Süßholz. Süßholztee trinken Sie nicht länger als 1 Woche, da er den Blutdruck erhöht. Gleichzeitig salzen Sie nicht. Kurzfristig senkt eine Diät aus Rohkost Pitta wirkungsvoll; das schwer verdauliche, rohe Gemüse hilft, die überschüssige Verdauungskraft abzuarbeiten.

*Kühlen:* Bei zuviel Pitta ist der Körper heiß; abkühlende und leicht austrocknende Therapien sind notwendig. Kamille, Koriander, Holunderblüten, Pfefferminze und Scharfgarbe kühlen und wirken schweißtreibend. Am einfachsten bereiten Sie einen Tee damit. Abkühlend und antibakteriell bei Entzündungen und Infektionen wirken Breitwegerich, Löwenzahn, Niembaumöl oder weißes Sandelholz zur lokalen Anwendung. Aloe vera wenden Sie – wenn keine Schwangerschaft oder eine Neigung zu starken Blutungen vorliegt – innerlich wie äußerlich an. Generell senken die meisten bitteren Heilpflanzen die Pitta-Hitze.

*Schweiß stoppen:* Das häufige Schwitzen reduzieren Sie mit einem Alaunstein, den Sie angefeuchtet über die Haut ziehen. Er ist ein natürliches Deodorant. Heißes(!) Ingwerwasser stoppt ebenfalls den Schweiß. *Hautprobleme:* Herbe Heilpflanzen sind ideal bei Hauterkrankungen und starkem Schwitzen. Probieren Sie Beinwell, Borretsch, Eibisch, Fenchel, Salbei, Wacholder und Gelbwurz als Tee oder im Essen. *Vitamine:* Nehmen Sie 1/2 Jahr lang täglich 1 bis 2 TL Vitamin-C-reiches Trifala. Das Pulver wird in 1 Glas Wasser aufgelöst und schmeckt sehr säuerlich. Tabletten erleichtern die Einnahme. *Medikamente einnehmen:* Nehmen Sie Pulver in kaltem beziehungsweise lauwarmem Wasser, oder mischen Sie es mit braunem Rohrzucker. Verwenden Sie als Vehikel niemals Joghurt oder Honig, beide erhöhen Pitta. Die günstigste Einnahmezeit ist während der Mahlzeiten.

## Kapha reduzieren

Erhöhtes Kapha ist an Gewichtszunahme, Schweregefühl, Lethargie, Lustlosigkeit, extremer Müdigkeit, aber auch an einer belegten Zunge, Wasseransammlungen oder Juckreiz zu erkennen. Häufige Erkältungen und Schnupfen sind typisch. Zuviel Kapha verstopft die Srotas – Versorgungsbahnen wie beispielsweise Blut- und Lymphsystem – und blockiert. Die Folgen reichen von Krampfadern bis Herzinfarkt. Auch Faulheit und Trägheit, permanente Müdigkeit deuten auf viel Kapha.

## *Therapien*

*Schwitzen:* Bei viel Kapha müssen Sie entwässern und Gewicht reduzieren. Die einfachste Ausleitungstherapie heißt Schwitzen. Es entwässert und erhitzt das kalte Kapha. Bestens geeignet ist die trockene Sauna, gehen Sie nicht ins feuchte Dampfbad. Kapha besitzt einen Wasseranteil, der durch feuchte Hitze unnötig erhöht würde. Nur bei Erkältungen, Husten und Schnupfen sind Dampfinhalationen für den Kopf angemessen. Sie sollten so heiß wie möglich sein. Trinken Sie 1 Tasse heißen Tee mit Angelikakraut, Salbei oder Basilikumblättern. Danach legen Sie sich 1 Stunde unter Wolldecken und schwitzen.
*Erbrechen:* Wer Kapha ausleiten will, kommt um das therapeutische Erbrechen nicht herum. Es hilft effektiv, angesammeltes Kapha aus dem

Magen zu entfernen. Der Hauptsitz von Kapha liegt im Magen; ist er von Kapha bereinigt, pendelt sich der Dosha-Stand wieder ein. Erbrechen wird zum Beispiel bei Heuschnupfen und Lungenerkrankungen empfohlen. Voraussetzung ist eine starke Kondition. Das meist mit einer Kalmus-Abkochung eingeleitete Erbrechen muß von einem Arzt überwacht und darf auf keinen Fall allein ausprobiert werden.

*Nasenausleitung:* Bei Kapha-Ansammlung im Kopfbereich hilft ein Nasya (Seite 119). Wer dazu keine Gelegenheit hat, saugt etwas Salzwasser in die Nase. 1 gestrichener TL Salz genügt für 1 Wasserglas. Davon wird aus der hohlen Hand ein wenig in jedes Nasenloch gesaugt. Einfacher geht es mit einer Nasendusche (Apotheke, Asien-Versand).

*Darmreinigung:* Reinigen Sie mit Flohsamenschalen den Darm. Viel Kapha behindert häufig die Verdauung, und angesammelte Stoffwechselreste im Darm enthalten krankmachende Gifte. Der Flohsamen wird in Wasser eingeweicht und dann gelöffelt. Trinken Sie reichlich dazu; die Schalen quellen auf. Nehmen Sie zweimal wöchentlich 1 EL.

## Heilkräuter und Medikamente

*Kapha reduzieren*: Schwarzkümmel baut erhöhtes Kapha ab. Nehmen Sie täglich zweimal 1/2 TL pulverisierten Schwarzkümmel. Sie zerreiben die Samen im Mörser. Breitkrautiges Basilikum senkt Kapha ebenfalls. Brühen Sie täglich aus 2 TL getrockneter Blätter mit 1/4 l kochendem Wasser Tee. Rote Minze senkt auch Kapha. Trinken Sie täglich 3 bis 4 Tassen Tee aus jeweils 5 bis 7 frischen Blättern, und geben Sie rote Minze zusätzlich ans Essen. Nehmen Sie als Nahrungsergänzung über mehrere Monate Alfalfa; es schmeckt bitter und herb. Diese Geschmacksrichtungen reduzieren Kapha, weil sie viel Luft enthalten. Bittere Kräuter sind am besten, da sich ihr Geschmack aus Äther und Luft zusammensetzt, also völlig feinstofflich ist. Sie bieten das wirkungsvolle Gegenteil zu schwerem, grobstofflichem Kapha.

*Entwässern:* Notwendig sind harntreibende Pflanzen, die die Nierentätigkeit anregen und ausschwemmen: Petersilie, Selleriesamen, Senfkörner, Wacholderbeeren und Zimt erhitzen zusätzlich. Sie trinken daraus hergestellten Tee 1 Stunde vor dem Essen.

*Erkältungen:* Ein bewährtes Hausmittel zur Reduktion von Verschleimungen ist Ingwer. Seine erhitzende Wirkung und sein scharfer Geschmack sind ideal bei Kapha-Beschwerden, die Schleim verursachen. Die beste Einnahmezeit ist frühmorgens; starten Sie den Tag mit heißem Ingwerwasser. Der Geschmack Scharf setzt sich aus Feuer und Luft zusammen und bietet Heißes und Leichtes – das Gegenteil zum schweren, kalten Kapha. Scharfe Gewürze und Heilpflanzen wirken schon in kleinen Dosen. Würzen Sie regelmäßig mit Chili, Pfeffer, Ingwer.

*Übergewicht:* Guggul baut Fett ab und hilft beim Abnehmen. Sie erhalten das aus indischer Myrrhe hergestellte Medikament in Tablettenform oder in Mischungen mit dem Vitamin-C-reichen Trifala. Nehmen Sie die Tabletten nach Packungsanweisung frühmorgens. Guggul gilt als Rasayana für alle von Kapha Geprägten.

*Medikamente einnehmen:* Lösen Sie bei viel Kapha Pulver in warmem Wasser, oder trinken Sie es als Abkochung. Aufbereitungen mit Ghee bieten sich weniger an, da das Fett Kapha unnötig stärkt. Die richtige Einnahmezeit ist morgens nüchtern oder am frühen Abend.

## Die heilenden Naturkräfte

Die Doshas sind über die Sinne zu aktivieren; das nutzen Sie während einer Behandlung. Vata wird durch das Hören und Fühlen angesprochen; Pitta motivieren Sie über das Sehen optimal, Kapha muß schmecken und riechen.

Wer sich danach richtet, kann Musik oder Klangspiele, Farben und Düfte gezielt einsetzen. Überprüfen Sie, ob Ihre Lieblingsfarbe im Kleiderschrank oder das seit Jahren aufgelegte Parfum wirklich zu Ihnen paßt; vielleicht ist ein Wechsel von Vorteil.

### Mit Düften heilen

Eine Aromatherapie ist eine traditionelle Begleitung zu einer ayurvedischen Behandlung. Bestimmte Düfte sind bei psychischen Problemen oder Dosha-Verschiebungen ungünstig. Daher sollten Sie Parfums und parfümierte Seifen im Bedarfsfall austauschen. Atmen Sie Düfte bewußt ein; dazu können Sie Blüten im Raum verteilen oder Aromaöle in einer

Duftlampe erwärmen. Grundsätzlich ist bei der Auswahl zu beachten, daß der Duft bei zu hohem Vata und Kapha wärmt, bei viel Pitta kühlt. Vata und Pitta brauchen beruhigende Duftstoffe, Kapha anregende und aufmunternde.

## Die Doshas und ihre Duftnoten

| erhöhtes Dosha | helfender Duft |
|---|---|
| Vata | Jasmin (nur tagsüber), Nelke, Orange, Rose, Moschus |
| Pitta | Kamille, Lavendel, Melisse, Minze, Sandelholz, Vetiver, Zitronengras |
| Kapha | Eukalyptus, Rosmarin, Salbei, Zeder, Zimt |

## Mit Farben heilen

Eine Farbtherapie lenkt die Doshas positiv. Bestimmte Farben regen einzelne Doshas an oder dämpfen sie. Diese Kraft der energetischen Schwingungen, die in allen Farben stecken sollen, nutzen Vaidyas seit alters her. Helle wie dunkle, kalte wie warme Farben wirken in erster Linie über die Augen, aber auch indirekt über die Haut.

Wer die Wirkung der Farben kennt, vermeidet ungünstige Schattierungen und fördert eine Ausbalancierung der Doshas. Abzuraten ist von einer Lieblingsfarbe, die überwiegend getragen wird. Sie stärkt ein dominierendes Dosha zu sehr.

### Kleidung und Umgebung

Jeder stimuliert sich selbst oder vermindert negative Charakterzüge und impulsive Reaktionen, indem er entsprechende Farben in der Kleidung, der Wohnung, dem Arbeitsraum vorherrschen läßt. So wird die Prägung durch ein dominantes Dosha sanft ausgeglichen.

Ein Beispiel: Wer tendenziell ein erhöhtes Pitta besitzt, zu Hautentzündungen, Bluthochdruck oder aggressivem Verhalten neigt, sollte sich keine roten Gardinen ins Wohnzimmer hängen. Weiße, blaue oder blauviolette wirken in diesem Fall ausgleichend. Dagegen kann bei einem ausgeprägten Kapha Rot aktivieren.

## Die Wirkung der Farben auf die Doshas

| Farbe | Vata | Pitta | Kapha |
|---|---|---|---|
| **schwarz** | erhöht Vata, fördert Übersensibilität im negativen Sinn, dämpft Lebensfreude | erhöht Pitta (im Übermaß), verstärkt negative Gefühle | reduziert Kapha (in Maßen), aktiviert, wühlt auf |
| **weiß** | reduziert Vata, beruhigt die Psyche, schenkt Gelassenheit, fördert klare Einsichten | reduziert Pitta, hat eine reinigende Wirkung auf Psyche und Körper, kühlt | erhöht Kapha, steigert Egoismus und Stolz, fördert Desinteresse, Teilnahmslosigkeit |
| **rot** | reduziert Vata, schenkt Wärme, fördert die Durchblutung, stärkt die Nerven | erhöht Pitta, stärkt die Blutzellen, löst Entzündungen aus, macht aggressiv | reduziert Kapha, fördert die Bildung roter Blutzellen, stärkt die Knochen |
| **orange** | reduziert Vata, schenkt wärmende und heilende Kraft, hilft bei Hauterkrankungen, fördert Genuß am Leben | erhöht Pitta (im Übermaß), macht reizbar und aggressiv | reduziert Kapha, schenkt Energie, gibt Leichtigkeit, Freude am Leben |
| **gelb** | reduziert Vata, schenkt Energie, fördert Intelligenz und Verständnis, verbessert die Verdauung | erhöht Pitta (im Übermaß), verstärkt den Gallenfluß, fördert die Verdauung, macht leicht reizbar | reduziert Kapha, reduziert den Egoismus, unterstützt Ablösungsprozesse, schenkt innere Distanz |
| **grün** | reduziert Vata, beruhigt bei Nervosität, Hyperaktivität, schenkt innere Gelassenheit | erhöht Pitta (im Übermaß), fördert Gallensteine, Aggression und Eifersucht | reduziert Kapha, schenkt Frische und körperliche Balance, verbessert die Urteilskraft |
| **blau** | erhöht Vata (im Übermaß), stört den Kreislauf, kann Blutstau verursachen | reduziert Pitta, beruhigt Körper und Geist, senkt den Blutdruck, entspannt und kühlt ab, heilt Entzündungen | erhöht Kapha (im Übermaß), beeinträchtigt den Stoffwechsel, stärkt Desinteresse und Egozentrik |
| **violett** | erhöht Vata, stört die Sinneswahrnehmung, belastet das Nervensystem | reduziert Pitta, beruhigt und schenkt innere Balance, Frieden mit sich und anderen | reduziert Kapha, befreit vom Körperlichen, schenkt Erkenntnis, regt Mitgefühl an |

# Ernährung als Vorbeugung und Medikament

*E*in indisches Sprichwort besagt:»Ernährung ist Medikament, und Medizin ist Nahrung.« Starke Tabletten können Nebenwirkungen und spätere Schädigungen verursachen. Heilpflanzenmedikamente, unbelastete Gewürze, Kräuter und Lebensmittel dagegen schaden dem Organismus fast nie. Achten Sie auf eine energiereiche Kost; biologisch tote Lebensmittel wie erhitzte Milchprodukte oder eingekochtes Konservengemüse geben Ihnen keine Kraft. Nutzen Sie naturbelassene Nahrung für die Heilung. So unterstützen Sie die Therapie effektiv, dosieren chemische oder starke pflanzliche Medikamente in Absprache mit dem Facharzt langfristig geringer und stärken das Immunsystem. Die Ernährung ist eine der wichtigsten Säulen der Vorbeugung.

## Gesund essen

Kranke und Genesende ernähren sich ausschließlich von vegetarischer Kost, konsumieren wenig Fett und stimmen Gewürze auf ihre Beschwerden ab. Vorschläge finden Sie dazu bei den einzelnen Krankheiten (Seite 162 ff.). Mageres oder helles Fleisch – Geflügel, Kalb, Wild, Kaninchen, Ziege – sowie Fisch und Meeresfrüchte sind in kleinen Portionen in der Rekonvaleszenz beziehungsweise bei Schwäche erlaubt, denn sie stärken.

Konserven, Fast food und industriell vorgefertigte Lebensmittel oder Aufgewärmtes ist für Kranke wie Genesende streng verboten. Doch viele Großkrankenhäuser tischen ihren Patienten ausgerechnet diese Speisen auf. Daher sollten Sie Krankenhausaufenthalte auf das notwendige Minimum reduzieren, einen Aufenthalt in Rehabilitationszentren unter diesem Aspekt bedenken und sich von Verwandten oder Freunden frisches, süßes Obst, Milchprodukte oder Gemüsesuppen bringen lassen.

## Die Speisenfolge

Essen Sie alles Schwere, Fette und Süße am Beginn einer Mahlzeit. Das bedeutet eine Umstellung alter Gewohnheiten. Ayurvedisch betrachtet ist der süße, kalorienreiche Nachtisch ungünstig. Besser bekommt eine süße Vorspeise. Lecker ist zum Beispiel ein Salat mit süßen Früchten. Auch wer auf süße oder saure Sahne nicht ganz verzichten möchte, plant sie in der Vorspeise ein. Schwer Verdauliches wie Fleisch, Fisch und Käse essen Sie ebenfalls als Vorspeise vor einem reichhaltigeren Gemüse- oder Getreidegericht. So fallen die nicht-vegetarischen Portionen automatisch kleiner aus.

Essen Sie stets gut Gekochtes, während Sie krank sind. Das Kochen ist eine Art Vorverdauung, die Magen und Darm die aufwendige Aufspaltung erleichtert. Rohkost und Salate bedeuten Schwerstarbeit; bei eingeschränkter Verdauung und Magen-Darm-Problemen sind sie gar nicht vom Körper aufzunehmen. Diese Gerichte vertragen Sie höchstens mittags bei gesundem Pitta; abends liegen sie bei einer Vata- oder Kapha-Disposition im Magen und verrotten. Gärung und Gasbildung folgen. Die an sich wertvollen Vitamine aber werden nicht genutzt. Es ist also nur bedingt wichtig, was Sie essen; wesentlich entscheidender ist, was Ihr Organismus damit macht. Eine Gemüsesuppe oder gekochtes Gemüse am Abend versorgt den Körper gut mit Vitaminen, ohne ihn zu belasten.

## Belastende Lebensmittel ausgleichen

Ayurveda stellt keine strikten Verbote auf und nennt viele Möglichkeiten, um belastende Lebensmittel auszugleichen.

■ Wer auf seinen geliebten Käse nicht verzichten will, sollte ihn mit schwarzem Pfeffer oder Cayennepfeffer würzen. Auch eine Kombination mit scharfen Gemüse- oder Salatsorten – Paprika, Peperoni, Radieschen, Rettich, Meerrettich, Knoblauch – ist denkbar. So ist Käse leichter verdaulich.

■ Wer bei erhöhtem Kapha auf Milch verzichten soll, sie aber mag, trinkt sie mit etwas frisch geriebenem Ingwer. So ist sie bekömmlicher und erhöht das Dosha nicht.

■ Würzen Sie Fleisch, Fisch, Eier, Hülsenfrüchte, Kohl- oder Getreidegerichte mit verdauungsfördernden Gewürzen wie Kümmel Kreuzkümmel, Senf- oder Fenchelsamen.

■ Als Ausgleich für Nahrhaftes oder Fettes essen Sie am nächsten Tag nur wenig gekochtes Gemüse oder eine fettfreie Gemüsesuppe und würzen scharf – etwa mit frischen Kräutern: Estragon, Dill, Minze oder Rosmarin.

## Fleisch, Fisch und Eier

Tierisches Eiweiß fördert die heute so verbreitete Übersäuerung, denn bei ihrer Verdauung entsteht Säure. Fleisch und Fisch erhöhen Pitta – Vorsicht bei Krankheiten wie Entzündungen, Fieber oder Blutunreinheiten und Hauterkrankungen. Fleisch erhitzt. Dunkles Fleisch, Schweine-, Hammel- und Rindfleisch meiden Sie besser; sie sind schwerer verdaulich als Geflügel, Ziege und magerer Fisch. Würzen Sie Fleisch und Fisch verdauungsfördernd mit schwarzem Pfeffer, Cayenne, Chili, Kümmel, Kreuzkümmel, Ingwer, Anis, Muskat, Zimt. Auch Zubereitungen mit scharfem Gemüse wie Paprika, Peperoni, roten Zwiebeln, Knoblauch oder Petersilienwurzel und Meerrettich belasten weniger.

Hühnereier beeinflussen alle Doshas negativ und sind bei Erschöpfung, Schwäche und Krankheit gestrichen. Eierspeisen sind entgegen alter Vorurteile nicht leicht!

## Ungesunde Kombinationen

■ Richten Sie Fleisch, Fisch und Eier nicht mit Joghurt an – beides zusammen führt zu Übersäuerung und erhöht Pitta. Bei allen Entzündungen sind diese Speisen auch einzeln verboten.

■ Milch trinken Sie bitte nicht auf scharfe oder saure Speisen. Am besten bekommt Milch getrennt von den Mahlzeiten mindestens zwei Stunden nach dem letzten Essen.

■ Essen Sie nie Früchte zusammen mit Milch oder Joghurt. Das tierische Eiweiß in Kombination mit der Fruchtsäure erhöht Pitta. Schlagsahne mit süßen(!) Früchten ist nicht schädlich.

■ Gemüse und Milch kochen Sie nie zusammen. Geben Sie statt dessen Ghee an Gemüse, und würzen Sie mit schwarzem Pfeffer. Das fördert die Bekömmlichkeit.

■ Mixen Sie nie Kalt und Heiß: Trinken Sie keine kalten Getränke zu warmem Essen, keinen heißen Tee zum Salat, essen Sie kein Speiseeis mit heißen Früchten. Es irritiert den Magen unnötig und beeinträchtigt die Verdauung.

■ Trinken Sie keine kalten Getränke unmittelbar nach einer Mahlzeit; sie verwässern den Nahrungsbrei und stoppen die Verdauung. Am besten warten Sie zwei Stunden. Diese Regel ist besonders am Abend wichtig!

■ Bei trockenem, kaltem Klima essen Sie nicht Kühles und keine trockenen Speisen; sie erhöhen Vata. Bevorzugen Sie bei diesen Temperaturen warme, schwere, breiige Gerichte.

■ An kühlen, regnerischen Tagen sind warme, trockene Speisen ideal. Alles Kalte und Suppige würde jetzt Kapha zu stark erhöhen.

■ Bei großer Hitze sind abkühlende Mahlzeiten, nicht zu heiß servierte Gerichte, Salate und kühlende Joghurtspeisen optimal. Günstige Gemüsesorten sind wasserhaltig: Gurken, Tomaten, Auberginen, Okra, Spargel.

## Narkotika – die täglichen Drogen

Kaffee, schwarzer Tee, Alkohol, Tabak und Drogen jeder Art sind Narkotika, die die Immunkraft reduzieren. Wenig Kaffee oder schwarzer Tee schaden der Gesundheit nicht; trinken Sie sie mit viel Milch. Kaffee ebenso wie schwarzer Tee sind mit Kardamom oder Ingwer bekömmlicher. Kaffee senkt Pitta und erhöht kurzfristig Vata, weshalb man sich unmittelbar nach dem Kaffee munter und aktiv fühlt. Langfristig senkt das Koffein den Pitta-Stand aber wieder. Das ist ein Grund, warum manche Menschen bei der Arbeit immer mehr Kaffee trinken und doch müde werden. Tee dagegen erhöht Pitta dauerhafter und ist somit die »effektivere Droge« für Workaholics.

Die weitverbreitete Angewohnheit, Kaffee nach dem Essen zu trinken, ist der Verdauung wenig zuträglich. Genießen Sie Kaffee lieber zwischen den Mahlzeiten, wenn Magen und Darm nicht mit der Verdauung beschäftigt sind. Das angenehme, leichte Gefühl nach der abschließenden Tasse Kaffee oder Espresso erklärt sich so: Reichliches Essen ruft den Eindruck von Schwere hervor. Die heiße Flüssigkeit aber regt die Verdauung an; die Nahrung wird im Magen rascher bewegt. Heißes Wasser hätte den gleichen Effekt!

Wesentlich gesünder sind kleinere Mahlzeiten und anschließend Bewegung. Wer auf Alkohol nicht verzichten möchte, sollte ihn zum Essen trinken – nie als Aperitif vorweg und nie als Abendfüller danach. Alkohol erhitzt den Körper, erhöht also Pitta. Das erklärt, warum Alkoholisierte leicht gereizt und aggressiv reagieren. Außerdem verringert Alkohol die körpereigenen Abwehrkräfte. Vor dem Essen produzieren alkoholische Drinks übermäßigen Appetit. Man ißt zuviel, bekommt Verdauungsprobleme, Stoffwechselschlacken häufen sich an. Am besten trinken Sie Alkohol mit Wasser verdünnt.

## Krankheitskost und Fastendiät

Die Ernährungsempfehlungen bei vielen Krankheiten, vor allem psychosomatischen, haben es bereits gezeigt: Sie können mit einer veränderten Ernährung nicht nur den Körper aktivieren, sondern die geistige Aufnahmekraft verbessern und die Psyche stärken. Manche Nahrungsmittel machen träge, andere spornen an. Jeder kann sich mit ausgewählten Speisen und Geschmacksrichtungen aufputschen oder beruhigen: Süßes nährt, baut auf und beruhigt, es fördert die Konzentration. Scharfes baut Fett ab, aktiviert, regt an, macht jedoch mitunter aggressiv.

Solange eine Krankheit andauert, essen Sie nur, wenn wirklich Hunger aufkommt. Die Unlust auf Nahrung ist ganz natürlich. Als anschließende Aufbaukost oder bei Energieverlust kochen Sie süßes Gemüse, Reis, Mungbohnen, fettfreie Suppen aus Gemüse oder Getreide und gut durchgekochte Gerstengrütze. Diese Krankendiät reinigt den Körper, baut Schlacken ab und balanciert die Doshas aus. Die angenehme Folge: Sie fühlen sich nach einer Weile nicht nur körperlich, sondern auch geistig aktiver.

### Leckere Kranken- und Kurgerichte

Im akuten Krankheitsfall und während einer Pancha-Karma-Kur ist die Ernährung eingeschränkt und rein vegetarisch. Befindet sich der Patient auf dem Weg der Genesung oder ist die Kur abgeschlossen, bauen kleine Fleischspeisen oder Bouillon auf.

Ernähren Sie sich auf dem Krankenlager beziehungsweise in der Kur mittags mit einer der folgenden Suppen, oder kochen Sie mit weniger Wasser einen Brei. Die Mengen sind jeweils für eine Portion berechnet. Tauschen Sie nach Geschmack die Gewürze aus, achten Sie jedoch auf ihre verdauungsfördernde Wirkung. Morgens und abends dürfen Sie die Mahlzeiten durch Kräutertees ersetzen; am Vormittag besteht vielleicht Lust auf nährendes, süßes Obst; das ist erlaubt.

## Mungbohnensuppe

1/2 Tasse gelbe, geschälte Mungbohnen
1/3 l Wasser
1/4 TL ganzer Kreuzkümmel
1/2 TL pulverisierter Gelbwurz
1 Zentimeter frisch geriebener Ingwer
1 Prise Steinsalz

*Die Mungbohnen werden gewaschen, im Wasser mit allen Gewürzen aufgesetzt und so weich gekocht, bis sie zerfallen. Der Kreuzkümmel verbindet sich besser mit der Suppe, wenn er zuvor im Mörser zerrieben wird.*

## Reissuppe

2 EL weißer Reis
1 kleine Karotte
1/3 l Wasser
1/4 TL ganze Selleriesamen
1/4 TL frisch zerstoßener, schwarzer Pfeffer
1 Prise Steinsalz

*Die Karotte wird geputzt und fein gerieben, der Reis gewaschen, die Selleriesamen und Pfefferkörner im Mörser zerrieben. Dann setzen Sie den Reis mit Wasser und Gewürzen auf. Lassen Sie den Reis einmal kurz aufkochen, und köcheln Sie ihn dann mit der geriebenen Karotte auf kleiner Flamme sehr weich.*

## Mungbohnen-Reissuppe

1 EL gelbe, geschälte Mungbohnen
1 EL weißer Reis
1/3 l Wasser
1/2 TL ganze, gelbe Senfsamen
3 ganze Kardamomkapseln
einige Safranfäden
1 Prise Steinsalz

*Mungbohnen und Reis werden gut gewaschen und mit dem Wasser aufgesetzt. Geben Sie gleich zu Beginn die ganzen Gewürze dazu und lassen Sie Reis wie Mungbohnen auf kleiner Flamme sehr weich bis breiig köcheln. Vor dem Servieren fischen Sie die Kardamomkapseln bitte heraus.*

## Gerstengrütze

1/2 Tasse Gerstengrütze
1/4 l ungesalzene Gemüsebrühe
1/2 TL ganze Fenchelsamen
2 Prisen frisch geriebene Muskatnuß
2 Prisen Mangopulver

*Die Fenchelsamen werden im Mörser zerstoßen und mit der trockenen Gerstengrütze in einer Pfanne bei hoher Hitze angeröstet. Dann gießen Sie die erwärmte Brühe an und lassen sie einmal aufkochen. Die Gerste quillt zugedeckt bei schwacher Hitze weich. Das dauert etwa 30 Minuten. Muskat- und Mangopulver werden kurz vor dem Essen darüber gestreut. Sie geben dem Gericht eine pikante Note.*
*Wer schon mehr Appetit verspürt, ißt zu der Gerstengrütze gekochtes Gemüse oder frisch gedünstetes süßes Obst wie Äpfel, Birnen, Pflaumen, Kirschen.*

# Fasten – gewußt wie!

Übergewicht steht nicht nur einer attraktiven Erscheinung im Wege, es birgt auch ein Risiko für Erkrankungen. Um dem vorzubeugen, sind wöchentliche oder monatliche Fastentage beziehungsweise jährliche Fastenwochen hilfreich. Ein ideales Gewicht für Körpergröße und Skelett ist der Grundstein für dauerhafte Gesundheit. Fasten läßt jedoch Vata unkontrolliert ansteigen. Je länger gefastet wird, um so mehr springt es in die Höhe. Die Lösung für dieses Dilemma bieten gelbe Mungbohnen und Reis: Solo oder gemischt sind sie ideale Fastenspeisen, die Vata nicht beeinträchtigen.

■ Bei erhöhtem Vata fasten Sie niemals streng. Das schwächt zu sehr. Geeignet ist eine tägliche Mahlzeit mittags aus Reis oder Mungbohnen, der immer etwas Ghee zugefügt wird: 1/2 TL pro Portion. Sie würzen mit einer Prise Stein- oder Meersalz und verdauungsfördernden Gewürzen: zum Beispiel Kümmel, Fenchel, Sellerie, Thymian.

■ Bei hohem Pitta fasten Sie mit basischen Gemüsesäften aus Karotte, Zucchini, Kartoffeln – nicht aber mit Tomatensaft oder anderem säuerlichen Gemüse oder Obst. Auch dünnflüssige Reis- oder Mungbohnensuppen dürfen Sie genießen. Ideal sind Kürbis, Knollensellerie, Gurken. Trinken Sie rohe Gemüsesäfte nicht abends; sie sind schwerer verdaulich als gekochte Gemüsesuppen.

■ Bei dominierendem Kapha fasten Sie entweder ausschließlich mit warmem Wasser und Kräutertees oder mit sehr dünnflüssiger Reisbeziehungsweise Mungbohnensuppe. Herbe und bittere Gemüsesäfte oder Abkochungen (Artischocken, Brennessel, Fenchel, Gurken) und wenig weichgekochtes Gemüse mittags sind eine Alternative. Artischocken, Spargel oder Staudensellerie bieten sich an. Süße und saure Säfte sind nicht gestattet.

## Vorsicht vor Nulldiäten

Wer völlig auf Nahrung verzichtet, erhöht Vata extrem. Das geschieht schon an einem einzigen Tag! Bei Fastenkuren über mehrere Wochen wird zudem die Verdauungskraft Agni verringert, da die Verdauungsorgane kaum noch arbeiten. Wird anschließend wieder normal gegessen, haben Magen, Gallenblase und Leber Schwierigkeiten, die notwendigen Verdauungssäfte bereitzustellen. Erwägen Sie eine Nulldiät nur bei stark erhöhtem Kapha. Wesentlich gesünder ist eine langfristig eingeschränkte Kost auf vegetarischer Basis ohne Fett und ohne Zucker mit 3 bis 5 l heißem Wasser oder Ingwerwasser täglich. So setzt kein belastender Heißhunger ein, das Abnehmen fällt leichter. Sie können währenddessen uneingeschränkt arbeiten und nehmen doch etwa 1 Kilo pro Woche ab.

# Krankheiten und Symptome
## von A bis Z

**A**yurveda bietet Ihnen Mittel zur Vorbeugung und zur Heilung. Sie lernen einfache Therapien für akute und langanhaltende Krankheiten kennen, Methoden zur Linderung körperlicher und psychischer Symptome. Degenerative Beschwerden sowie Alterserscheinungen zögern Sie mit ayurvedischen Mitteln hinaus. Die besten Erfolge verzeichnet Ayurveda bei chronischen Erkrankungen. Die Behandlungen erfordern jedoch oftmals Zeit und Geduld vom Patienten. Dafür sind die eingesetzten Mittel natürlich und in ihrer Wirkungsweise eher sanft. Nebenwirkungen sind weitestgehend ausgeschlossen.

## Fragen Sie Ihren Arzt

Die ayurvedischen Therapien ergänzen ärztliche Behandlungen, ersetzen sie aber keinesfalls bei schweren Erkrankungen. Erkältungen und leichte Beschwerden bekommen Sie allein mit den hier erklärten Heilpflanzen und Ernährungsumstellungen in den Griff. Tritt nach drei Tagen keine Besserung ein oder werden die Symptome heftiger, ist unbedingt ein Arzt zu konsultieren.

Informieren Sie sich, ob in Ihrer Stadt bereits ein ayurvedisch ausgebildeter Arzt praktiziert; ihre Zahl wächst in den deutschsprachigen Ländern. Oft helfen Apotheken, die ayurvedische Produkte vertreiben, weiter. Oder fragen Sie in unabhängigen Ayurveda-Kurzentren nach, die in den überregionalen Zeitungen inserieren.

Sie werden auch Krankheiten erklärt finden, die Sie mit ayurvedischen Empfehlungen nur begleitend behandeln dürfen. Hohes Fieber, Herz- und Kreislauf-Erkrankungen, Gelenkbeschwerden und Organstörungen gehören in fachärztliche Behandlung. Fragen Sie Ihren Arzt, ob er eine ayurvedische Therapie gestattet. Immer mehr Schulmediziner sind Ayurveda gegenüber aufgeschlossen. Einer Ernährungsumstellung nach den Doshas sollte bei keiner Krankheit schulmedizinische Skepsis entgegenstehen.

## Das Ziel jeder Behandlung

In der ayurvedischen Naturheilkunde werden in der Regel alle Maßnahmen darauf ausgerichtet, erhöhte Doshas zu reduzieren. Gelegentlich ist ein Ungleichgewicht durch die Verringerung eines Doshas entstanden. Das verursacht gewöhnlich keine Erkrankung. Wenn die Therapie auf eine Erhöhung eines Doshas zielt, ist die Gefahr rasch gegeben, daß es unkontrolliert hoch steigt. Ohne ärztliche Hilfe sollte nie versucht werden, Doshas zu steigern! Bedenken Sie bei allen ayurvedischen Therapien, daß es nicht genügt, ein lästiges Symptom zu kurieren. Die Krankheitsursache müssen Sie beseitigen. Ein Medikament beziehungsweise eine Heilpflanze reicht nie; immer stimmen Sie Ihre Ernährung und Ihren Lebensstil auf die Situation ab. Das mag für manchen zunächst hart erscheinen, doch bedenken Sie: Nur so lassen sich die gleichen Beschwerden und zusätzlichen Folgekrankheiten in Zukunft vermeiden.

## Die Grenzen ayurvedischer Therapien

Ayurveda bietet fast keine Maßnahmen für den sofortigen Notfall. In lebensbedrohlichen Notlagen und bei Unfällen sind Sie am sichersten beim Schulmediziner aufgehoben, ebenso in allen psychisch bedrohlichen Situationen. Auch wer Kopfschmerzen, Nervosität oder eine Bewegungseinschränkung binnen Minuten lösen will, findet in der ayurvedischen Medizin keinen Helfer. Ayurvedische Heilmethoden sind meistens Langzeittherapien.

## Akne

Akne stellt sich meist bei erhöhtem Pitta ein. Das ist gerade in der Pubertät nicht ungewöhnlich, da jetzt das Kapha der Kindheit auf das Pitta der Erwachsenenphase prallt und eine grundsätzliche Dosha-Umstellung erfolgt. Das betrifft den Körper genauso wie die Psyche. Pitta löst Hautrötungen und Entzündungen aus. Eiterungen deuten auf erhöhtes Kapha. Das muß bei Akne unterschieden werden.

Gehen Sie mit ersten Akne-Anzeichen immer zu einem erfahrenen Hautarzt, und sprechen Sie mit ihm die begleitende ayurvedische Behandlung ab.

Begleitende Behandlung

*Sandelholzpackung:* Um die Akne zu heilen, wird täglich eine Packung gemacht. Weißes wie rotes Sandelholz kühlt und reduziert Pitta. Es ist blutreinigend und entzündungshemmend. Rotes Sandelholz färbt stark – es wird in Indien zur Textil- und Haartönung verwendet. Weißes Pulver ist unproblematischer. Verreiben Sie für das Gesicht 1 TL für Gesicht plus Dekolleté 1 EL Pulver mit 1/4 bzw. 1/2 Tasse lauwarmem Wasser, und streichen Sie die Paste dünn auf die betroffenen Hautpartien. Am besten lassen Sie die Paste 1 Stunde antrocknen und waschen sie dann mit lauwarmem Wasser ab. Sie dürfen sie auch über Nacht auf der Haut lassen.

*Gelbwurzpackung:* Die Alternative ist Sandelholz mit Gelbwurz; mischen Sie 1 TL pulverisierten Gelbwurz mit der gleichen Menge hellem Sandelholzpulver in wenig Wasser, so daß eine homogene Paste entsteht, und streichen Sie sie einmal täglich dünn auf die Akne. Nach 1 Stunde nehmen Sie die angetrocknete Paste vorsichtig mit warmem Wasser ab. Sie beruhigt die Haut und desinfiziert. Gelbwurz wirkt entzündungshemmend, wundheilend und juckreizstillend.

*Aloe vera:* Nehmen Sie zweimal täglich 3 EL Aloe-vera-Saft so lange ein, bis die Akne abgeklungen ist. Vorsicht: Aloe vera ist für Schwangere verboten. Auch bei einer Neigung zu starker Menstruation ist Aloe nicht anzuwenden. Aloe senkt Pitta wie Kapha. Zusätzlich und für alle, die Aloe nicht nehmen dürfen, wird die betroffene Haut morgens und abends mit Aloe-vera-Gel dünn eingerieben. Das machen Sie am zweckmäßigsten nach der Sandelholz- beziehungsweise Gelbwurzpackung.

*Gewürzgel:* Sie können sich auch ein Gel mit Aloe vera mischen; rühren Sie je 1/4 TL pulverisiertes Sandelholz, Gelbwurz und echte Myrrhe in 2 EL Aloe-vera-Gel, und tragen Sie es dünn auf. Das Gel läßt sich angenehmer auf der Haut verreiben als mit Wasser angerührtes Pulver; es wirkt 1/2 bis 1 Stunde ein und wird lauwarm abgewaschen. Aloe vera ist wundheilend und besonders bei lang andauernder Akne ideal.

*Hygiene:* Baden Sie mit einem Ölzusatz beziehungsweise einer Abkochung von Kamille, Lavendel, Pfefferminze, Rose, Teebaum oder Zeder. Zum Waschen bietet sich Sandelholzseife (Bio-Laden) an.

Ernährungsempfehlungen

Sie dämpfen die Entzündungssymptome mit einer abkühlenden, Pitta reduzierenden Ernährung und einem beruhigenden Lebensstil (Seite 93 f., 97 f.).

Eine süßliche Ernährung hilft bei allen Hauterkrankungen, da sie die Haut nährt. Doch darf nicht zuviel Süßes gegessen werden; diese Geschmacksrichtung verstopft die Srotas. Sie müssen bei Akne unbedingt geöffnet werden, da sie sonst die Versorgung der Haut unterbinden. Weißer Zucker und Milch sind deshalb verboten. Informieren Sie sich auch unter dem Stichwort »Blockierte Versorgungsbahnen – Srotas« (Seite 278f.). Essen Sie nichts Saures, keine säuerlichen Milchprodukte, kein Fleisch, keine Wurst, keinen Fisch und keine Eier; sie erhöhen Pitta weiter und fördern Hautentzündungen.

### Tips für den Lebensstil

Akne verbessert sich entscheidend nach einer Pancha-Karma-Kur und einer dosha-orientierten Ernährungsumstellung. Die entschlackende Kur balanciert die drei Doshas aus, baut Stoffwechselschlacken im Gewebe ab und reinigt das Blut. Die Alternative lautet: langsames Fasten mit vegetarischer Kost, regelmäßige Besuche in der Bio-Sauna (50°C, 50 Prozent Luftfeuchtigkeit) und tägliche Öleinreibungen mit kühlendem Kokosöl.

## Allergien

Bei den wachsenden Allergien wird deutlich, daß Ayurveda ein eigenständiges Gesundheitssystem bietet, das sich vom allopathischen unterscheidet: Es zeigt andere Zusammenhänge, gibt andere Erklärungen und nimmt andere Ursachen für Erkrankungen an. Allergien sind nach ayurvedischem Verständnis kein geschlossenes Krankheitsbild. Sie werden daher je nach ihrem lokalen Auftreten beschrieben und behandelt. Ihre Ursache ist eine Dosha-Verschiebung, auf die akute Symptome deuten.
Einige Beispiele: Eine Hautallergie mit trockener, schuppiger oder rissiger Haut löst erhöhtes Vata aus und muß daran orientiert behandelt werden. Allergien sind häufig Folgen erhöhten Vatas und gleichzeitig eingeschränkter Verdauungskraft. Eine entzündliche Hautallergie mit Rötungen verursacht dagegen zuviel Pitta; sie ist gänzlich anders zu behandeln. Eitrige Entzündungen oder Wasserpusteln deuten auf Kapha.

### Begleitende Behandlung

*Erste Maßnahme:* Hautallergien – ob schuppig und trocken oder entzündlich – behandeln Sie lokal mit einer Paste aus gemahlenem Gelbwurz in

wenig Wasser angerührt. Gelbwurz wirkt antiallergisch, entzündungshemmend und wundheilend. Die Paste bleibt mehrere Stunden auf der
Haut.

*Wasserbläschen:* Bilden sich Bläschen, wird 1 TL Gelbwurzpulver in 1
EL Senföl verrührt; damit cremen Sie die betroffene Haut täglich mehrfach dünn ein. Senföl erhitzt und trocknet die Wasserbläschen aus. Sie
zeigen erhöhtes Kapha an.

*Eitrige und wäßrige Hautallergien:* Eitrig entzündete Haut oder Wasserbläschen behandeln Sie mit dem sowohl Pitta als auch Kapha verringernden Katechu. Mischen Sie 1 TL pulverisiertes Katechu mit 3 EL Vaseline,
und tragen Sie die Creme dünn auf. Katechu trocknet die Haut aus. Zudem
besitzt das Pulver eine antiallergische Wirkung.

*Hautentzündung:* Henna kühlt und trocknet die Haut aus. Das können Sie
bei entzündeter Haut und zuviel Pitta nutzen. Mischen Sie 1 TL nicht
färbendes Hennapulver mit wenig kühlem Wasser, und streichen Sie die
nicht zu feste Paste dünn auf. Sie wird nach 1 bis 2 Stunden mit kühlem
Wasser abgenommen.

*Juckreiz:* Ist die Haut quaddelig und juckt, wird 1 TL Gelbwurzpulver
vermischt mit 2 TL Joghurt dünn aufgetragen. Er trocknet an und wird
nach 1 Stunde lauwarm abgewaschen. Das ist mehrfach täglich zu wiederholen. Gelbwurz senkt Kapha, das bei Juckreiz erhöht ist. Joghurt kühlt
und beruhigt lokal.

### Ernährungsempfehlungen

Bei Lebensmittelallergien stellt sich oft heraus, daß die Betroffenen
gerade auf die Nahrungsmittel allergisch reagieren, die ihr von Natur aus
prägendes Dosha erhöhen. Das betrifft besonders die Milchunverträglich-
keiten von Menschen mit tendenziell erhöhtem Kapha. Ein nach ayurvedischen Ernährungsprinzipien (Seite 90 ff.) umgestellter Lebensstil führt
da schnell eine positive Wende herbei.

## Altersbeschwerden

Altern bedeutet eine allmähliche Verschlechterung der körperlichen Gesamtkonstitution. Fehlfunktionen entstehen, einst locker verbundene
Kollagenfasern gehen festere Verbindungen ein. Die Folgen sind eingeschränkte Gelenkigkeit und eine vermehrte Ablagerung von Stoffwech-

selschlacken, die nicht mehr so leicht aus dem Gewebe gelöst werden. In den Gelenken verschlechtern Ablagerungen die Beweglichkeit oder führen zu Schmerzen. Das Zellwachstum läßt nach. Falten und Pigmentflecken häufen sich, Haut und Haare trocknen aus. Informieren Sie sich auch unter den jeweiligen Stichwörtern.

### Vorbeugung und Behandlung

*Stärkungsmittel:* Nehmen Sie vorbeugend und bei schon vorhandenen Altersbeschwerden regelmäßig stärkende und nährende Rasayanas (Seite 121 ff.). Ideal ist erhitzendes Ashvagandha, das Sie im Asien-Versand als Pulver oder Tabletten erhalten. Sie nehmen zweimal täglich vor dem Essen 1 Tablette à 300 mg oder 1 TL Pulver mit Wasser, Milch oder etwas Honig. Nehmen Sie Ashvagandha nicht in heißem Klima ein, es erhitzt sonst zu stark. Ein junghaltendes Rasayana sind Amla-Früchte; Sie erhalten sie in Sirup eingelegt.

*Falten und Altersflecken:* Die ungeliebte Faltenbildung und die dunklen Altersflecken lassen sich bei fortschreitendem Alter nicht vermeiden, aber Sie können sie verzögern. Unterstützen Sie die Blutzirkulation und vermeiden Sie die krankhafte Ablagerung von Fett-, Cholesterin- und Kalziumsalzen in Gewebe wie Arterien. Das erreichen Sie mit einer leichten, fettarmen, vegetarischen Kost und regelmäßiger Bewegung.

*Hautfeuchtigkeit:* Beugen Sie einem Verlust der Hautelastizität und trockener Haut mit Ölmassagen vor. Ölen Sie die Haut jeden Morgen vor dem Duschen ein, lassen Sie das Öl 15 bis 20 Minuten einziehen und duschen Sie dann warm.

*Gesicht und Dekolleté:* Pflegen sie die Gesichtshaut schon ab dem 25. Lebensjahr mit Safranmilch. Dazu lösen Sie zweimal wöchentlich 2 bis 3 Safranfäden in 2 EL warmer Milch und bestreichen damit Gesicht, Hals und Dekolleté. Am einfachsten funktioniert das mit einem Wattebausch. Lassen Sie die Milch antrocknen, sie nährt das Gewebe. Ist sie hart, wird sie mit den Fingerkuppen abgerubbelt; das fördert die Durchblutung. Wa- schen Sie das Gesicht anschließend mit lauwarmem Wasser ohne Seife.

### Ernährungsempfehlungen

Bauen Sie das etwa ab dem 50. Lebensjahr erhöhte Vata mit einer vorbeugenden Diät ab. Die Geschmacksrichtungen süß, sauer und salzig helfen. Essen Sie eher reichlich, bevorzugen Sie schwere und fettere

Speisen, und trinken Sie mindestens 2 l Flüssigkeit täglich. Belebende
oder verjüngende Rasayanas sind ein tägliches Muß.

## Angina pectoris

Anfallartige Schmerzen hinter dem Brustbein deuten auf Angina pectoris, eine Erkrankung der Herzkranzgefäße. Sie sind durch Ablagerungen verengt; es fließt nicht mehr ausreichend frisches Blut zum Herzen, und damit fehlt Sauerstoff. Die starken Brustschmerzen lösen nicht
selten Todesangst aus. Ayurvedisch betrachtet sind die Srotas blok-
kiert. Die Blutbahn gehört zu den Versorgungsgefäßen namens Srota.
Erhitzende und die Ablagerungen auflösende Heilpflanzen helfen. Informieren Sie sich auch unter dem Stichwort »Blockierte Versorgungsbahnen – Srotas«.

Angina pectoris gehört selbstverständlich als schwerwiegende Herzer-
krankung und nicht selten als Vorbote eines Herzinfarkts in fachärztliche
Behandlung. Doch diese können Sie in Absprache mit dem Internisten
ayurvedisch unterstützen.

### Begleitende Behandlung

*Sofortmaßnahme:* Bei akuten Anfällen hilft 1 Messerspitze getrocknetes
Galgantpulver oder Galgant in Tablettenform, wie sie als pflanzliches
Medikament in Apotheken erhältlich sind. Galgant erhitzt, damit reinigt
er die Blutgefäße und stärkt das Herz.
*Stärkung:* Kardamom gilt als Herztonikum. Sie brühen sich mehrmals
täglich aus 5 bis 7 Kapseln 1 Tasse Tee.
*Abführen:* Ist Angina pectoris auf Verkrampfungen zurückzuführen, ist
Vata erhöht. Typisch sind dann neben den Herzbeschwerden Klagen über
einen aufgetriebenen Bauch. Wird der Dickdarm – Sitz von Vata – behandelt und gehen die Blähungen ab, spüren die Patienten häufig eine Erleichterung in der Herzgegend. Das erhöhte Vata löst eine Blockade im Darm
wie im Herzbereich aus. Machen Sie 2 Tage hintereinander einen reini-
genden Einlauf aus 300 bis 500 ml lauwarmem Wasser mit 20 ml Rizinusöl.
*Ruhe:* Entspannung, Meditation und ein streßfreies Leben sind notwendig,
um die Belastungen der Herzkrankheit zu kompensieren. Es empfiehlt
sich, die private und berufliche Lebenssituation genau zu bedenken und

Veränderungen unverzüglich einzuleiten. Nur wer die Ursachen einer
Krankheit beseitigt, beugt neuen Beschwerden vor.

*Entschlackungskur:* Nach der akuten Phase hilft eine Pancha-Karma-Kur,
bei der die Patienten nicht nur wirkungsvoll entschlacken, sondern auch
eine neue Ernährung und Entspannungsmöglichkeiten kennenlernen.

### Ernährungsempfehlungen

2 bis 3 l heißes Ingwerwasser täglich leiten die Stoffwechselschlacken
über mehrere Monate aus. Eine vegetarische, fettfreie Ernährung hilft,
weitere Ablagerungen in den Blutgefäßen zu vermeiden. Mögliches Übergewicht muß abgebaut werden.

## Angstgefühle

Angst, Furcht und eine oft von diesen Gefühlen ausgelöste Nervosität
verursacht Vata. Ist das Dosha erhöht, spüren Sie Ängstlichkeit bis hin zu
quälender Angst – nicht selten ohne offensichtlichen Grund. Wenn die
Lebensqualität unter diesen Gefühlen leidet, ist ein Psychologe zu Rate
zu ziehen.

### Behandlung

*Ölmassagen:* Massieren Sie den ganzen Körper mit beruhigendem,
schwerem und Vata reduzierendem Sesamöl. Lassen Sie sich einmal im
Monat einen Ölguß auf die Stirn geben, oder gönnen Sie sich ein Nasya
(Seite 118 f.).
*Meditation:* Bei latenten Angstgefühlen hilft regelmäßiges Meditie-
ren. Erste Anweisungen erhalten Sie in Gruppen- oder Einzelunterricht.
Nur lassen Sie sich nicht auf ideologisch ausgerichtete Meditationslehrer
ein.

## Appetitlosigkeit

Häufig verringert zuviel Kapha oder angesammeltes Ama im Körper die
Lust am Essen. Auch ein gestörtes Verdauungsfeuer im Magen kann der
Auslöser sein. Das mag für einige Tage ganz gesund sein. Gönnen Sie
Ihrem Verdauungstrakt diese selbstgewählte Ruhepause, wenn keine Er-

krankung hinter der Appetitlosigkeit zu vermuten ist. Nach einigen Tagen fachen Sie aber den Appetit wieder mit ayurvedischen Hausmitteln an.

**Behandlung**
*Aperitifhappen:* Nehmen Sie 1/2 bis 1 TL frisch geriebenen Ingwer mit 1 Prise Steinsalz und einigen Tropfen frisch gepreßter Zitrone; das kurbelt den Appetit an. Wer den Geschmack fürchtet, vermischt das Gewürz mit 1 EL Reis oder streicht es auf ein Stückchen Weizenbrot. Ingwer vertreibt das Sättigungsgefühl und macht Lust auf weitere Happen. Die Geschmacksrichtungen salzig und sauer wecken den Hunger und ziehen das Wasser im Mund zusammen.
*Saures:* Trinken Sie 1 Stunde vor dem Essen 1 Tasse warmen, säuerlichen Früchtetee. Wählen Sie Hibiskus, Hagebutte, eine Mischung mit getrockneten Zitronen- oder Orangenschalen. Der säuerliche Geschmack weckt den Appetit und die Verdauungskraft.

**Ernährungsempfehlungen**
Appetitanregende Gewürze vermengen Sie mit dem Essen; idealerweise nehmen Sie sie schon zu Beginn der Mahlzeit zu sich. Würzen Sie Suppe oder Vorspeise kräftig mit Gelbwurz, Ingwer oder Koriander und Pfeffer. Essen Sie bei geringem Appetit unreife Mangos oder säuerliche Äpfel, und würzen Sie mit Mangopulver. Auch Granatäpfel regen den Appetit an. Trinken Sie noch vor dem Essen oder zum Essen warmen Tee aus Brennessel-, Löwenzahnblättern oder Tausendgüldenkraut.
Essen Sie nichts Süßes oder Herbes, es könnte den Appetit zusätzlich mindern. Saures und Salziges dagegen macht Hunger auf mehr; träufeln Sie Zitronensaft auf Gemüse, Fleisch und Fisch. Sie salzen mit Stein- oder Meersalz.

## Arteriosklerose

Die krankhafte Veränderung der Arterien durch Ablagerungen an ihren Gefäßinnenwänden nennt der Volksmund schlicht, aber zutreffend Verkalkung. Gemeint sind abgelagerte Kalziumsalze. Arteriosklerose ist besonders im Alter häufig. Eine Folge der dann verengten Blutgefäße heißt Bluthochdruck. Auch die Gefahr einer Thrombose und das anschließende Absterben nicht mehr versorgten Gewebes ist gegeben. Daher muß bei ersten Anzeichen einer Durchblutungsstörung ein Internist aufgesucht und der Lebensstil geändert werden. Ayurvedisch betrachtet sind diese Ablagerungen Ama, das heißt unverdaute Stoffwechselschlacken, die abgebaut und ausgeschwemmt werden müssen. Informieren Sie sich auch unter dem Stichwort »Blockierte Versorgungsbahnen – Srotas«.

### Begleitende Behandlung

*Verdauen:* Erhöhen Sie die Verdauungskraft – Agni – mit Gewürzen. Wählen Sie zwischen Kümmel, Kreuzkümmel, schwarzem Pfeffer, Chili, Sellerie-, Senf- oder Fenchelsamen und Asafoetida.

*Ablagerungen beseitigen:* Unbedingt müssen bei Arteriosklerose die Srotas gereinigt werden; die Blutgefäße sind verstopft. Dazu bietet sich langfristig Guggul, das Harz der indischen Myrrhe, an: zweimal täglich 1 Tablette. Oder Sie trinken täglich über Monate je 1/2 TL Kalmus und schwarzen Pfeffer in warmem Wasser aufgelöst. Milch und Süßigkeiten dürfen Sie in dieser Zeit nicht konsumieren!

*Ausschwemmen:* Bauen Sie Ama ab! Dazu werden die Mahlzeiten reduziert. Trinken Sie reichlich heißes Wasser zur Ausschwemmung – stündlich 1 Glas.

*Gewürztee:* Tee aus den Samen von Fenchel oder Sellerie hilft, wenn er regelmäßig über Wochen getrunken wird. Sie nehmen 2 TL Samen auf 1/4 l Wasser und trinken ihn gefiltert warm.

*Massagen:* Die Beine sind bei Durchblutungsstörungen meist zuerst betroffen; massieren Sie sich zweimal wöchentlich mit einem leichteren Pflanzenöl wie Sonnenblumen- oder Distelöl.

### Ernährungsempfehlungen

Das Blutgewebe stärken Sie mit der Nahrung. Essen Sie dazu Granatäpfel, süße Orangen, Datteln, frische Feigen, Aprikosen, schwarze Johannisbeeren, Beeren, Spargel und rohe Zwiebeln. Würzen Sie mit Knoblauch, Safran und Rohrzucker, aber meiden Sie alles Saure. Essen Sie keine Tomaten, und verzichten Sie auf Fleisch, Fisch sowie Eier.

### Tips für den Lebensstil

Neben der Behandlung sind Bewegung und mäßiger Sport notwendig: Spazieren, Radfahren, Schwimmen, Langlauf.
Eine Pancha-Karma-Kur reinigt den Körper nachhaltig von Ama. Arteriosklerose beugen Sie mit einer Kur pro Halbjahr vor. Alternativ fasten

Sie zweimal pro Jahr 14 Tage, bei der Kur trinken Sie stündlich 1 Glas heißes Wasser. Wöchentliche Saunabesuche und tägliche Öleinreibungen gehören ebenfalls zum Programm.

## Arthritis

Als Arthritis wird die entzündliche Gelenkerkrankung bezeichnet. Die klassischen Symptome sind morgens steife Gelenke und eine schlechtere Beweglichkeit, nachdem der Stoffwechsel nachts geruht hat. Typisch ist auch die Verschlechterung bei Kälte oder Feuchtigkeit. Besser fühlen sich die Patienten bei Wärme und in Bewegung. Betrifft die Arthritis mehrere Gelenke, spricht der Schulmediziner von Polyarthritis.

Falsche Ernährung, verbunden mit schlechter Verdauung, lassen Ama – Stoffwechselschlacken – entstehen. Inaktivität beziehungsweise ungünstige Sportarten erhöhen gleichzeitig Vata. Jetzt wird Ama im Körper bewegt; es setzt sich schließlich an den Gelenken ab. Vata ist das Bewegungsprinzip und steht in Verbindung mit allen Bewegungseinschränkungen. Nicht umsonst heißt die entzündliche Arthritis im Sanskrit – wie auch einige Rheumaformen – Ama Vata. Bei der Behandlung muß jedoch bedacht werden, daß akute Entzündungen immer erhöhtes Pitta bedeuten.

Wenden Sie sich bei Anzeichen einer Arthritis sofort an einen Internisten, und besprechen Sie mit ihm ein ayurvedisches Begleitprogramm.

### Begleitende Behandlung

*Medikament:* Weihrauch lindert Arthritis sowie entzündliches Rheuma. Die im Weihrauch enthaltenen Boswelliasäuren hemmen die Entzündungen und sind ein wirksames Antirheumatikum. Nehmen Sie das rein pflanzliche Präparat H 15 (Ayurmedica), das Sie über Apotheken rezeptfrei beziehen. Die Weihrauchtabletten enthalten pro Stück 400 mg Weihrauch-Trockenextrakt. Je nach Krankheits- und Schmerzgrad sind ein- bis dreimal 3 Tabletten täglich angemessen. Die Wirkung setzt wie bei allen Heilpflanzenpräparaten nicht unmittelbar ein; eine positive Wirkung ist nach etwa 1 Monat zu erwarten.

*Kälte im akuten Stadium:* Bei akuter Entzündung helfen Kälteanwendungen an den betroffenen Gelenken. Machen Sie Kompressen mit einem in eiskaltes Wasser getauchten Leinentuch, das so lange aufliegt, bis es sich durch die Körpertemperatur erwärmt hat. Diese Kompressen wiederholen Sie in akuten Phasen mehrmals täglich.

*Niemöl:* Die Gelenke massieren Sie mit Niemöl; es wirkt entzündungshemmend und ist daher besonders wirksam in akuten Phasen. Bitte erwärmen Sie das Öl vor der Verwendung, es wird unter 20°C fest.

*Wärme im chronischen Stadium:* Gönnen Sie den Gelenken trockene Wärme, um Vata abzubauen, wenn keine akute Entzündung vorliegt. Ideal sind aufgewärmte kleine Sandsäckchen, die Sie einmal täglich – bei starken Schmerzen dreimal – auf die betroffenen Gelenke legen. Wem dieses traditionelle ayurvedische Rezept zu kompliziert erscheint, nimmt Frotteehandtücher, die er im Backofen bei 80°C erhitzt. Wichtig ist, daß es keine feuchte Wärme (Wärmflasche) und keine künstliche (Heizkissen) ist. Den gleichen Effekt haben heiße Sandbäder beim nächsten Strandurlaub.

*Sesamöl:* Massieren Sie sich zweimal pro Woche mit angewärmtem Sesamöl, wenn keine akute Entzündung vorliegt, die Gelenke weder gerötet sind noch schmerzen. Das nahrhafte Öl reduziert Vata und verbessert die Beweglichkeit der Gelenke. Sie können die betroffenen Gelenke auch mit Rizinusöl erhitzen, es senkt Vata und baut gleichzeitig Ama ab, da es den Stoffwechsel fördert.

*Vitamin D:* Legen Sie sich, wann immer es geht, in die Sonne. Das unter Sonneneinstrahlung entstehende Vitamin D ist wichtig zur Stabilität der Knochen und Gelenke.

*Ausleiten:* Nach etwa dreiwöchiger Ernährungsumstellung wird zweimal wöchentlich oral mit Rizinusöl abgeführt, 10 bis 20 ml genügen. Es transportiert die Schlacken – Ama – aus dem Körper. In den darauffolgenden Wochen machen Sie je einmal pro Woche einen nährenden und Vata verringernden Einlauf mit der gleichen Menge Sesamöl, der jedoch nicht abführt.

### Ernährungsempfehlungen

Stellen Sie nach der Diagnose sofort die Ernährung um: Fasten Sie zu Beginn der Behandlung 1 bis 7 Tage, je nach Kondition. Trinken Sie dabei nur heißes Wasser, ruhen Sie viel, und kochen Sie sich mittags eine Mungbohnen- oder dünne Reissuppe (Seite 157 f.), damit Vata durch das Fasten nicht erhöht wird. Jegliches Fett ist in den ersten 4 Wochen der Behandlung verboten!

Leben Sie dann langfristig rein vegetarisch; nur die Nachtschattengewächse wie Tomaten, Paprika, Auberginen, Kartoffeln streichen Sie von der Gemüseliste. Sie sind zu schwer verdaulich. Tierische Fette, fritierte oder kalte Speisen und eiskalte Getränke meiden Sie. Essen Sie keine Milchprodukte wie Joghurt, Käse und nichts Saures. Trinken Sie Milch – wenn überhaupt – nie zum Essen oder zu Obst. Verzichten Sie auf Süßes, es fördert Ama. Das gilt besonders für weißen Zucker. Unterstützen Sie Agni, die Verdauungskraft, mit Gewürzen: Kümmel, Kreuzkümmel, Koriander, Fenchelsamen, Ingwer. Verwenden Sie Salz so sparsam wie möglich. Würzen Sie nicht scharf; das vermehrt Pitta. Und dieses Dosha ist bei akuter Entzündung immer erhöht. Wer gern scharf ißt, muß einen Zusammenhang mit der Entzündung zumindest erwägen. Kochen Sie keinesfalls in Aluminiumtöpfen und benutzen Sie keine Aluminiumfolien im Haushalt! Metallpartikel können in das Essen übergehen und erleichtern Stoffwechselschlacken die Anbindung im Körper. Eine Entschlackung ist dann problematischer.

### Tips für den Lebensstil

Die Hauptmahlzeit liegt am Mittag in der Verdauungsphase zwischen 12 und 14 Uhr. Danach gehen Sie täglich spazieren und legen sich – wenn möglich – 10 bis 30 Minuten auf die linke Seite, so entlasten Sie Leber und Gallenblase im rechten Oberbauch. Aber schlafen Sie nicht ein! Diese Bewegungs- und Ruhephase nach dem Essen stärkt die Verdauung. Stellen Sie das Rauchen ein, und trinken Sie keinen Alkohol. Wem das unrealisierbar erscheint, sollte über das Thema Eigenverantwortung und Fremdbestimmung durch Suchtverhalten nachdenken. Ayurveda bietet keine Pille für jede Krankheit. Die Selbstheilungskräfte sollen aktiviert werden; das geht nicht, wenn Sie gleichzeitig den Körper überfordern und mit Giften belasten.

## Arthrose

Die degenerative, nicht entzündliche Gelenkerkrankung wird von Vata ausgelöst. Der Fachbegriff heißt Sandhi Vata. Die Gelenke sind blockiert; damit ist ihre Beweglichkeit eingeschränkt. Die klassischen Vata-Eigenschaften trocken, rauh und nicht schleimig haben die einstmals gut geschmierten Gelenke ausgetrocknet: Gelenkschmiere fehlt, die Knochen reiben schmerzhaft aufeinander. Jede Bewegung erhöht die Schmerzen, nur Ruhe lindert. Ist die Arthrose diagnostiziert, muß sofort Vata abgebaut werden. Zudem sollten Sie versuchen, die reduzierte Geschmeidigkeit in den Gelenkkapseln wieder aufzubauen.

Diese Gelenkerkrankung ist chronisch. Sie ist mit dem Alterungsprozeß, Abnutzung und Verschleiß der Gelenke verbunden. Übergewicht fördert Arthrose. Betroffen sind hauptsächlich jene Gelenke, die viel tragen müssen – allen voran die Knie. Sprechen Sie die notwendige Behandlung mit einem Facharzt ab.

### Begleitende Behandlung

*Medikament:* Weihrauch wirkt fettreduzierend, entzündungshemmend sowie antiseptisch. Er ist bei allen Gelenkbeschwerden zu empfehlen. Besorgen Sie sich in der Apotheke Tabletten aus Trockenextrakt (H 15), die Sie nach Dosierungsvorschrift einnehmen.

*Gewicht reduzieren:* Bei Übergewicht hilft die indische Myrrhe, sie baut Fett ab und verjüngt. Sie heißt in Hindi Guggul und ist Bestandteil ayurvedischer Präparate, die Sie über den Versandhandel oder Apotheken erhalten. Sie nehmen die Tabletten nach Packungsanweisung oder 1 gestrichenen TL des reinen Pulvers täglich.

*Scharfe Packungen:* Gerade im Anfangsstadium haben sich tägliche Packungen bewährt. Verrühren Sie 1 TL gemahlenen Kardamom, 1 TL Cayennepfeffer mit 3 EL Honig und 1 TL Nelkenöl. Cremen Sie die schmerzenden Gelenke großzügig ein, und lassen Sie die Packung 1 Stunde einziehen. Ein Stück Plastikfolie darüber verhindert die Beschmutzung der Wäsche und hält die Wärme. Cayennepfeffer erhitzt die Haut und baut Vata ab. Kardamom unterstützt die Vata-Reduktion, da es alle Doshas verringert. Außerdem gilt er als süß – ein Geschmack, der bei viel Vata empfohlen wird.

*Wärme:* Ölmassagen und heiße Vollbäder helfen. Sie können sich selbst zwei- bis dreimal wöchentlich mit angewärmtem Sesamöl massieren, wobei Sie die schmerzenden Gelenke dick einölen. 30 Minuten später folgt ein warmes Bad bei 36 bis 38°C.

*Einläufe:* Vata bauen Sie effektiv mit Sesamöleinläufen ab. Führen Sie alle 14 Tage 10 bis 20 ml Sesamöl nach dem Stuhlgang mit Hilfe eines Klistiers ein. Dieser Einlauf nährt den Darm und führt nicht ab. Wassereinläufe – auch mit Pflanzenabkochungen – beeinflussen Vata nicht, sondern reinigen lediglich den Dickdarm.

*Öl:* Die schmerzenden Gelenke massieren Sie mit wenig Terpentinöl. Das

Öl enthält das Harz Pinus longifolia, es verringert Vata. Reiben Sie die Gelenke auch mit Senföl ein; es hilft, eingelagertes Ama auszuleiten. *Bäder:* Angenehm und schmerzlindernd ist ein Brennesselvollbad. Dazu setzen Sie morgens 2 Handvoll frische oder 3 bis 4 EL getrocknete Brennesselblätter mit 1 l kaltem Wasser an. Abends kochen Sie den Kaltansatz einmal auf, seihen ab und gießen ihn in ein warmes Vollbad. Bitte beachten Sie, daß ein Brennesselbad nur empfohlen wird, wenn keine akute Entzündung vorliegt! Zusätzlich trinken Sie täglich 2 Tassen Brennesseltee über einen Zeitraum von 3 bis 4 Wochen. Vorsicht: Brennesseltee treibt und ist bei eingeschränkter Nierentätigkeit untersagt!

### Ernährungsempfehlungen

Nehmen Sie langsam ab, und erhöhen Sie Vata dabei nicht weiter. Das geschieht leider bei einer Gewichtsabnahme gewöhnlich. Die Ernährungsempfehlungen orientieren sich an den für Vata empfohlenen Richtlinien (Seite 91 ff.)
Sinnvoll sind alle wasserhaltigen Gemüsesorten wie Okras oder Auberginen, Gurken, Spargel, Tomaten. Ein ideales Gemüse sind Mungbohnen, die das Körpergewicht reduzieren, ohne Vata zu beeinflussen. Würzen Sie viel mit Bockshornkleesamen und -blättern. Essen Sie nichts Schweres.

## Atembeschwerden

Bei Beschwerden mit der Atmung ist die Ursache entscheidend. Vielleicht ist die Luftröhre blockiert, vielleicht ist die Luftverschmutzung in Ballungszentren oder Industriegebieten Schuld. Oder es handelt sich um eine von Vata verursachte Störung. Vata sitzt unter anderem im Dickdarm und wird auf natürlichem Weg nach unten ausgeschieden. Ist aber der Darm verstopft oder der Bauchraum blockiert, zirkuliert Vata im Bauch und muß in eine andere Richtung entweichen. Drängt es nach oben in die Atemwege, stört es das dort immer vorhandene Vata und den Atemfluß. Atembeschwerden folgen.
Zwischen Zwerchfell und Luftröhre wandert ständig Prana, die Lebensenergie auf und ab. Sie darf nicht mit dem Sauerstoff verwechselt werden. Steigt Prana, entweicht mit ihm die verbrauchte Luft aus den Lungen; sinkt es, so entsteht ein Vakuum im oberen Atemtrakt, frischer Sauerstoff fließt in die Luftröhre und von dort in die Lungenflügel. Eingeatmete Staubpar-

tikel blockieren diesen gleichmäßigen Fluß. Auch extremes Übergewicht stört: Es drückt auf die inneren Organe und schränkt die Lungen ein. Die Folge ist ein mühsames Hecheln bei längerem Gehen oder Treppensteigen.

### Behandlung

*Tee:* Borretsch vertreibt Atembeschwerden und lindert sogar Asthma. 2 EL frische Blätter werden mit 1/4 l Wasser als Tee übergossen. Kochen Sie täglich zwei- bis dreimal Tee aus 2 TL Alantwurzeln und 1/4 l kochendem Wasser; Alant hilft bei Atembeschwerden und Husten, zudem verringert das Kraut Vata. Alant dürfen Sie im Verhältnis 2 zu 1 zu 1 mit Süßholz und Ingwer mischen. Trinken Sie Süßholztee nicht länger als 1 Woche; er erhöht den Blutdruck. In dieser Zeit verzichten Sie auf Salz. *Gewicht reduzieren:* Ist Übergewicht die mögliche Ursache, muß es abgebaut werden. Aber langsam – sonst steigt Vata weiter! Bitte informieren Sie sich unter dem Stichwort »Übergewicht«.

## Augenbeschwerden

Brennende und trockene Augen deuten auf erhöhtes Pitta. Kühlende Heilpflanzen helfen jetzt. Wenn die Augenbeschwerden im Zusammenhang mit einer Erkältung, Überarbeitung, langem Lesen, viel Computerarbeit stehen und keine Augenerkrankung vorliegt, versuchen Sie erste Maßnahmen selbst. Das gilt auch für Augenbrennen durch Luftverschmutzung. Plagen die Beschwerden tagelang, suchen Sie einen Augenarzt auf.

### Behandlung

*Überforderte Augen pflegen:* Rizinusöl beruhigt überforderte Augen und baut Ablagerungen im Auge ab. Es reduziert Kapha. Bei regelmäßiger Anwendung wird das Weiß im Auge wieder klar. Sie träufeln 2 Tropfen abends in jedes Auge. – 1 Tropfen Mandelöl hilft ebenfalls, denn es nährt überforderte Augen.

*Medikament:* Mischen Sie bei überanstrengten Augen eine Paste aus 3 Teilen Trifala, 1 Teil pulverisiertem Süßholz mit so viel Honig, daß sich das Pulver gut verbindet. Rühren Sie noch 1 TL Ghee unter, und schlecken Sie täglich 1 TL von der Paste. Die fertig zu kaufende Trifala-Mischung

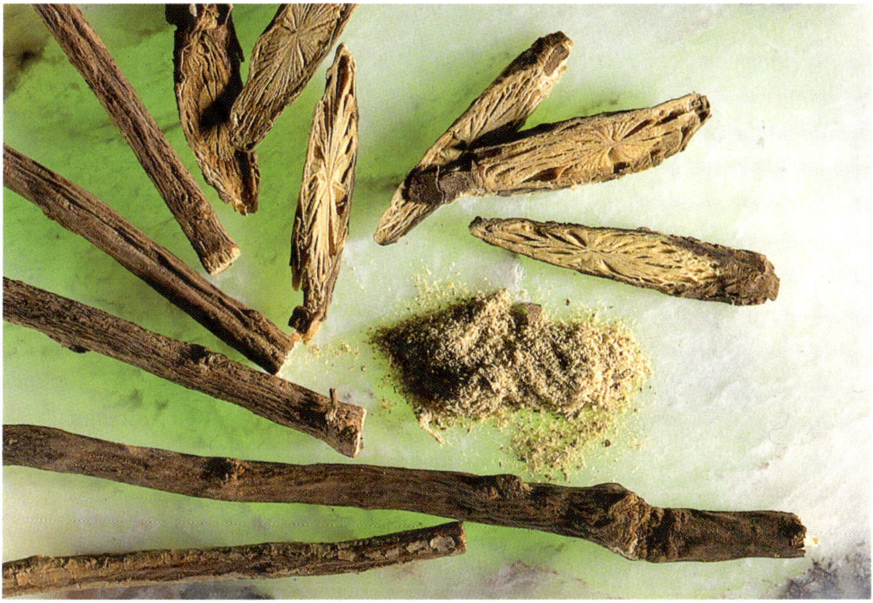

1   Süßholz

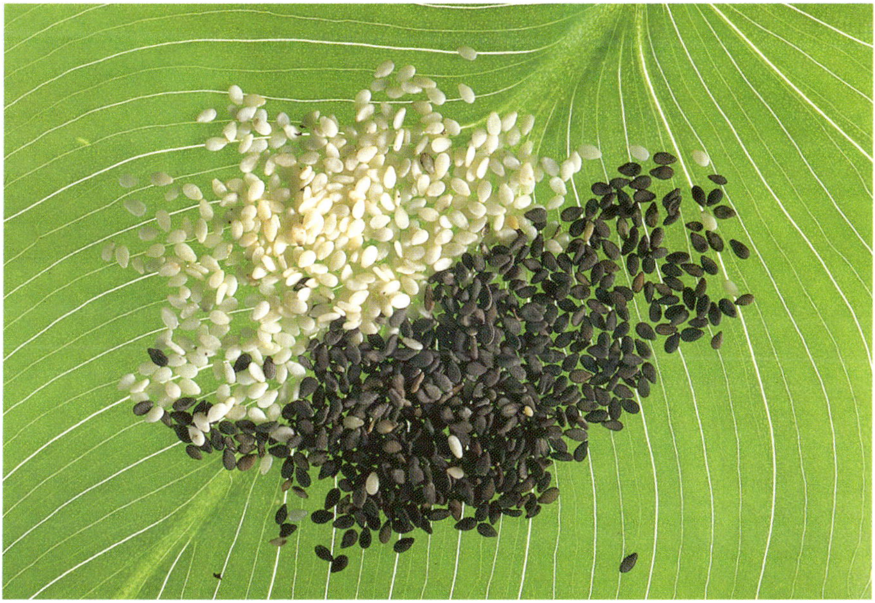

2   Heller und dunkler Sesam

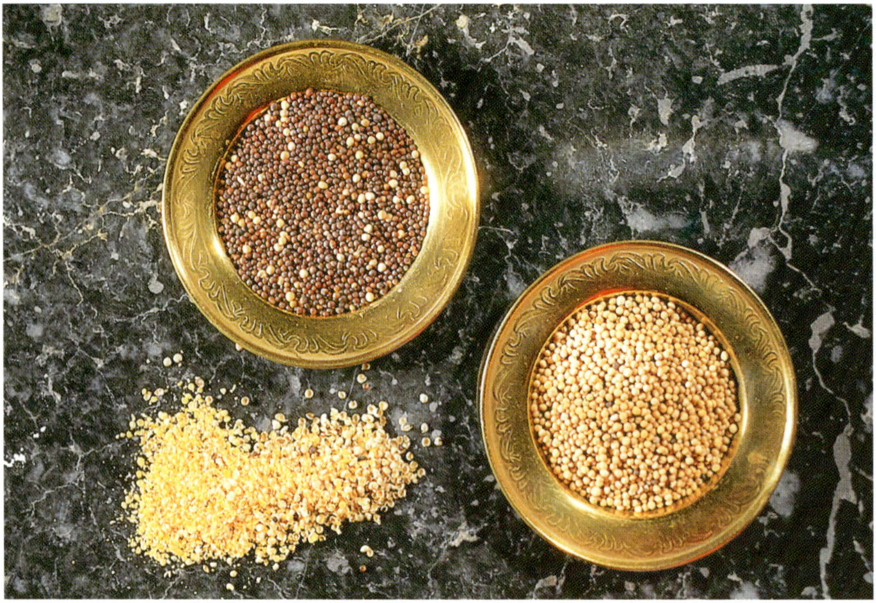

3  Brauner und gelber Senfsamen

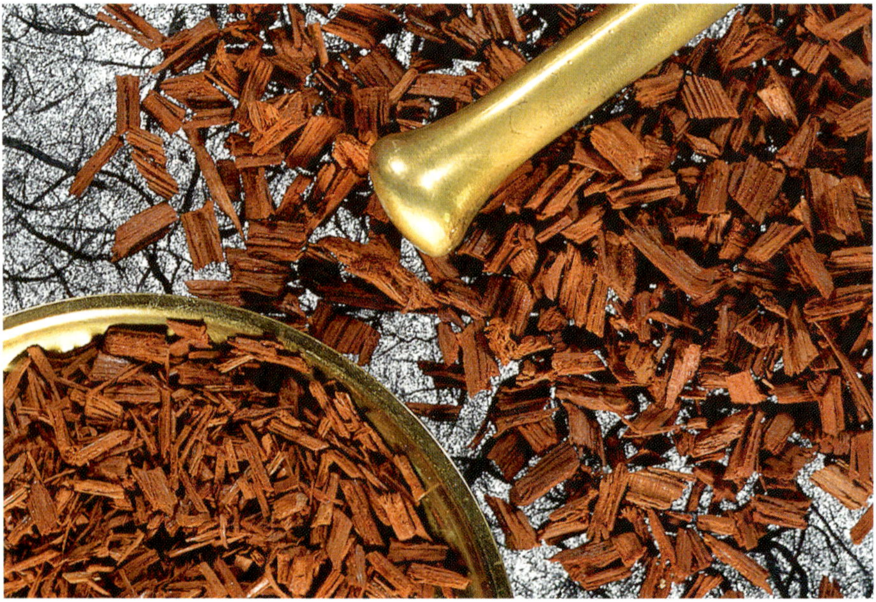

4  Sandelholz

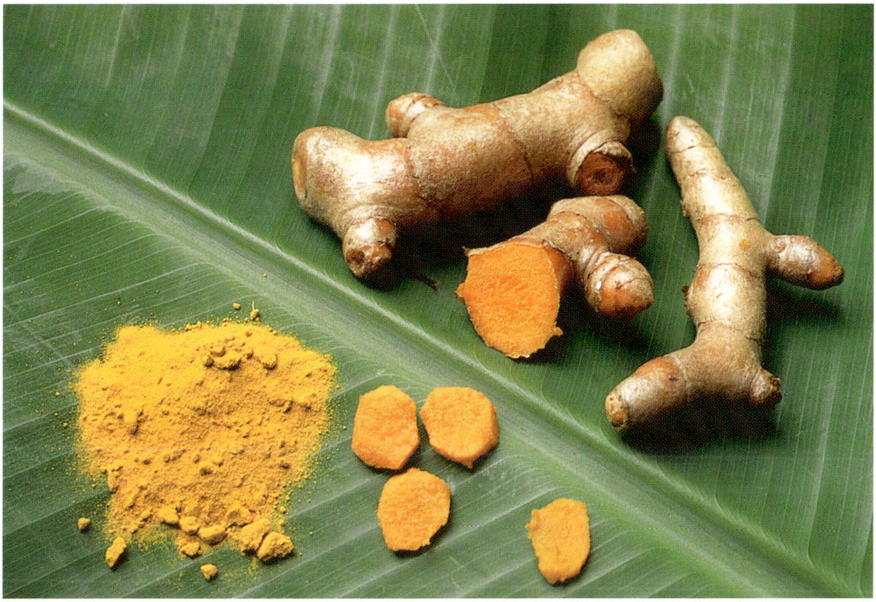

5    Kurkuma (Gelbwurz)

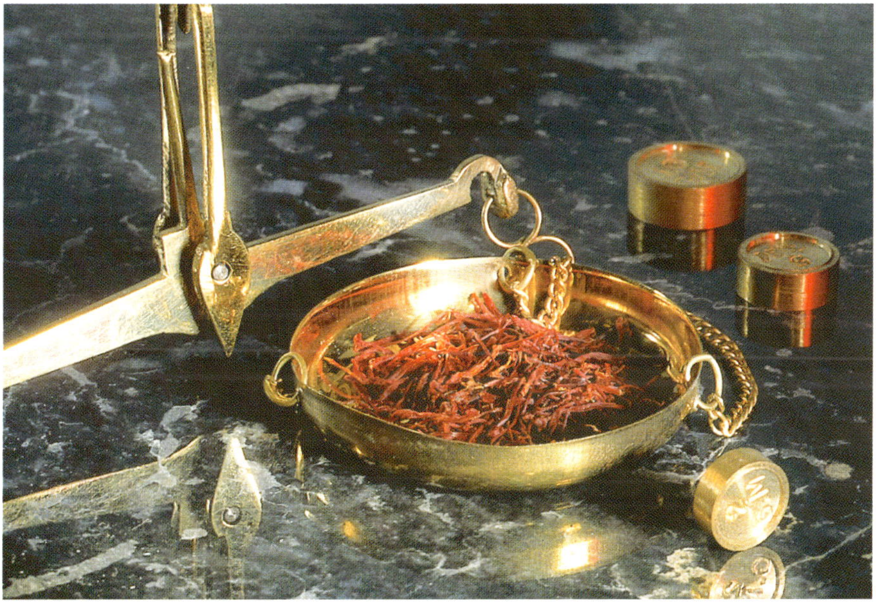

6    Safran

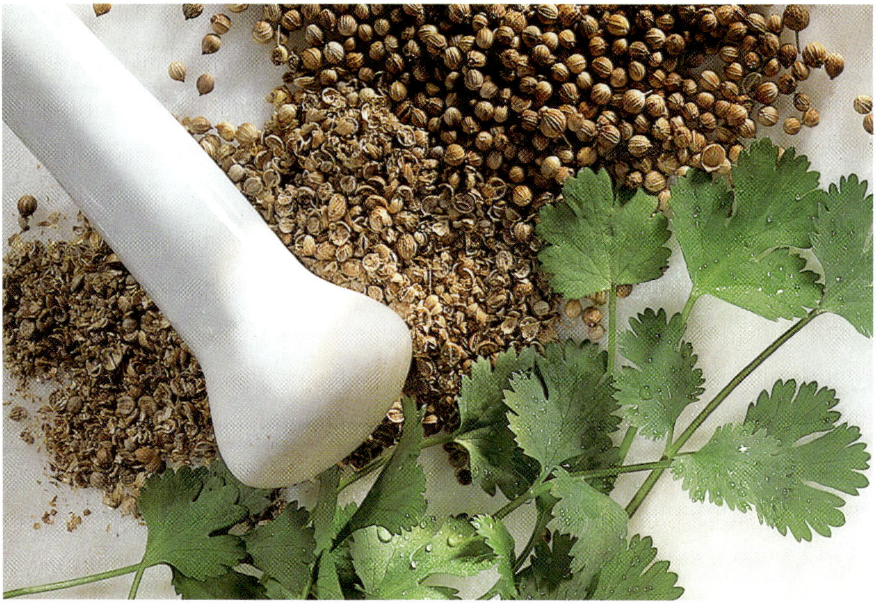

7 Koriandergrün/-samen

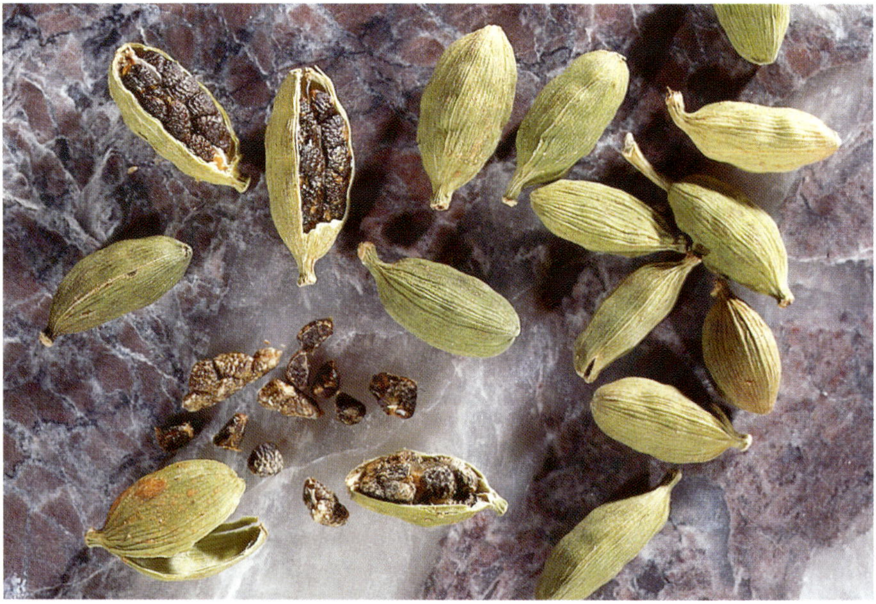

8 Grüne Kardamonkapseln

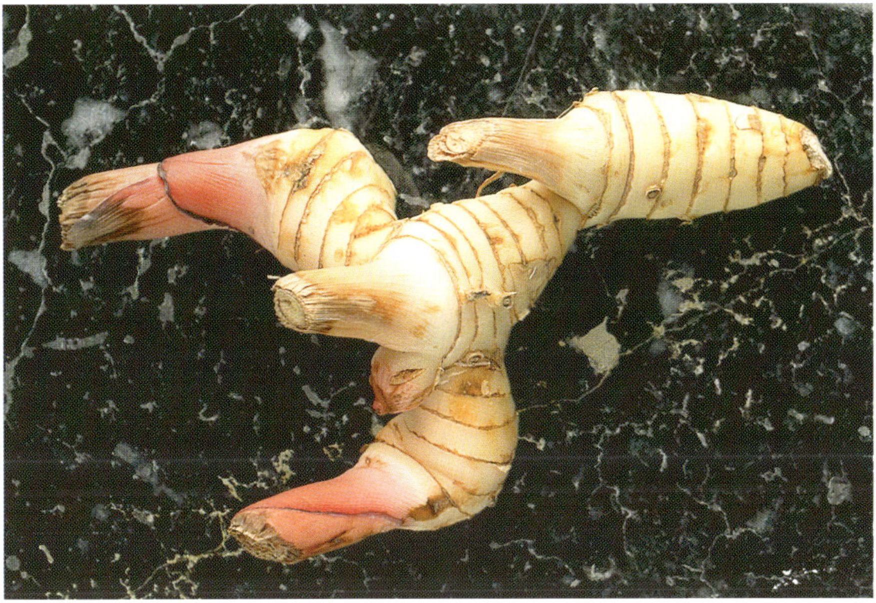

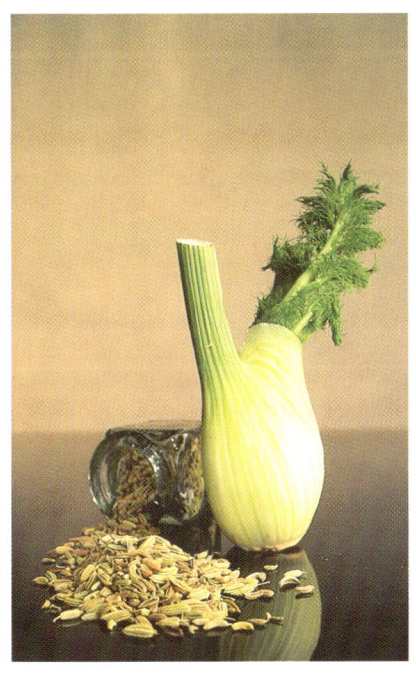

9   Galgant

10   Fenchelsamen und Fenchel

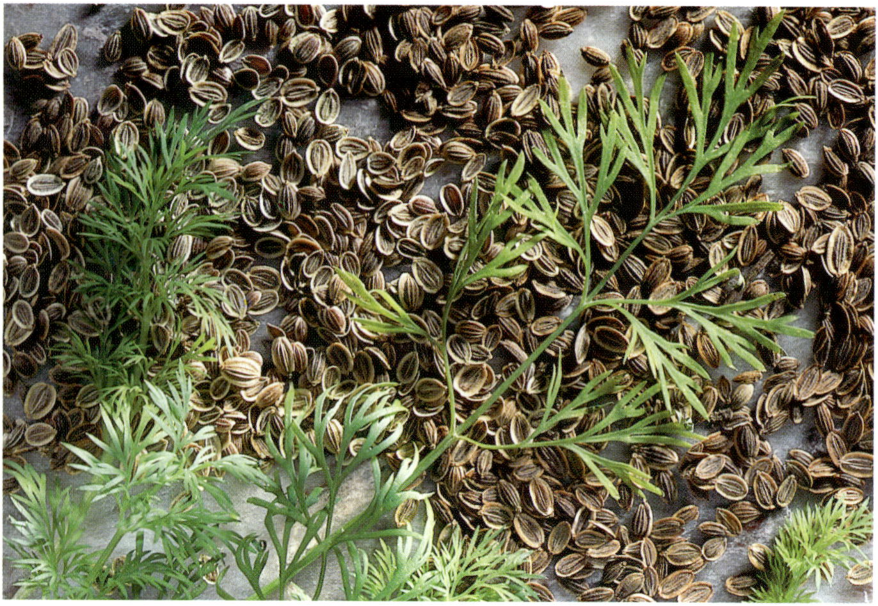

11 Dillsamen/-spitzen

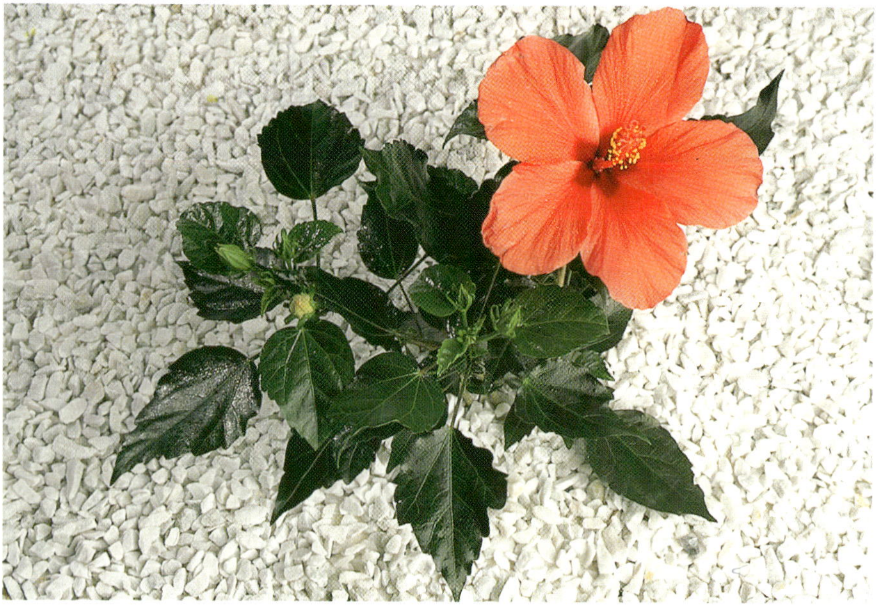

12 Eibisch mit Blüte

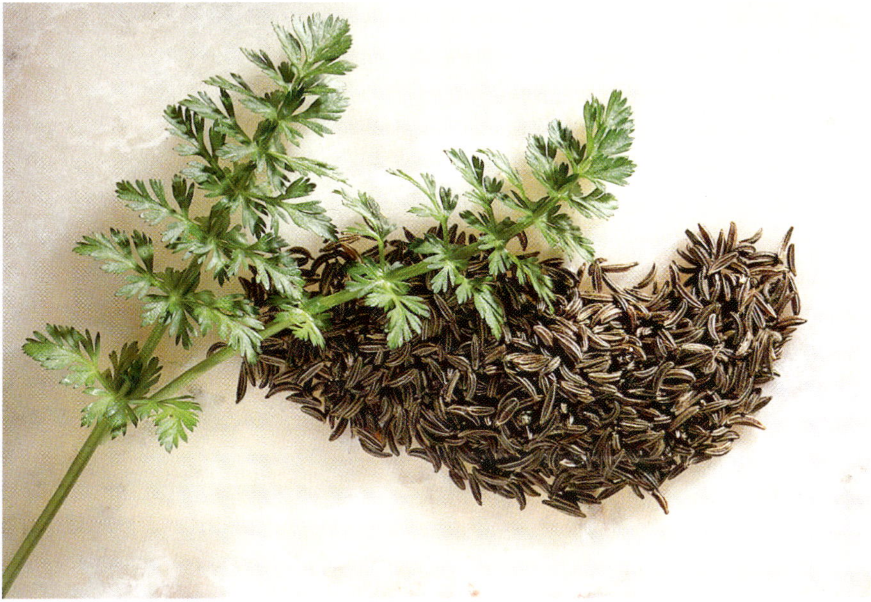

13 Kümmel

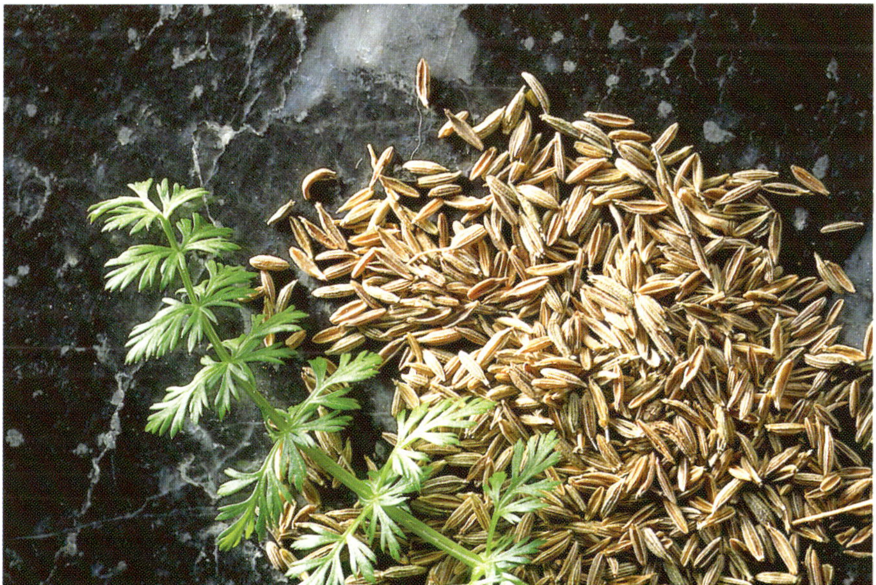

14 Kreuzkümmel

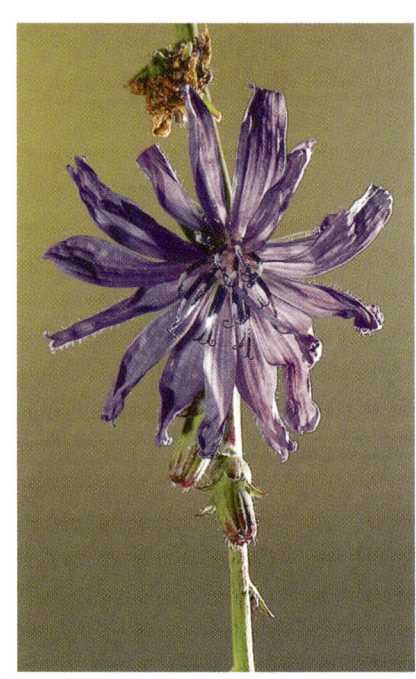

15    Wegwarte

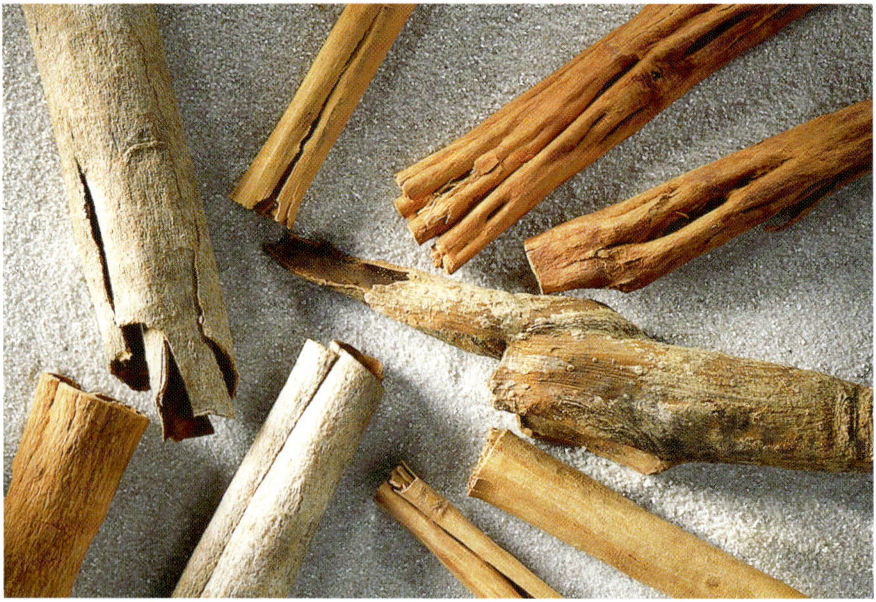

16    Zimtstangen

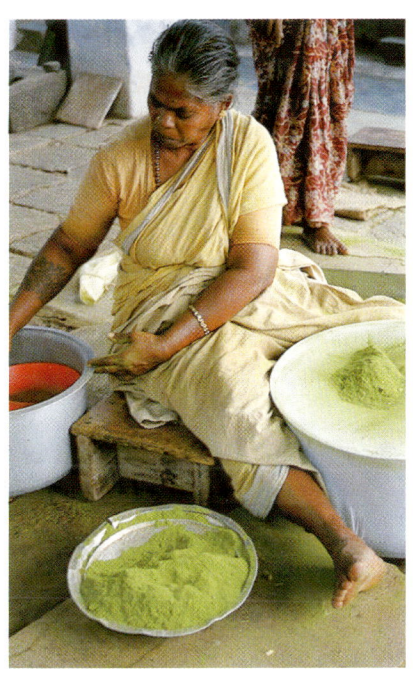

17 Assistentin eines Ayurveda-Arztes
beim Zubereiten von
Heilpflanzenpulver

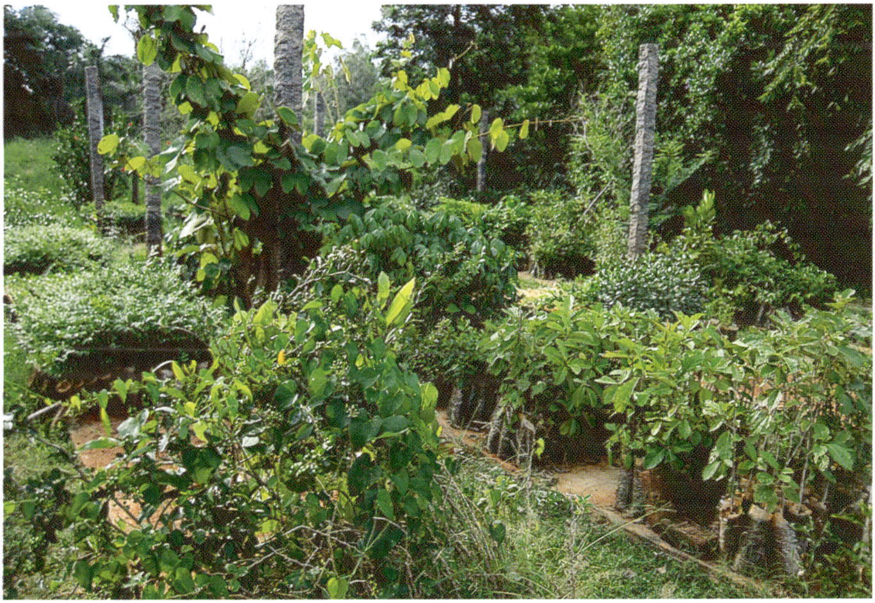

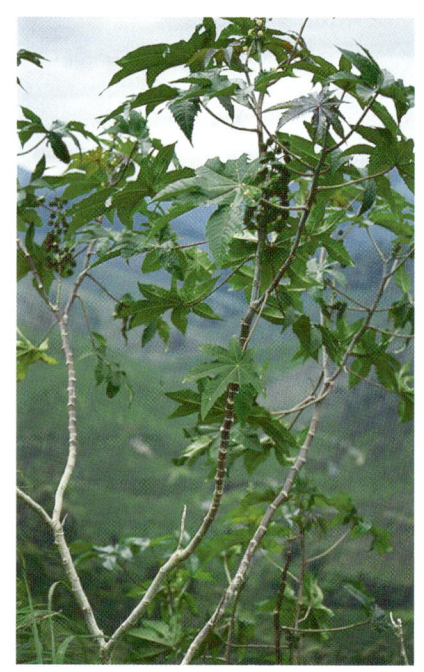

19   Rizinus

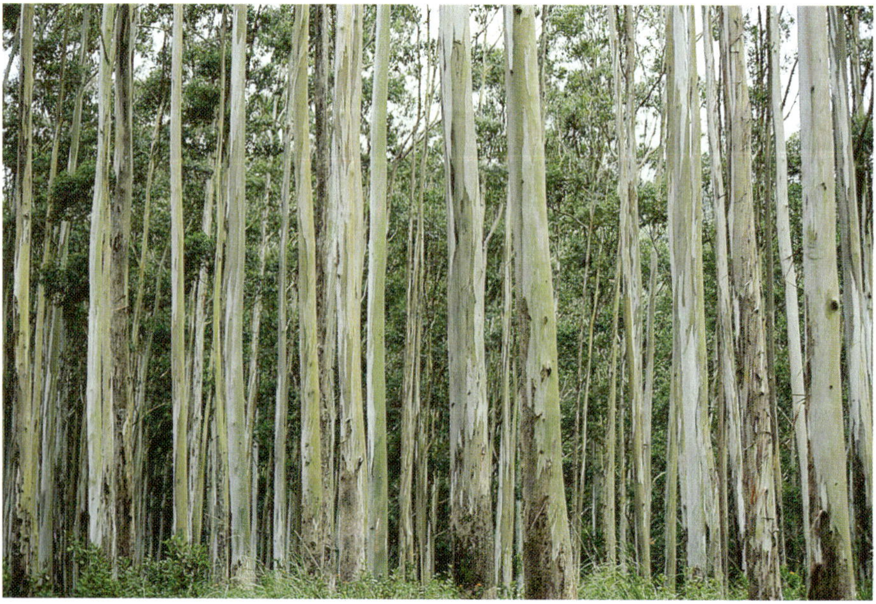

20   Zedern

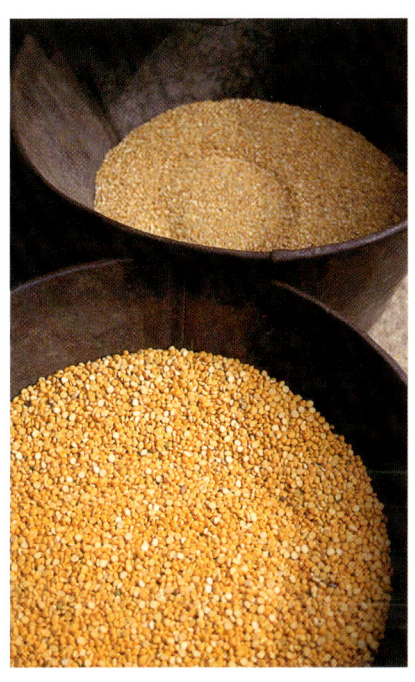

21 Ungeschälter Reis und
gelbe Mungbohnen

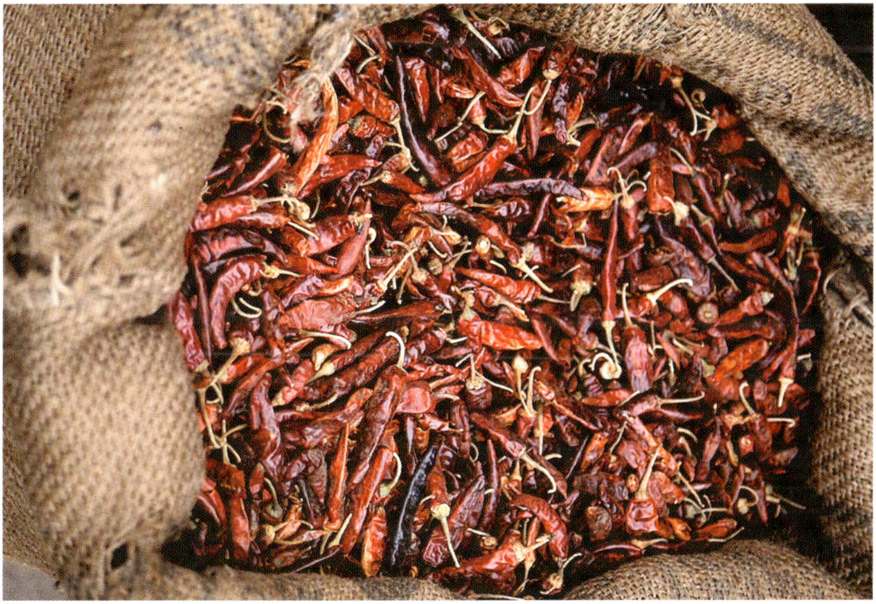

22 Chili

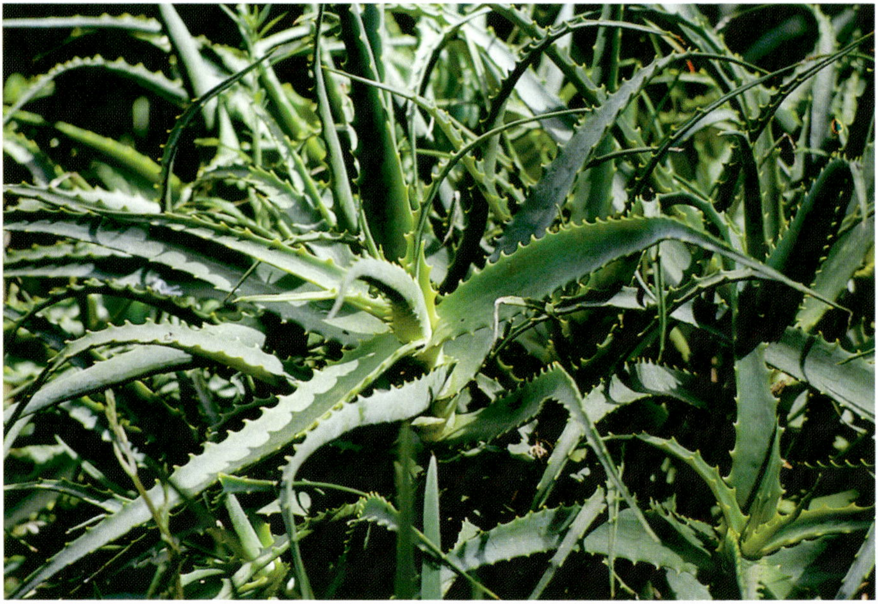

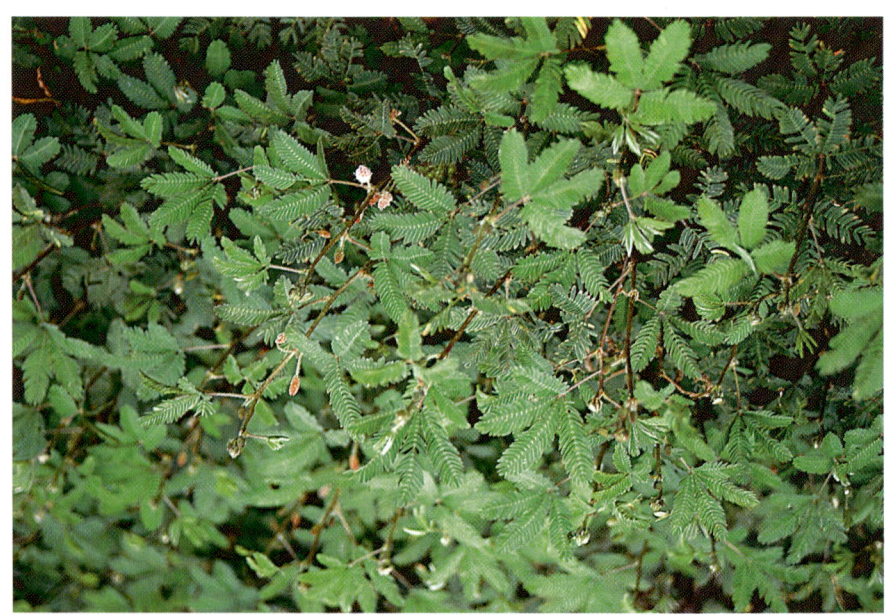

23   Aloe vera

24   Mimose

ist extrem vitaminreich; Süßholz befeuchtet und kühlt die Augen. Nehmen Sie Süßholz nicht länger als 1 Woche; es erhöht den Blutdruck. In dieser Zeit verzichten Sie auf Salz.

*Brennende Augen:* Nach anstrengender Schreibtischarbeit, langem Lesen oder stundenlangem Arbeiten am Computer brennen die Augen leicht. Da hilft ein Bad mit kühlem, klarem Wasser oder reinem Rosenwasser aus der Apotheke. Lassen Sie kühles Wasser aus der hohlen Hand in das geöffnete Auge fließen. Anschließend träufeln sie in jedes Auge 3 Tropfen Rosenwasser. Sie können auch eine Augenwanne (aus der Apotheke) verwenden.

*Entzündete Augen eincremen:* Äußerliche Entzündungen cremen Sie mit Ghee ein. Die Behandlung reduziert das bei Entzündungen erhöhte Pitta im Augenbereich und glättet gleichzeitig die empfindliche, dünne Haut um die Augen. Ghee ist auch bei Bindehautentzündung zusätzlich zur augenärztlichen Behandlung zu empfehlen. Es kühlt und löst die gegenteilige Eigenschaft vom heißen Pitta aus.

*Entzündete Augen waschen:* Waschen Sie gerötete, entzündete Augen mit einer entzündungshemmenden Abkochung von Koriander. Sie kochen 1 EL Koriandersamen in 150 ml Wasser auf 1/4 ein, seihen ab und tauchen ein nicht fusselndes Stofftaschentuch in die lauwarme Flüssigkeit. Damit waschen Sie mehrmals täglich die Augenlider und fahren sanft von außen an den Wimpern entlang Richtung Nase.

*Aloe vera:* Entzündungshemmend wirkt auch Aloe vera. Cremen Sie das Gel pur oder mit Rosenwasser vermischt außen um das Auge; es darf dabei nicht in die Augen gelangen.

### Augenübung

Stärken Sie täglich die Augen mit einer Übung: Dazu setzen Sie sich aufrecht und entspannt auf einen Stuhl, die Beine sind leicht gegrätscht, die Füße stehen fest auf. Schließen Sie die Augen, und drücken Sie mit beiden Zeigefingern gleichzeitig kurz, aber fest die folgenden Druckpunkte im Gesicht:

- auf Augenhöhe links und rechts gegen die Nase
- links und rechts kurz oberhalb der Nasenflügel
- in der Mitte unter den Tränensäcken
- links und rechts außen neben den Augen am Beginn der Augenhöhle
- in der Mitte über den Augen, unter den Brauen

Drücken Sie einmal täglich in dieser Reihenfolge fünfmal alle fünf Punkte jedes Auges. Die kleine Übung verbessert die Durchblutung der Augenpartie und stärkt damit die Sehkraft.

### Tips für den Lebensstil

Bedenken Sie bei allen Sehstörungen und Augenerkrankungen, daß die empfindlichen Augen Ruhepausen benötigen. Wechseln Sie zwischen Nah- und Fernsicht immer wieder ab. Das bedeutet, daß Sie beim Lesen oder bei der Bildschirmarbeit regelmäßig für einige Sekunden den Blick in die Weite richten. Dann ermüden die Augen bei stundenlang gleicher Tätigkeit nicht so rasch. Ebenfalls wichtig ist frischer Sauerstoff und der täglicher Aufenthalt im Freien. Das gilt ganz besonders für alle, die in klimatisierten oder geheizten Räumen und bei künstlichem Licht arbeiten.

## Ausfluß

Ist der natürliche Bakterienhaushalt in der Scheide gestört, fällt vermehrter Ausfluß auf. Ohne Juckreiz, Schmerzen und unangenehmen Geruch ist er harmlos und leicht zu kurieren. Bei einem Verdacht auf eine Infektion, bei Brennen, Jucken und Verfärbung des Ausflusses, gehen Sie zum Frauenarzt.

### Begleitende Behandlung

*Milchwaschung:* Sie waschen die Scheide außen und innen mit unbehandelter Rohmilch (aus dem Reformhaus). Ihre natürlichen Bakterien normalisieren Irritationen der gesunden Bakterienflora. Das gleiche leistet Joghurt/Bioghurt mit lebenden Bakterienstämmen – kein wärmebehandelter.

*Milchprodukte:* Essen Sie reichlich naturbelassenen Joghurt, und trinken Sie täglich Rohmilch. Beides baut die gesunde Scheidenflora wieder auf.

*Kokosöl:* Ist die Schleimhaut gereizt und brennt, lindert aufgetragenes Kokosöl die lokalen Beschwerden. Es kühlt.

# Bauchschmerzen

Unspezifische Bauchschmerzen können mit einer Vata-Ansammlung im Bauchraum zusammenhängen. Vata sitzt unter anderem im Dickdarm. Beachten Sie bei Kindern, daß sie gern jegliche körperliche Beschwerden in den Bauch schicken und nicht genau lokalisieren.»Mama, ich hab Bauchweh!«kann alles bedeuten.

### Behandlung

*Minztee:* Nutzen Sie die natürliche Heilkraft der roten Minze, sie entkrampft. Das hilft bei unspezifischen Bauchschmerzen. Brühen Sie sich mehrmals täglich 1 Tasse Tee aus frischen Blättern: 5 bis 7 Blätter für 1 große Tasse.

*Kalmus:* Die scharfen und erhitzenden Wurzeln vertreiben Bauchschmerzen, Blähungen und Völlegefühl. Kinder bekommen nicht mehr als 200 mg täglich, Erwachsene nehmen 500 mg pulverisierte Kalmuswurzeln in warmem Wasser aufgelöst. Sie teilen die Menge in 2 Portionen auf.

# Beulen

Bei Kindern sind Beulen etwas ganze Selbstverständliches. Doch die Anschwellung schmerzt und schränkt die Bewegung ein, besonders wenn die Knie betroffen sind.

### Behandlung

*Eibisch:* Eine Paste aus Eibisch hilft bei Beulen. Weichen Sie 1 EL Eibischsamen und 2 bis 3 EL getrocknete Eibischblätter in warmem Wasser ein, und verarbeiten Sie sie 1 Stunde später im Mörser zu einer Paste, die Sie auf die Beule streichen. Darüber kommt ein großes Pflaster oder ein dünner Mullverband. Die Paste erneuern Sie drei- bis viermal täglich.

# Blähungen

Wenn sich während der Verdauung Vata im Bauchraum sammelt, folgen Völlegefühl und Blähungen; auch Bauchkrämpfe sind möglich. Erhitzende Kräuter und Gewürze helfen: Galgant, Kalmus, Kreuzkümmel, Thymiansamen und die Küchenkräuter Basilikum, Beifuß, Dill oder Majoran.

### Behandlung

*Gewürztee:* Mischen Sie die kleinen Körner aus 10 grünen Kardamomkapseln mit 1 EL Fenchelsamen und 1 gehäuften EL getrockneten Ingwerstückchen oder -pulver. Bewahren Sie die Mischung lichtgeschützt und trocken auf – am besten in einem braunen Glas im Küchenschrank. Bei Bedarf nehmen Sie 1 TL der Mischung und kochen ihn mit 1 großen Tasse Wasser auf; er zieht 10 Minuten und wird dann abgeseiht. Trinken Sie den Blähungstee warm. Bei hartnäckigen Beschwerden bereiten Sie sich täglich 3 Tassen.

*Ingwertee:* Eine Mischung aus Ingwer, Anis und Kardamom lindert Blähungen. Kochen Sie 1 TL feingeschnittene, frische Ingwerstifte, 1 TL Anissamen und 5 ganze, grüne Kardamomkapseln mit 1/2 l Wasser einmal auf, lassen Sie den Tee dann 10 bis 15 Minuten ziehen, und trinken Sie ihn abgeseiht noch warm.

*Samen:* Knabbern Sie 1/2 TL Thymian- beziehungsweise Dillsamen morgens und abends, oder kochen Sie 1 TL Samen 10 Minuten in 1/4 l Wasser. Trinken Sie 3 Tassen abgeseiht täglich warm. Die frische Thymianpflanze hat nicht die gleiche Wirkung!

*Gewürzmischung:* Hingvastaka Churna (Seite 139) nehmen Sie bei Blähungen unmittelbar vor dem Essen.

*Asafoetida:* Vermischen Sie 1 Messerspitze Asafoetida mit 1 TL Ghee, und lutschen Sie die Mischung langsam. Da das nicht jedermanns Geschmack entspricht, sollte man dieses Rezept vorsichtig ausprobieren und Kinder nicht damit behelligen. Es hilft bei Blähungen auch, Asafoetida ins Essen zu geben: pro Portion 1 Prise. In Gemüsegerichten schmeckt das scharf riechende Gewürz, das im Deutschen nicht zu Unrecht den Beinamen Teufelsdreck trägt, gut.

*Borretsch:* Die grüne Gewürzpflanze wirkt blähungstreibend. Kochen Sie aus 5 bis 8 Blättern und 1/4 l Wasser einen Tee, den Sie täglich trinken.

*Bauchmassage:* Massieren Sie den Unterleib sanft mit Sesamöl; das schwere, warme Öl baut Vata ab und beruhigt den Darm.

### Ernährungsempfehlungen

Essen Sie nichts Herbes, es kann Blähungen verursachen. Meiden Sie Rohkost, Salate oder rohe Speisen und alles schwer Verdauliche wie Kohl, Fett, Fleisch, Fisch, Eier und Käse. Sie verursachen weitere Blähungen. Geben Sie regelmäßig frische Basilikumblätter an das Essen, auch auf Suppen und in Gemüsegerichte; sie helfen der Verdauung.

## Blasenentzündung

Der Harndrang ist groß, doch nur winzige Mengen Urin fließen mit brennenden Schmerzen ab – die klassischen Symptome einer Blasenentzündung. Ayurvedisch betrachtet ist bei der Entzündung Pitta erhöht. Je mehr die Blasenentleerung schmerzt, um so mehr ist auch Vata gestiegen.

### Behandlung

*Wermut:* Harntreibend wirkt der echte Wermut. Trinken Sie täglich Tee von 1/2 TL getrockneter Blätter und 1/4 l kochendem Wasser. Die Blätter ziehen nur 10 Sekunden; oder brühen Sie 1 EL frische Blätter 1 Minute lang auf. Beifußtee hilft ebenso.

*Süßholz:* Trinken Sie Süßholztee, solange die typischen brennenden Schmerzen beim Urinieren plagen. Kochen Sie dreimal täglich aus 2 TL feingeschnittenem oder 1/2 TL pulverisiertem Süßholz 1 große Tasse. Der Tee zieht 5 bis 10 Minuten. Trinken Sie Süßholztee nicht länger als 1 Woche; er erhöht den Blutdruck. In dieser Zeit verzichten Sie auf Salz.

*Schmerztee:* Koriander- und Eibischtee lindern die brennenden Schmerzen beim Wasserlassen. Überbrühen Sie 1 TL Koriandersamen oder 2 TL Eibischblätter mit 1/4 l kochendem Wasser, lassen Sie den Tee 10 Minuten ziehen, und seihen Sie dann ab.

*Gewürzpaste:* Verschafft Tee allein keine Linderung, rösten Sie 1 EL Hemidesmus-Wurzelstückchen mit 1 TL Kreuzkümmelsamen trocken in einer Pfanne an, zermahlen sie anschließend in einer elektrischen Kaffeemühle und mischen mit 1 EL braunem Rohrzucker und 1 bis 2 TL Ghee daraus eine Paste. Davon lutschen Sie zweimal täglich 1 TL.

*Zwiebel:* Die Schmerzen beim Wasserlassen reduziert die Küchenzwiebel. Essen Sie täglich 1 mittelgroße, gedünstete Zwiebel fein gehackt mit etwas Zitronensaft. Süße Zwiebeln mit saurem Zitronensaft reduzieren Vata, das an allen Schmerzen beteiligt ist.

*Feuchte Wärme:* Legen Sie bei anhaltenden Schmerzen zweimal täglich 1/2 Stunde eine Wärmflasche in ein nasses Tuch gewickelt auf den Unterbauch. Längere Beschwerden deuten auf erhöhtes Vata. Bei einer reinen Pitta-Ansammlung, wie sie typisch für akute Entzündungen ist, bekommt Wärme nicht.

*Bewegung:* Die Heilung unterstützen regelmäßige Spaziergänge; auch wenn das zunächst unmöglich erscheint. Sie sollten bei einer Blasenentzündung nicht zuviel sitzen.

### Ernährungsempfehlungen

Solange die Entzündung anhält und die ersten Wochen danach, muß die Ernährung vorrangig Pitta abbauen (Seite 93 f.). Essen Sie süßes, reifes Obst, süße Gemüsesorten wie Karotten, Mais, Erbsen, Zuckerschoten. Auch alle Kürbisarten sind empfehlenswert. Grüne Blattgemüse, Tomaten, Bohnen und Hülsenfrüchte sollten während der Blasenentzündung dagegen gemieden werden. Würzen Sie mild, und kochen Sie salzlos. Saures, Fleisch, Fisch, Eier und Käse sind ebenso verboten wie alle säuerlichen Milchprodukte.

## Hoher Blutdruck

Jugendliche und Erwachsene haben einen gesunden Blutdruck, wenn die Werte zwischen 110/80 und 140/90 mm Hg (Millimeter Hydrargyrum = Quecksilber) liegen. Ab dem 60. Lebensjahr sind auch Werte bis zu 160/95 mm Hg normal. Darüber beginnt der Bluthochdruck.

Typisch für den erhöhten Blutdruck sind lange Zeit gar keine Beschwerden – das macht ihn so gefährlich. Erste Anzeichen können Müdigkeit oder Gereiztheit, Schlafstörungen, Schwindel, Herzklopfen und ein Druckschmerz im Kopf durch Blutansammlung sein. Die Ursachen sind nach Aussagen von Schulmedizinern vielfältig: geistige oder körperliche Überforderung, Ärger und Wut sowie Übergewicht, Stoffwechselerkrankungen, Genußgifte, stark salzhaltige Kost, Gefäßverengungen. Zu den Langzeitfolgen zählen Gefäßveränderungen, Herzinfarkt und Schlaganfall. Lassen Sie sich bei einem Verdacht auf Bluthochdruck sofort von einem Internisten untersuchen. Mit ihm sprechen Sie die begleitende Behandlung und eine Ernährungsumstellung ab.

Hohen Blutdruck verursacht ayurvedisch betrachtet gestiegenes Vata; das ist besonders im Alter wahrscheinlich, wenn dieses Dosha prägt. Genauer gesagt reguliert Vyana Vata den Blutkreislauf; es ist bei Bluthochdruck gestört. Vata – das Dosha der Bewegung – sammelt sich bei Streß und Hektik. Es führt zu rauhen, trockenen und verengten Blutgefäßen, die stärker belastet sind. Die Inder nennen Bluthochdruck Rakta Vata; Rakta bedeutet Blut.

### Begleitende Behandlung

*Medikament:* Das ayurvedische Medikament bei zu hohem Blutdruck und allen Durchblutungsstörungen heißt Guggul; Sie erhalten es unter diesem Hindi-Namen rezeptfrei in Apotheken und nehmen es nach Packungsanweisung. Es ist ein rein pflanzliches Präparat aus der indischen Myrrhe, die im Geschmack bitter und scharf ist. Sie erhitzt. Mit dieser Eigenschaft löst sie Ablagerungen in den Blutgefäßen und verbessert die Durchblutung.

*Knoblauch:* Diese Duftknolle ist ideal zur Senkung des Bluthochdrucks. Sie erweitert die Gefäße, stärkt das Herz, senkt den Cholesterinspiegel und Vata. Knoblauch erhitzt. Trinken Sie zweimal täglich 1 Glas frische Buttermilch mit 1/2 rohen, zerquetschten Knoblauchzehe. Auch morgens früh, am besten noch vor Ende der Vata-Zeit um 6 Uhr, senken 1 bis 3 rohe Knoblauchzehen zuverlässig Vata und helfen, den hohen Blutdruck zu drosseln. Gegen den Mundgeruch informieren Sie sich unter diesem Stichwort.

*Ama abbauen:* Steigt der Blutdruck, weil die Blutgefäße durch abgelagerte Kalziumsalze enger geworden sind, ist Ama erhöht. Würzen Sie täglich mit Galgant und Knoblauch, um die Ablagerungen abzubauen. Ama, also Stoffwechselschlacken, in den Blutgefäßen löst Trifala. Nehmen Sie täglich vor dem Frühstück 1 TL Trifalapulver in Wasser oder 1 bis 2 Tabletten.

*Tee:* Hilfreich sind ölig wirkende Heilpflanzen wie die Ackerwinde. Bereiten Sie sich aus 2 TL getrocknetem Ackerwindenkraut und 1/4 l kochendem Wasser täglich Tee, der 10 Minuten zieht.

*Kardamom:* Kauen Sie bei Bluthochdruck und Streß morgens 4 ganze grüne Kardamomkapseln; sie vertreiben als kühlende Heilpflanze die

Hitze – Pitta – aus dem Kopf. Nehmen Sie Kardamom über einen längeren Zeitraum neben einer fachärztlichen Behandlung.

*Gewicht reduzieren:* Bei Bluthochdruck und gleichzeitigem Übergewicht müssen die Pfunde unverzüglich purzeln! Erhöhte Fett- und/oder Cholesterinwerte im Blut lassen den Blutdruck sonst weiter ansteigen.

*Schlafhilfe:* Bei Schlafstörungen schnellt Vata weiter hoch. Das ist für Bluthochdruckpatienten gefährlich. Eine reife Banane mit 1/2 TL gemahlenem Kreuzkümmel fördert abends den Schlaf.

*Ölmassagen:* Gönnen Sie sich wöchentlich eine ayurvedische Ölmassage, oder ölen Sie sich zumindest zweimal wöchentlich abends selbst mit erwärmtem Sesamöl ein.

*Kur:* Eine entscheidende Verbesserung erleben viele Patienten mit erhöhtem Blutdruck nach einer Pancha-Karma-Kur und dosha-orientierter Ernährungsumstellung.

### Ernährungsempfehlungen

Die beste Diät bei hohem Blutdruck sind gekochtes Gemüse und gedünstetes Obst. Kohlenhydrate meiden Sie besser, da sie problematischer zu verdauen sind. Generell gelten die Ernährungshinweise für erhöhtes Vata (Seite 91 ff.). Essen Sie nichts Salziges. Maximal 4 g Salz sind pro Tag erlaubt. Ernähren Sie sich nicht von Fertigprodukten und Konserven, da in ihnen versteckte Salze schlummern. Sie können das Blut verdicken; anschließend steigt der Blutdruck weiter.

Fette, ganz besonders mit hohem Anteil gesättigter Fettsäuren, sind verboten. Wenig Ghee ist dagegen erlaubt. *Vorsicht:* Würzen Sie bei hohem Blutdruck nicht mit Nelken; sie erhöhen den Blutdruck!

### Tips für den Lebensstil

Ist der Blutdruck bei Patienten mit hektischem Lebensstil diagnostiziert, haben ihn Streß, Überforderung, Ärger verursacht. Dann ist Pitta zusätzlich erhöht. Die Betreffenden müssen ihren Arbeits- und Lebensstil ändern und die Ernährung auf Pitta (Seite 93 ff.) umstellen. Der Blutdruck sinkt in vielen Fällen allein dadurch.

Wichtig sind ein ruhiger Lebensstil, reichlich Bewegung zum Kalorienabbau ohne körperliche Anstrengung, Entspannung zur Beruhigung, eventuell Meditation und täglich ausreichend Schlaf.

# Niedriger Blutdruck

Liegen die Blutdruckwerte unter 100/80 mm Hg, spricht man von zu niedrigem Blutdruck. Bei Werten knapp unter diesem Normwert liegt keine Gefahr vor; im Gegenteil ist ein etwas niedriger Blutdruck gesünder, weil er die Gefäße nicht so stark belastet. Erste Anzeichen für einen tatsächlich zu niedrigen Blutdruck sind allgemeines Schwächegefühl, Müdigkeit, Konzentrationsschwierigkeiten, Schwindel und kalte Hände oder Füße. Lassen Sie sich von einem Internisten untersuchen, und sprechen Sie mit ihm die Begleitbehandlung ab.

Nach Ansicht ayurvedischer Ärzte wird der niedrige Blutdruck wie der zu hohe durch eine Vata-Störung verursacht. Nicht selten sind die Patienten extrem schlank und weisen alle körperlichen Vata-Merkmale auf.

### Begleitende Behandlung

*Nahrungsergänzung:* Nehmen Sie über mehrere Monate morgens und abends 1 TL Ashvagandha. Es läßt langfristig den Blutdruck wieder steigen. Aber verwenden Sie Ashvagandha nicht in den heißen Monaten Juli bis August. Die Pflanze erhitzt.

*Wärme:* Der erhitzende Lavendel läßt den Blutdruck sanft ansteigen. Nehmen Sie zweimal pro Woche ein warmes Vollbad mit einer Lavendelabkochung: Sie kochen 2 EL getrocknete Blüten in 300 ml Wasser, bis nur noch 1/4 der Menge übrig ist. Dann seihen Sie ab und gießen das Lavendelwasser ins Bad. Auch ein Lavendeltee einmal täglich ist zu empfehlen: 2 TL getrocknete Blüten werden mit 1/4 l kochendem Wasser überbrüht, ziehen 10 Minuten und werden gefiltert. Trinken Sie den Tee – wie alle Getränke – warm. Bei erhöhtem Vata frieren Sie leicht.

*Ruhe:* Die Patienten sollten sich schonen, körperlich nie verausgaben. Dazu gehören auch der Verzicht auf übermäßigen Sport und exzessiven Sex.

### Ernährungsempfehlungen

Sinnvoll ist eine aufbauende Kost mit reichlich Eiweiß und Kohlenhydraten. Essen Sie regelmäßig Hülsenfrüchte. Frischkäse, Hühner-, Kaninchen- und Ziegenfleisch oder Fleischbrühe sind bei niedrigem Blutdruck erlaubt. Bananen, Äpfel, Weintrauben und reife Mangos sind ideale Früchte. Auch Alkohol und Tabak sind in kleinen Mengen nicht verboten.

# Brennende Schmerzen

Der Begriff »brennende Empfindungen oder Schmerzen« zeigt, daß Ayurveda manche Krankheiten anders bezeichnet und für Schulmediziner ganz unterschiedliche Symptome zusammenfaßt, weil sie unter ayurvedischen Aspekten eine gemeinsame Ursache haben. Entzündete Hautausschläge, Sonnenbrand, Verbrennungen, Blasenentzündung weisen auf zuviel Pitta. Dieses Dosha steht für Hitze und Feuer – Auslöser brennender Empfindungen. Die Eigenschaften kalt und weich lindern brennende Beschwerden; heiß würde sie verstärken. Aber bei allen Schmerzen ist auch Vata beteiligt; es hat sich ebenfalls erhöht.

Verbrennungen und offene Wunden behandeln Sie nie allein; rufen Sie sofort den Notarzt. Zur Therapie der Blasenentzündung informieren Sie sich bitte unter diesem Stichwort.

### Behandlung

*Kühle:* Sandelholz lindert brennende Schmerzen mit seinem kühlenden Effekt. Auf der Haut ist eine lokale Anwendung sinnvoll: Bereiten Sie eine Paste aus weißem Sandelholzpulver mit wenig kaltem Wasser, und streichen Sie sie dünn auf. Wenn Sie das pulverisierte Sandelholz mit Ghee verrühren, potenzieren Sie die kühlende Wirkung.

### Ernährungsempfehlungen

Bei allen brennenden Schmerzen, seien sie durch Sonnenbrand, Verbrennungen, Blasenentzündung oder ähnliches entstanden, ist Saures und Scharfes zu meiden. Dieser Geschmack verstärkt das schon erhöhte Pitta noch. Ebenso verboten ist Alkohol.

## Bronchialasthma

Kurzatmigkeit, Atemnot und krampfartige Hustenanfälle sind Anzeichen von Bronchialasthma. Das kurze Einatmen ist laut hörbar. Die Patienten klagen über Brustschmerzen oder ein zusammenziehendes Gefühl im Bereich der Atmungsorgane. Schulmediziner vermuten immer häufiger Allergien als Ursache von Asthma. Liegt ein Verdacht auf Bronchialasthma vor, muß der Betreffende unbedingt in fachärztliche Behandlung. Eine begleitende ayurvedische Therapie ist abzusprechen.

Bronchialasthma ist – wie alle Beschwerden im Atmungstrakt – auf erhöhtes Vata in den oberen Atemwegen zurückzuführen; genauer gesagt ist hier Prana Vata gestört. Zudem ist Kapha erhöht; das hat verstopfte Srotas zur Folge. Bei Bronchialasthma sind die Pranavaha Srotas betroffen: die Bronchien. Da sie verengt sind, treten Atemschwierigkeiten auf. Informieren Sie sich auch unter dem Stichwort »Blockierte Versorgungsbahnen – Srotas«.

Es soll nicht unerwähnt bleiben, daß alte ayurvedische Schriften davon berichten, das Töten von Tieren könne zu Asthmaerkrankungen in einem späteren Leben führen. Hier mischen sich medizinische Kenntnisse noch mit hinduistischen Schuld-Sühne-Modellen.

### Begleitende Behandlung

*Medikament:* Um Vata bei Bronchialasthma zu reduzieren, ist Hingvastaka Churna (Seite 139) hilfreich. Nehmen Sie dies wie alle anderen Medikamente bei Asthma nicht auf einmal, sondern über den Tag verteilt, beziehungsweise würzen Sie die Speisen regelmäßig damit.

*Nahrungsergänzung:* Dreimal täglich ist 1 TL Chyavanprash notwendig. Das aus den Vitamin-C-reichen Amla-Früchten zubereitete Mus wirkt langsam, aber zuverlässig. Sie erkennen die Wirkung an den größer werdenden Abständen zwischen den Asthmaanfällen.

*Bronchien erweitern:* Kinder bekommen bei chronischem Asthma 100 bis 200 mg Kalmus täglich in warmem Wasser; Erwachsene nehmen 500 mg der pulverisierten Wurzeln. Bei akuten Anfällen erhalten Sie alle 2 Stunden diese Menge. Zusätzlich reiben Sie täglich die Brust mit Kalmustinktur ein.

*Doshas ausbalancieren:* Langer Pfeffer mit Honig senkt Vata und Kapha, außerdem lindert dieser Pfeffer den Hustenreiz. Verrühren Sie täglich 1/2 TL pulverisierten langen Pfeffer mit 1 EL kaltgeschleudertem Honig. Die Masse wird langsam über den Tag gelutscht und schmeckt auch Kindern. Bei länger andauernder Erkrankung versorgt diese Mischung zudem mit der notwendigen Kraft, die Krankheit durchzustehen.

*Tee:* Breitkrautiges Basilikum ist in Indien unter den Namen Tulsi oder Tulasi bekannt und steht frisch in vielen Haushalten vor einer Vishnu-Figur. Tulsi war Vishnus Lieblingspflanze, sie gilt als heilig. Medizinisch hilft sie bei Asthma und Schmerzen im Brustbereich. Brühen Sie täglich 2 TL getrocknete Blätter mit 1/4 l kochendem Wasser als Tee auf.

*Feuchte Wärme:* Rücken und Brust werden bei Asthma mit Sesamöl massiert, in dem Sie wenig Salz auflösen. Anschließend kommt für 20 Minuten eine Wärmflasche auf die Brust, die mit einem feuchten Handtuch umwickelt ist. Die Ölmassage und die feuchte Wärme reduzieren Vata und erleichtern das Durchatmen.

### Ernährungsempfehlungen

Bei Asthma bietet sich alles Scharfe, Bittere und Herbe an; Süßes und Saures ist unbedingt zu meiden – also auch keine Fruchtsäfte oder Süßigkeiten!

Joghurt, saures Obst und Bananen können die Srotas verstopfen; da sie aber bei Asthma unbedingt gereinigt werden müssen, sind diese Nahrungsmittel tabu.

In geringen Mengen tischen Sie Reis und Kichererbsen auf; gut schmecken gekochte dünne Reissuppen und Weizengerichte mit herbem, bitterem Gemüse wie Auberginen, grünem Blattgemüse oder Kohl sowie Kürbis. Die Patienten sollten reichlich Ziegenmilch (aus dem Reformhaus) trinken.

Um Vata und Kapha gleichermaßen zu reduzieren, verwenden Sie erhitzende Heilpflanzen oder Gewürze: Würzen Sie das leichte vegetarische Essen mit Asafoetida. Dieses unangenehm riechende, aber mit Gemüse lecker schmeckende Gewürz senkt beide Doshas. Es hilft bei Asthma und Bronchitis. 1 Messerspitze pro Portion reicht. Auch Ingwer, schwarzer sowie langer Pfeffer und Kalmus erhitzen.

### Tips für den Lebensstil

Es hat sich für viele Patienten als günstig erwiesen, zwischen den Anfällen Weihrauchkügelchen im Zimmer zu verbrennen. Eine wesentliche Hilfe für alle Asthma-Patienten ist die kontrollierte Atmung. Sie sollten in einer Yoga-Schule die natürliche, tiefe Bauchatmung üben. Viele Langzeitpatienten erleben eine entscheidende Verbesserung nach einer Pancha-Karma-Kur, da sie die Srotas gründlich reinigt.

## Bronchitis

Bei einer Bronchitis sammelt sich Kapha in Form von Schleim in den Bronchien. Entzündete Bronchien sind die Ursache. Zuerst kitzelt nur der Hals. Reizhusten und brennende Brustschmerzen stellen sich rasch ein.

Der Schleim ist erst zäh, wird später aber gut abgehustet. Atemlosigkeit, erhöhte Temperatur und Appetitlosigkeit sind Begleiterscheinungen. Ein Arzt muß die Behandlung überwachen, da die Bronchitis in eine gefährlichere Lungenentzündung übergehen kann.

### Begleitende Behandlung

*Husten reduzieren:* Verrühren Sie 5 Tropfen Basilikumöl in 10 ml Sonnenblumen- oder Sojaöl, und reiben Sie damit dreimal täglich die Brust ein, solange der Husten anhält. Zwei bis dreimal pro Tag trinkt der Patient 1 Glas warme Milch, in der Sie 1/2 TL Gelbwurzpulver auflösen. Gelbwurz wird bei allen Erkrankungen mit Husten empfohlen; er wirkt auswurffördernd, schleimbildend und antiseptisch.

*Kapha abbauen:* Reiben Sie die Brust mehrmals täglich mit Kalmustinktur ein. Kalmus fördert den Auswurf und erhitzt. Das baut Kapha ab. Der bronchienerweiternde Kalmus hilft auch innerlich: Kinder bekommen 100 bis 200 mg, Erwachsene lösen täglich 500 mg pulverisierte Kalmuswurzeln in warmem Wasser.

*Fieber:* Schwarzkümmel senkt Fieber. Er entfaltet im Körper die Eigenschaft heiß und wirkt so im homöopathischen Sinn. Nehmen Sie täglich zweimal 1/2 TL pulverisierten Schwarzkümmel, bis das Fieber abgeklungen ist. Sie zerreiben die Samen im Mörser.

*Nahrungsergänzung:* 1 TL Trikatu, die ayurvedische Gewürzmischung aus schwarzem, langem Pfeffer und Ingwer, lutschen Sie langsam dreimal täglich mit 1 TL Honig vermischt.

### Ernährungsempfehlungen

Notwendig ist eine leichte, vegetarische Kost, die den Kranken nicht belastet und zugleich Kapha abbaut. Je weniger gegessen wird, um so besser.

Joghurt und alles Saure ist bei Bronchitis zu meiden. Auch Bananen sind nicht erlaubt. Diese Speisen würden die Srotas, zu denen die Bronchien zählen, weiter verstopfen und die Atmung erschweren. Informieren Sie sich auch unter dem Stichwort »Blockierte Versorgungsbahnen – Srotas«.

### Tips für den Lebensstil

Ein Atemtraining verspricht Hilfe, da Bronchitis durch die ungesunde Mundeinatmung begünstigt wird. Dann gelangt kalte Luft direkt in die

Atemorgane. Wer raucht, sollte eine Verbindung mit wiederkehrender Bronchitis oder Dauerhusten bedenken und die alte Gewohnheit aufgeben.

Eine entscheidende Verbesserung ergibt sich bei chronischer Bronchitis nach einer Pancha-Karma-Kur und dosha-orientierter Ernährungsumstellung.

## Depressive Verstimmungen

Trübsinnige Stimmungen und depressive Gedanken deuten auf das schwere, bei einem Überschuß niederdrückende Kapha. Gleichzeitig hat sich zuviel Tamas angesammelt; diese negative Lebensqualität zieht zu den dunklen Schattenseiten des Daseins. Jetzt muntern ausgewählte Heilpflanzen und eine Ernährungsumstellung psychisch wieder auf und lenken den Blick auf das Positive.

Willenlosigkeit, ein Gefühl der Gelähmtheit oder des Sich-Verlierens, Existenzangst und unerklärliche Furcht deuten auf eine echte Depression. Sie gehört in jedem Alter unbedingt in fachärztliche Beratung!

### Behandlung

*Medikament:* Die indische Myrrhe regt an und stärkt die Nerven. Sie erhalten sie unter dem Hindi-Namen Guggul in Tablettenform und nehmen sie nach Packungsanweisung. Ihr scharfer Geschmack und ihre erhitzende Wirkung putschen auf natürliche Weise auf.

*Nahrungsergänzung:* Nehmen Sie das aufmunternde und stärkende Ashvagandha. Es hilft in Zeiten psychischer Belastung und gilt als Rasayana. Sie erhalten es im Asien-Versand als Pulver oder Tabletten. Nehmen Sie zweimal täglich vor dem Essen 1 Tablette à 300 mg oder 1 TL Pulver mit Wasser, Milch oder etwas Honig. Verwenden Sie Ashvagandha nicht in heißem Klima, denn es erhitzt.

*Kalmus:* Stimulierend wirkt der scharfe Kalmus. Nehmen Sie einmal täglich 1/2 bis 1 TL in Wasser aufgelöst oder mit Honig vermischt. Kalmus gilt im Ayurveda als Rasayana für Gehirn und Nerven.

### Ernährungsempfehlungen

Überprüfen Sie Ihre Eßgewohnheiten: Greifen Sie zu Konserven, Fertiggerichten, Fast food? Essen Sie viel in Kantinen, am Schnellimbiß, im

Vorübergehen oder auf der Straße? Trinken Sie regelmäßig Alkohol? Rauchen Sie viel? All das gilt als tamasisch – als ungesund. Es fördert negative Stimmungen. Verabschieden Sie sich radikal von diesem Lebensstil, und schwenken Sie um auf frische, vegetarische Produkte. Essen Sie mehrere Monate kein Fleisch, keinen Fisch und keine Eier. Kochen Sie Gemüse der Saison und aus Ihrer Region. Verzichten Sie abends auf Wurst und Käse, und lernen Sie Gemüsesuppen schätzen. Mit frischen Kräutern, Sonnenblumen- oder Kürbiskernen bestreut sind sie beste sattvische Kost. Sie hält gesund, weil sie den Körper versorgt, aber nicht belastet. Und darüber hinaus: Ohne gestärktes Sattva gibt es keine positive Einstellung zum Leben.

Ayurvedische Ärzte empfehlen als begleitende Therapie bei depressiven Stimmungen das Fasten. Eine Entschlackungskur baut Ama und Kapha ab, beides kann schwerfällig machen – körperlich, geistig und psychisch. Fasten erhöht dagegen Vata, das regt an, wenn die Stimmungskurve nach unten tendiert.

## Durchfall

Durchfall kann die Folge einer trägen Verdauung sein; dann ist Vata erhöht. Typisch sind laute Darmgeräusche, Blähungen und Schmerzen. Löst zuviel Pitta Durchfall aus, sind die Darmbewegungen zu stark. Das geschieht bei einer Bakterieninfektion. Durchfall bei zuviel Kapha ist schleimig und weißlich, verursacht aber keine Schmerzen. Auch Nervosität, Ängste, ein Klima- oder Jahreszeitenwechsel können Durchfall auslösen.

Keinesfalls sind sofort stopfende Mittel einzunehmen, denn zu oft ist der Durchfall Folge einer Dosha-Ansammlung und gleichzeitig unverdauter Speisen im Magen-Darm-Trakt. Damit sie sich nicht im Körper sammeln und unnötig Stoffwechselschlacken entstehen, ist die schnelle Ausscheidung wichtig.

### Behandlung

*Sofortmaßnahme:* Eine erste Maßnahme bei Durchfall heißt Fasten; gleichzeitig müssen Sie reichlich trinken, um den Flüssigkeitsverlust auszugleichen. Fasten hilft hervorragend, wenn der Durchfall durch angesammelte Schlacken ausgelöst wurde. Dann ist der Verdauungstrakt überfordert und benötigt eine Pause.

*Vata abbauen:* Wird die Nahrung bei zuviel Vata nicht vollständig aufgespalten und vom Körper aufgenommen, sondern zu schnell ausgeschieden, hilft Kreuzkümmel. Typisches Symptom ist der prompte Durchfall kurz nach einer Mahlzeit. Nehmen Sie pro Tag 1 TL gemahlene Samen. Schwarzkümmel und Anis wirken ebenfalls stuhlbindend und helfen, wenn keine Infektion vorliegt. Reiben Sie mehrmals täglich den Bauch mit Muskatnußöl ein; es erhitzt und verringert Vata. Würzen Sie die Speisen regelmäßig mit frischem Ingwer; seine Schärfe und Hitze bauen Vata ab.

*Bakterieller Durchfall:* Berberitzenbeeren sind Vitamin-C-reich und zerstören die Bakterien. 2 bis 3 TL täglich helfen. Sie kauen die Beeren roh, kochen sie in Gemüsegerichten mit oder bereiten ein Mus.

*Krämpfe:* Eibisch lindert krampfartige Schmerzen. Aus 1 gehäuften EL Wurzeln kochen Sie mit 1/2 l Wasser Tee und trinken täglich zwei bis dreimal 1 Tasse.

*Stoffwechselschlacken:* Durchfall entsteht auch durch Schlacken. Dann ist der Stuhl schleimig. Jetzt stoppen Sie den Durchfall und bauen gleichzeitig die Schlacken ab. Wer hier nur den Durchfall behandelt, läßt die angesammelten Giftstoffe im Körper; das führt zu neuen Beschwerden. Bereiten Sie aus 1/2 TL frisch geriebenem Ingwer, 1 TL pulverisiertem Kreuzkümmel, 1/2 TL weißem Mohnsamen und 1 TL kaltgeschleudertem Honig eine Paste, die Sie auf 2 Stunden verteilt schlecken. Täglich eingenommen reicht diese Dosis.

*Muskat:* Nehmen Sie zwei- bis dreimal täglich 1 Messerspitze frisch geriebene Muskatnuß in etwas Wasser aufgelöst. Muskat fördert die Verdauung, reguliert den Stuhl und heilt jeden Durchfall. Muskatnuß sollte wegen ihrer starken Wirkung Kindern nicht gegeben werden. Sie können 1 Messerspitze Muskatnuß auch mit 1 TL frisch geriebenem Ingwer in 1/2 Tasse Joghurt verrühren und mit 1/2 Tasse Wasser verdünnen. Trinken Sie diesen erfrischenden Joghurtdrink zwei- bis dreimal täglich bei Durchfall. Er führt dem kranken Darm die notwendigen, natürlichen Bakterien zu und desinfiziert.

### Ernährungsempfehlungen

Geeignete Speisen sind mit Wasser verdünnte Buttermilch, säuerlich gewürzter Reisbrei mit Tamarinde oder frisch gepreßtem Orangensaft und herbe Gemüsesorten wie Fenchel, Hülsenfrüchte, Kohl, Kürbis, Okra, Pilze, Sellerie, Sojabohnen oder Zucchini mit wenig verdauungsanregenden Gewürzen. Kochen Sie auch Gerstenbrei. Schwarzer Tee schmeckt herb und stopft. Bei Durchfall trinken Sie ihn leicht gesüßt: Wer erhöhtes Vata oder Pitta hat, nimmt Rohrzucker, bei verstärktem Kapha ist wenig Honig angebracht. Der Flüssigkeitsverlust muß mit warmen Getränken ausgeglichen werden – mindestens 2 l täglich. Die Eigenschaft Schwer verzögert die Verdauung und hilft, den Durchfall zu heilen. Ziehen Sie feste, trockene Speisen mit einem hohen Anteil des Erdelements flüssigen vor. Jetzt helfen die unter der Erde wachsenden Gemüsesorten: Kartoffeln, Karotten, Petersilienwurzel, Steckrüben, Zwiebeln.

*Tips von Vagbhata*

Durchfall wird im Magen ausgelöst. Hat erhöhtes Vata die Verdauungsschwäche ausgelöst, ist Fasten das Mittel der Wahl. Geht der Durchfall mit stechenden Leibschmerzen und Übelkeit einher, läßt der Arzt den Patienten als erstes erbrechen.

# Ekzeme

Juckende Hautentzündungen sind lästig, aber nicht ansteckend. Nach ayurvedischem Denken werden sie vor allem durch zuviel schweres Essen, körperliche Betätigung unmittelbar nach dem Essen, unterbrochene Verdauung oder häufigen Wechsel von kalten zu warmen Temperaturen und umgekehrt (Klimaanlage, Sauna!) verursacht. Kapha ist immer erhöht, das zeigt der Juckreiz.

*Behandlung*

*Sofortmaßnahme:* Als erstes führen Sie ab, um den Darm von alten Schlacken und Belastungen zu reinigen. Die meisten Hauterkrankungen stehen in Zusammenhang mit Verdauungs- und Stoffwechselstörungen. Nehmen Sie oral 10 bis 20 ml Rizinusöl oder trinken Sie 1 EL Bittersalz in 1/2 l Wasser beziehungsweise Saft gelöst. Danach bleiben Sie 6 bis 8 Stunden besser zu Hause; die Wirkung setzt mehrfach ein.
*Medikament:* Gelbwurz ist eines der wichtigsten ayurvedischen Mittel bei Hautbeschwerden. Trinken Sie morgens 1 Glas lauwarmes Wasser, in dem

Sie 1 TL pulverisierte Gelbwurz aufgelöst haben. Sie nehmen das Gewürz unbeschadet über mehrere Monate zur Stabilisierung wie Vorbeugung. Gelbwurz wirkt antiseptisch, entzündungshemmend und blutreinigend.

*Eincremen:* Tragen Sie dünn Aloe-vera-Gel auf. Sie können auch frische Pflanzen aufschlitzen und das durchsichtige Gel herauskratzen.

*Befeuchten:* Bereiten sie aus 2 EL Berberitzenrinde und 300 ml Wasser eine Abkochung, die Sie auf 1/4 der ursprünglichen Menge einkochen. Anschließend wird die Rinde abgeseiht, und Sie betupfen mehrfach täglich die feuchten Ekzeme. Oder machen Sie eine Packung mit einem getränkten Leinentuch, die 1 bis 2 Stunden aufliegt.

*Bäder:* Baden Sie zweimal wöchentlich in 36 bis 38°C warmem Wasser mit einem Ölzusatz beziehungsweise einer Abkochung von Bergamotte, Kamille, Lavendel, Orange oder Wacholder.

*Hygiene:* Benutzen Sie bei Hautekzemen wie bei allen Hauterkrankungen keine Seife oder Duschgel. Waschen Sie sich statt dessen mit 1 EL Kichererbsenmehl, das Sie auf der angefeuchteten Haut dünn verreiben und warm abspülen. Eine Alternative ist Aloe-vera-Gel. Berühren Sie beim Waschen von Kleidung keine chemischen Waschmittel mit den bloßen Händen.

### Ernährungsempfehlungen

Trinken Sie reichlich Milch; Sie können sie mit Honig süßen. Fleisch, Eier und Fisch sind nicht gestattet; auch Schokolade naschen Sie bitte nicht.

Würzen Sie reichlich und scharf; aber meiden Sie Salz – Vorsicht daher bei Fertiggerichten, Konserven und Knabbereien. Sie sind nicht sattvisch, also negativ.

Da der Juckreiz erhöhtes Kapha bedeutet, richten Sie den Ernährungsplan langfristig auf Kapha (Seite 94 ff.) aus.

## Entzündungen

Ayurveda faßt jede Art der Entzündung von der Haut bis zu den Nerven zusammen. Alle zeigen erhöhtes Pitta an. Die ausgewählten Heilpflanzen reduzieren es wieder.

Leichte Hautentzündungen behandeln Sie allein lokal und medikamentös; bei einer größeren Ausbreitung, einer Dauer von mehr als vier Tagen und bei Schmerzen wenden Sie sich umgehend an einen Arzt.

### Behandlung

*Guggul:* Das Harz der indischen Myrrhe wirkt entzündungshemmend und stimmt das Gewebe um. Nehmen Sie nach Absprache mit Ihrem Arzt während eines entzündlichen Prozesses täglich die unter dem Hindi-Namen Guggul erhältlichen Tabletten nach Packungsanweisung. Oder betupfen Sie die Entzündung lokal mit Guggul-Tinktur: Lösen Sie 1 Tablette in 0,2 l zehnprozentigem Alkohol auf, geben Sie davon 1 TL an 1/4 l Wasser, und betupfen Sie damit die entzündete Haut.

*Weihrauch:* Die Pflanze wirkt entzündungshemmend und antiseptisch. Sie hilft bei der Wundheilung. Nehmen Sie die rein pflanzlichen Weihrauchtabletten H 15 in Absprache mit dem behandelnden Arzt. Lassen Sie sich bitte nicht davon irritieren, daß H 15 als Antirheumatikum bezeichnet wird; ayurvedische Ärzte verordnen Weihrauch bei allen Entzündungen.

*Paste:* Äußerliche Entzündungen behandeln Sie mit einer Paste aus 1 EL kühlendem Ghee und 1 TL Pitta verringerndem Süßholzpulver; dazu braten Sie das Pulver im heißen Ghee kurz an, lassen es abkühlen und cremen die befallenen Hautpartien dreimal täglich ein.

### Ernährungsempfehlungen

Essen Sie nichts Saures, Scharfes oder Salziges, es könnte Entzündungen fördern. Das bedeutet: kein Fleisch, Fisch oder Eier, da beim Stoffwechsel Säure entsteht. Essen und würzen Sie viel mit den Geschmacksrichtungen Herb, Bitter und Süß. Herb und bitter schmecken alle grünen Blattgemüse und Salate, Artischocken, Auberginen, Chicorée, jeder Kohl, Hülsenfrüchte, Pilze, Sellerie und Zucchini. Süß schmecken Erbsen, Zuckerschoten, Kürbis, Möhren, Fenchel, Schwarzwurzeln, Steckrüben, Eiertomaten und gedünstete Zwiebeln. Da Tomaten Säure enthalten, rühren Sie 1 TL Rohrzucker an das gekochte Gemüse.

## Erbrechen

Die häufigste Ursache von Erbrechen ist eine Ansammlung von Kapha und/oder Stoffwechselschlacken im Magen – das schrieb schon Vagbhata. Brechreiz und Erbrechen setzen ein, wenn Schlacken den Magen blockieren und Vata im Bauchraum gezwungen wird, nach oben zu entweichen. Das Dosha der Bewegung nimmt den Mageninhalt mit und aktiviert den Brechreiz, selbst wenn nichts mehr im Magen ist.

Da Erbrechen zu den ayurvedischen Therapien gerechnet wird, sei hier nochmals ausdrücklich erwähnt: Das therapeutische Erbrechen darf nicht ohne ärztliche Aufsicht erfolgen; bei Kindern, älteren Patienten und sehr Schwachen oder Schwangeren ist es verboten.

### Behandlung

*Sofortmaßnahme:* Erstes und natürlichstes Heilmittel ist bei Erbrechen oder Brechreiz das sofortige Fasten.

*Kardamom:* Um akutes Erbrechen zu stoppen, sind Kardamomkapseln hilfreich. Kauen Sie langsam 1 ganze grüne Kardamomkapsel. Sie erhöhen die Wirkung, indem Sie sich aus 5 bis 7 Kardamomkapseln, 1 Scheibe Ingwer und 1/4 l Wasser mehrmals täglich Tee kochen.

*Gewürzmischung:* Mischen Sie ein Pulver aus 1 TL pulverisiertem Kreuzkümmel, 1/2 TL Steinsalz, 1/4 TL getrocknetem Ingwer und 1 Prise Asafoetida. Nehmen Sie diese Menge auf einmal in 1/2 Glas Wasser aufgelöst; bis zu 4 Dosen sind pro Tag erlaubt. Spüren Sie beim Erbrechen Sodbrennen, dann geben Sie noch 1/2 TL Fenchelsamen und 1/2 TL Koriander gemahlen hinzu.

*Zimt:* Kochen Sie Tee aus 1 TL pulverisiertem Zimt und 1/4 l Wasser oder bereiten Sie eine Abkochung aus 1 TL Zimt und 150 ml Wasser, die Sie auf 1/4 herunterkochen und wie den Tee warm trinken. Der scharfe Zimt mit seiner heißen Eigenschaft baut das angesammelte Kapha und Ama – Schlacken – ab.

*Bauchpackung:* Stellen Sie bei länger anhaltendem Brechreiz eine Zwiebel-Kräuter-Paste her, die Sie 10 Zentimeter um den Nabel und im Nabel selbst großzügig verreiben. Dazu vermischen Sie im Elektrohacker 1 rohe Zwiebel, 3 TL Kreuzkümmel, 1/2 TL getrocknetes Ingwerpulver, 1/4 TL Asafoetida, 1/4 TL Thymiansamen und 2 zerdrückte Knoblauchzehen. Die aufgetragene Paste decken Sie mit Plastik ab, damit sie die Kleidung nicht beschmutzt, und lassen sie 2 Stunden auf der Haut. Dann wird sie mit warmem Wasser abgewaschen. Sollte eine einmalige Behandlung nicht ausreichen, wiederholen Sie die Packung mit der gleichen Menge nach weiteren 2 Stunden. Gewöhnlich stoppt sie den Brechreiz schnell. Die Mischung reduziert das hochschießende Vata.

### Ernährungsempfehlungen

Nach der Erstversorgung müssen Sie das blockierende Ama abbauen. Dazu fasten Sie 2 bis 3 Tage. Nehmen Sie nur Kräutertees und mittags eine dünne Reis- oder Mungbohnensuppe (Seite 157 f.) zu sich. Verwenden Sie die leichter verdaulichen, geschälten und halbierten gelben Bohnen.

## Erkältung

Oft hat kaltes Wetter und viel Wind Vata zugesetzt, es ist erhöht, und in der Folge gerät auch Kapha aus dem Gleichgewicht. Jetzt tritt der Schnupfen als klassisches Erkältungszeichen auf. Der häufigste Zeitpunkt von Erkältungen ist ein Jahreszeitenwechsel.

Wasser ist eines der Elemente von Kapha, und Kapha-Beschwerden haben mit wäßriger Verschleimung zu tun: Die laufende Nase ist nur ein Beispiel. Bei der Behandlung sind beide Doshas zu berücksichtigen. Typisch für Erkältungen und die Kapha-Erhöhung ist eine gleichzeitige Beeinträchtigung der Sinne: Man riecht weniger, leidet an Konzentrationsstörungen, und der Kopf schmerzt. Das Kapha muß aus dem Kopf heraus. Nehmen Sie Erkältungen ernst, auch wenn viele über einen harmlosen Schnupfen oder allgemeines Unwohlsein ironisch lächeln. Nicht behandelte Erkältungen weiten sich zu Nasennebenhöhlen- oder Stirnhöhlenentzündungen und anschließenden Vereiterungen aus.

### Vorbeugung

Zur Vorbeugung gegen Erkältungen in der naß-kalten Jahreszeit empfiehlt es sich, morgens 1 Tropfen Öl in jedes Nasenloch zu reiben. Es schützt die empfindliche Nasenschleimhaut und befreit von angesammeltem Schleim. Auch bei schon laufendem Schnupfen hilft ein wenig Öl, wieder freier durchzuatmen. Wem das suspekt erscheint, braucht es nur auszuprobieren. Die Wirkung überzeugt! Verwenden Sie nicht das schwere Sesamöl, nehmen Sie Sonnenblumen-, Mais- oder Rapsöl.

Lutschen Sie im Frühling und Herbst oder während verregneter Sommer täglich 1 TL kaltgeschleuderten Honig mit 3 zerstoßenen, schwarzen Pfefferkörnern vermischt. Die scharfe Paste trocknet aus und entzieht einem Schnupfen den Nährboden, noch bevor die Nase zu laufen beginnt.

### Behandlung

*Medikament:* Ein klassisches Ayurveda-Rezept gegen Erkältungen heißt Trikatu, eine Mischung aus schwarzem und langem Pfeffer mit Ingwer. Trikatu lindert Hustenreiz, heilt Heiserkeit und Halsentzündung, wirkt antiseptisch und regt überdies an. Sie nehmen morgens 1 TL pulverisiert in warmem Wasser aufgelöst.

*Gelbwurz:* 1/2 TL Gelbwurzpulver in 1 Glas warmer Milch aufgelöst gilt als bewährtes Hausmittel gegen Erkältungen in Indien. Das Gewürz hilft bei sämtlichen Infektionen. 2 Gläser täglich reichen. In Milch schmeckt das etwas herbe und bittere Gewürz auch Kindern.

*Schwitzen:* Wer die Erkältung ausschwitzen möchte, trinkt heißes Ingwerwasser mit Honig und legt sich unter Wolldecken. Kochen Sie ein 4 Zentimeter langes Stück geschälten und in Scheiben geschnittenen Ingwer in 1 l Wasser 15 bis 20 Minuten lang aus; es muß warm getrunken werden. Liegt keine Entzündung gleichzeitig vor und ist Pitta nicht erhöht, süßen Sie das Ingwerwasser mit Honig.

*Inhalation:* Inhalieren Sie bei Erkältungen einmal täglich Ingwerdämpfe. Reiben Sie 2 Zentimeter frischen Ingwer fein, kochen Sie ihn 10 Minuten in 1 l Wasser, und inhalieren Sie über einer Schüssel heißem Ingwerwasser. Bedecken Sie den nach vorn gebeugten Kopf mit einem großen Handtuch, so daß der Dampf nicht entweicht. Sie atmen 10 Minuten den Ingwerdampf ein. Inhalieren Sie täglich, solange die Erkältung anhält. Ingwer reduziert den Schleim bei Schnupfen und fördert das Abhusten. Außerdem ist Ingwer schweißtreibend.

*Wärme:* Ist die Erkältung Folge naß-kalten Wetters und hat der Patient kalte Füße, werden sie mit trockenem Ingwerpulver eingerieben. Es erwärmt und regt Kreislauf wie Durchblutung an. Leiden Sie während der Erkältung an einem Kältegefühl, was besonders zu Beginn und bei naß-kaltem Wetter wahrscheinlich ist, greifen Sie zu Baldrian. Täglich zweimal 1 bis 2 Messerspitzen der pulverisierten Wurzeln helfen. Deutscher wie indischer Baldrian wirken gleich: Sie erhitzen.

*Tee:* Wohlschmeckend und daher besonders für erkältete Kinder zu empfehlen ist ein Ingwer-Minz-Tee. Schneiden Sie 2 Zentimeter geschälten Ingwer in Scheiben, und kochen Sie sie mit 8 bis 10 frischen Pfefferminzblättern in 1/2 l Wasser einmal auf. Ziehen Sie den Topf von der heißen Herdplatte, und lassen Sie den Tee 10 Minuten ziehen, bevor Sie ihn absiehen und warm trinken.

### Ernährungsempfehlungen

Ein ayurvedisches Hausmittel bei Erkältung heißt leichte vegetarische Diät: dünne Suppen, 1 bis 3 Tage Fasten und auf keinen Fall Schlaf am Tag. Letzteres erhöht nur Kapha.

Die Krankenkost besteht aus Fleischbrühe, herben und bitteren Gemüsesorten wie grünen Blattgemüse, Artischocken, Auberginen, Chicorée,
Brokkoli, wenig Sauerkraut, Fenchel, Kürbis, leichten Kohlsorten und
Pilzen.
Morgens vor dem Frühstück empfiehlt sich 1 Glas warmes Wasser; es hilft
den Schleim im Nasen- und Rachenraum zu lösen. Über den ganzen Tag
verteilt trinken Sie 2 l heißes Ingwerwasser. Greifen Sie bei einer Erkältung, besonders mit Schnupfen, nicht zu kalten Getränken! Sie reduzieren
die körpereigene Widerstandskraft und erzeugen neuen Schleim. Das läßt
die Nase unnötig laufen.

## Erschöpfung

Erhöhtes Vata führt zu Erschöpfung, eventuell sogar Schwächeanfällen.
Tritt sie nur kurzfristig als Ausnahmezustand auf, kurieren Sie sie mit
ayurvedischen Hausmitteln. Sind Sie tagelang ohne erkennbaren Grund
und ohne Schlafstörungen erschöpft, suchen Sie einen Arzt auf. Informieren Sie sich auch unter dem Stichwort »Schwäche«.

### Behandlung
*Stärken:* Am schnellsten erlöst etwas Süßes. Trinken Sie dreimal täglich
1 Glas Traubensaft mit 1 EL Traubenzucker. Nehmen Sie regelmäßig über
einen längeren Zeitraum stärkende und nährende Rasayanas (Seite
121 ff.).
*Beruhigen:* Ölmassagen und warme Bäder mit Melissen- oder Lavendelöl
beruhigen. Bei Erschöpfung sind Ruhe- und Besinnungspausen notwendig, um wieder motivierende Aspekte und körperliche Kraft zu finden.

### Ernährungsempfehlungen
Richten Sie Ihren Speiseplan unabhängig von Ihrem grundsätzlich bestim-
menden Dosha auf erhöhtes Vata aus (Seite 91 ff.). Essen Sie hauptsächlich süß, sauer und salzig. Greifen Sie bei der täglichen Hauptmahlzeit am
Mittag zwei- bis dreimal wöchentlich zu hellem Fleisch oder Fisch mit
viel gedünstetem Gemüse. Hat sich die Erschöpfung gelegt, richten Sie
die Ernährung wieder auf das natürlich prägende Dosha aus.

## Fieber

Der Körper reagiert mit Fieber auf Krankheitserreger oder Stoffwechelschlacken, die noch zu verarbeiten sind. Dazu ist erhöhte Verdauungskraft notwendig; der Stoffwechsel wird gesteigert. Der Organismus facht selbst das heiße Pitta an. Ayurvedisch betrachtet wird Fieber von angesammeltem Ama ausgelöst – wieder kommen die Stoffwechselschlacken ins Spiel. Sie lassen als erstes Pitta in die Höhe schnellen. Dann steigt die Körpertemperatur. Sie sollte bei geringem oder kurzfristigem Fieber nicht künstlich gesenkt werden, denn sonst bleiben die krankheitserregenden Stoffe im Körper. Normal gelten Temperaturen im Bereich von 36,9 bis 37,5°C.

Es existieren wirkungsvolle ayurvedische Behandlungen, um Fieber nicht zu hoch steigen zu lassen: *Vorsicht:* ab 41°C besteht akute Lebensgefahr! Befindet sich ein fiebernder Patient in fachärztlicher Behandlung, sprechen Sie mit dem Arzt eine begleitende ayurvedische Fieberbehandlung ab.

### Behandlung

*Sofortmaßnahme:* Fasten ist ideal bei allgemeinem Unwohlsein, das Fieber gewöhnlich begleitet. Zudem wird damit wirksam Ama abgebaut. Die zur Verfügung stehende Verdauungskraft kann die alten Stoffwechselschlacken endlich ungestört abbauen.

*Schwitzen:* Trinken Sie reichlich heißes (!) Wasser, in dem Sie etwas Ingwer, schwarzen oder langen Pfeffer 15 Minuten mitgekocht haben. Wasser ist das gegenteilige Element von Feuer, das bei Fieber und erhöhtem Pitta ansteigt. Das heiße Wasser senkt indirekt die Temperatur, da Sie zunächst schwitzen. Krankheitserregende Substanzen werden ausgeschwemmt. Anschließend kühlt der Körper von allein ab.

*Pfeffer:* Ein anderes ayurvedisches Hausmittel gegen Fieber ist die Pfefferabkochung; auch sie läßt schwitzen. Sie köcheln 2 EL schwarze Pfefferkörner in 600 ml Wasser auf 1/4 der ursprünglichen Menge ein, gießen die Körner ab und nehmen stündlich 1 EL lauwarm bis heiß.

*Kühlen:* Ghee senkt die Körpertemperatur; streichen Sie es täglich zweimal dünn auf die heiße Stirn und die Brust. Ghee wird immer eingesetzt, um Pitta zu senken. Eine Alternative ist Vetiveröl, es kühlt ebenfalls. Sie reiben den ganzen Körper ein.

*Kalte Umschläge:* Bei mäßigem Fieber helfen kalte Umschläge auf der

Stirn. Bei höherem Fieber hat es sich neben der medikamentösen Behandlung durch den Arzt bewährt, den Patienten in ein nasses, kaltes Bettuch zu wickeln. Es wird fortgenommen, sowie der Stoff die Hautwärme angenommen hat und kann mehrfach aufeinanderfolgen. Bei Ganzkörperwickeln ist die Gesamtkonstitution des Patienten zu berücksichtigen; sehr Schwache und Kleinkinder sind damit überfordert!

*Tee:* Bereiten Sie einen heißen Aufguß aus Hemidesmuswurzeln zu; Hemidesmus senkt das Fieber, besonders wenn es in der heißen Pitta-Jahreszeit ausbricht. Überbrühen Sie 1 EL kleingeschnittene Wurzeln mit 1/4 l kochendem Wasser, lassen Sie sie 10 Minuten ziehen, und trinken Sie den Tee abgeseiht warm. 3 bis 4 Tassen täglich helfen bei Fieber.

*Abführen:* Sie senken die Körpertemperatur bei abklingendem Fieber noch einmal wirksam, indem Sie abführen. Das mag zunächst im schwachen Zustand als Belastung erscheinen, doch erleichtert es letztlich. Selbst Kinder sind von der Wirkung zu überzeugen und akzeptieren einen Einlauf, weil sie sich anschließend erheblich besser fühlen. Vorsicht: Führen Sie bitte nicht bei beginnendem Fieber und angehäuftem Ama ab. Das Ama verstopft die Srotas – auch den Verdauungstrakt. Dann wird nicht entschlackt.

### Ernährungsempfehlungen

Ist der Patient von Pitta geprägt, wird er trotz der Erkrankung hungrig sein; geben Sie sehr leichte, vegetarische Kost mit wenig Fett und noch weniger Gewürzen. Alles Scharfe läßt Pitta unnötig weiter steigen. Joghurt und Saures sind verboten.

Würzen Sie statt dessen mit Galgant; nicht umsonst wird er im Deutschen Fieberwurzel genannt. Sie brühen aus dünnen Galgantscheib- chen Tee auf, vergleichbar dem Ingwerwasser. Galgant erhitzt zwar zunächst, senkt aber mittelfristig Fieber. Wichtig ist, daß Sie nicht zuviel Galgant essen, sonst steigert er Pitta: 1 TL frisch gerieben ist die tägliche Dosis.

## Gallenblasenbeschwerden

Hinter zahlreichen Verdauungsproblemen und Schmerzen im Oberbauch steckt die Gallenblase. Krämpfe legen die Vermutung auf Gallensteine oder eine entzündete Gallenblase nahe. Da der Gallensaft aus der Leber zur Verdauung im Zwölffingerdarm und Dünndarm unerläßlich ist, müssen die Beschwerden ernstgenommen werden. Gallenbeschwerden blockieren die Verdauung und schränken die Verträglichkeit vieler Speisen ein. Lassen Sie sich von einem Internisten untersuchen und besprechen Sie mit ihm die Begleitbehandlung. Ayurvedische Heilpflanzen regen die Produktion des Gallensaftes an und reinigen die Gallenblase. Das beugt Gallensteinen vor.

### Begleitende Behandlung

*Gallensaft anregen:* Brauner Rohrzucker (Jaggery) verringert Pitta und regt die Produktion des Gallensaftes an. Wenn Sie nicht an erhöhtem Kapha leiden, nehmen Sie täglich bis zu 1 EL.

*Darm beruhigen:* 2 EL Rizinusöl zweimal wöchentlich in Milch oder warmem Ingwerwasser aktivieren den Gallenfluß und beruhigen einen durch sauren Nahrungsbrei gereizten Darm.

*Nahrungsergänzung:* 1 EL getrocknete Berberitzenbeeren täglich während der Mahlzeiten gekaut oder in Gemüsegerichten mitgekocht reinigt Galle sowie Leber und beugt Steinbildung vor. Sie können die Beeren auch zu Marmelade verarbeiten oder roh ins Müsli streuen. Sie sind reich an Vitamin C.

## Gastritis

Gastritis beginnt mit Aufstoßen, Sodbrennen, Bauchschmerzen, Verdauungsstörungen oder Erbrechen. Eine entzündete Magenschleimhaut lassen Sie beim ersten Anzeichen fachärztlich behandeln. Andernfalls wird sie chronisch oder führt zu Magengeschwüren. Besprechen Sie eine begleitende ayurvedische Therapie mit dem Internisten.

Die meisten Magenschleimhautentzündungen sind hausgemacht: falsche Ernährung, übermäßige Genußgifte oder Medikamentenmißbrauch, Streß, Wut und heruntergeschluckte Gefühle. Die Folge ist ein erhöhtes Pitta, klar erkennbar am Sodbrennen oder erbrochener Galle.

### Begleitende Behandlung

*Sofortmaßnahme:* Da Pitta erhöht ist, heißt die erste Maßnahme Abführen. Nehmen Sie Bittersalz ein: 1 gehäufter TL auf 1/2 l Kräutertee. Sind Magen und Darm – Hauptsitz von Pitta – gereinigt, senkt sich das Dosha rascher. So leiten Sie den Heilungsverlauf ein.

*Ruhe:* Reduzieren Sie Streß soweit wie möglich. Wer im Beruf starke Belastung nicht vermeiden kann, sorgt für ein ausgleichendes Privatleben. Beziehungsstreß und Familienstreitigkeiten sind nicht notwendig; bitten Sie nicht um Verständnis, sondern klären Sie selbst die Lage schnellstmöglich.

*Ausgleich:* Tägliche leichte Bewegung – Spazierengehen oder Schwimmen, am besten früh am Morgen – sind ein Muß. Nach der Arbeit kann zum Beispiel Meditation helfen, mit den Problemen des Alltags fertig zu werden.

### Ernährungsempfehlungen

Langfristig stellen Sie die Ernährung auf Pitta um (Seite 93 f.), Empfohlen sind die Geschmacksrichtungen Süß, Bitter und Herb. Essen Sie nichts Saures oder Salziges; verzichten Sie auf Fleisch, Fisch und Eier.

Bei akuter Gastritis ist eine eingeschränkte Diät notwendig: fettfreier Gersten- oder Weizenbrei, gekochte Gurken oder Kürbis und warme Milch mit etwas Rohrzucker. Bei akuten Beschwerden schonen Sie den Magen 1 bis 3 Wochen – ja nach Beschwerdegrad.

## Gelbsucht

Die Gelbfärbung von Haut, Schleimhaut und Augen entsteht durch den Austritt von Gallenfarbstoffen aus dem Blut in die Gewebezellen. Ursache ist eine Virusinfektion und anschließende Entzündung sowie Fehlfunktion der Leber. Je nach Virusart und Schwere der Erkrankung unterscheidet der Mediziner zwischen den drei Hauptarten Hepatitis A, B und C.

Sie heilen Gelbsucht (Hepatitis) und alle Lebererkrankungen nicht selbst. Die Virusinfektion kann zu bleibenden Schäden führen. Wenden Sie sich bei einer bräunlichen Verfärbung des Urins, gelblichem oder hellem Stuhl, Gelbfärbung der Haut und Augen sowie gleichzeitig mangelndem Appetit, Ekel vor Fett und gehäuftem Brechreiz unbedingt an einen Internisten. Mit ihm müssen Sie begleitende ayurvedische Maßnahmen und die erforderliche Diät absprechen.

### Begleitende Behandlung

*Darm reinigen:* Um jegliche Belastung von der Leber zu nehmen, wird in der ersten Woche der Therapie zwei- bis dreimal abgeführt oder ein Wassereinlauf gegeben.

*Entgiften:* Leber und Blut reinigen Berberitzenbeeren; sie helfen, den Körper von angesammelten Giften zu befreien. Kauen Sie täglich während des Essens einzelne Beeren, insgesamt pro Tag 1 gehäuften EL. Oder kochen Sie die Beeren in Gemüsegerichten mit.

*Leber stärken:* Wegwarte stärkt die Leber und regt den Stoffwechsel an. Außerdem aktiviert sie den Gallenfluß. Bereiten Sie täglich einen Aufguß aus 1 TL pulverisierter Wegwarte und 100 ml Wasser, solange die Gelbfärbung der Haut besteht. Die Blätter des Niembaums stärken die Leber und entgiften den Körper; zudem reinigen sie das Blut. Kochen Sie zweimal täglich Tee aus 2 TL getrockneter Blätter mit 1/4 l Wasser. Auch Kupferwasser stärkt die Leber. Lassen Sie über Nacht 1/2 l stilles Mineralwasser in einem Kupfertopf stehen und trinken Sie es am nächsten Tag in Zimmertemperatur.

*Ruhe:* Dringend erforderlich ist komplette Ruhe; jegliche Aufregung verschlechtert den Zustand.

### Ernährungsempfehlungen

Lebererkrankungen wie Gelbsucht, auch in ihrer chronischen Form, der Leberzirrhose, bedeuten erhöhtes Pitta. Passen Sie daher die Ernährung den Pitta-Empfehlungen an (Seite 93 f.): nichts Scharfes und nichts Saures, dafür vermehrt bittere, herbe und süße Speisen. Besprechen Sie sich mit dem behandelnden Arzt.

Süße vegetarische Kost – Karotten, Erbsen, Fenchel, Kürbis, Mais oder Zuckerschoten – ist erlaubt. Verwechseln Sie Süßes jedoch nicht mit Süßigkeiten und weißem Zucker; süßes Obst und Rosinen sind gemeint. Viele Vitamine stärken. Kleine Getreidegerichte vervollständigen die Ernährung. Geeignete Getränke sind Buttermilch in Zimmertemperatur sowie warme Kräutertees, bitte keine säuerlichen Früchtetees. Trinken Sie nichts Kaltes, und verzichten Sie völlig auf Alkohol.

Gewürze, jegliches Fett, alle während des Stoffwechsels Säure produzierenden Nahrungsmittel sind verboten: Fleisch, Wurst, Käse, Fisch und Eier. Auch säuerliche Milchprodukte essen Sie nicht. Verzehren Sie keine fritierten, panierten oder gebratenen Speisen.

# Gicht

Nichts anderes als eine Stoffwechselerkrankung durch Über- oder Fehlernährung ist Gicht. Sie zählt zu den modernen Zivilisationskrankheiten.
Hauptsächlicher Verursacher sind die Nieren, die Giftstoffe aus dem
Stoffwechsel nicht in ausreichendem Maß ausscheiden. Harnsäure wird
statt dessen im Blut gelagert. Die Folgen sind eine unnatürliche Rötung
und Erwärmung der Haut, hauptsächlich des großen Zehs, geschwollene
Gelenke und später die Gichtknoten an den Gelenken. Typisch sind
nächtliche Anfälle mit Schmerzen im großen Zeh oder auf dem
Fußrücken. Dabei frösteln die Betroffenen und fühlen sich fiebrig. Am
Abend zuvor kündigten schwacher Appetit, Blähungen und Schmerzen an
der rechten Leibseite auf Höhe der Leber den Anfall meist an.
Die Inder nennen Gicht Vata Rakta: Rakta ist das Blutgewebe. Der Begriff
zeigt, daß zuviel Vata im Blut sitzt. Vata ist an allen Schmerzen beteiligt.
Bei Gicht läßt erhöhtes Vata als Dosha der Bewegung die Harnsäure im
Blut kreisen, anstatt sie über die Nieren auszuschwemmen. Die übermäßi-
ge Harnsäure – Purin – im Körper verweist daneben auf hohes Pitta.
Der Internist muß entscheiden, ob eine Ernährungsumstellung ausreicht
oder ob Medikamente erforderlich sind. Mit ihm sprechen Sie bitte auch
ayurvedische Begleitmaßnahmen ab.

*Begleitende Behandlung*
*Vata abbauen:* Blutreinigende und Vata verringernde Heilpflanzen sind
notwendig. Kochen Sie täglich einen Aufguß aus 1/2 bis 1 TL pulverisierter Hemidesmuswurzel und 1 Tasse heißem Wasser. Sie dürfen ihn nach
Geschmack mit Milch trinken; auch heißes Ingwerwasser senkt Vata.
*Entgiften:* Gelbwurz reinigt das Blut und hilft entgiften. Würzen Sie
regelmäßig das Essen damit oder trinken Sie täglich 1 TL pulverisierten
Gelbwurz in heißem Wasser.
*Nahrungsergänzung:* 1/2 TL pulverisiertes Ashvagandha mit Honig ist
ein tägliches Muß bei Gicht und erhöhtem Vata. Nehmen Sie das erhitzende Ashvagandha nicht in heißem Klima ein. 1 EL eingelegte Amala-
ki-Früchte oder 2 TL Trifala-Pulver beziehungsweise -Tabletten pro Tag
sind eine vitaminreiche Alternative.
*Kuren:* Wie bei allen Stoffwechselerkrankungen, so hilft auch bei Gicht
die ausleitende und Schlacken wie Harnsäure ausschwemmende Pancha-
Karma-Kur. Alternativ genießen Sie zu Hause 3 Wochen reduzierte

vegetarische Kost, besuchen zweimal wöchentlich eine 50°C warme Bio-Sauna mit hoher Luftfeuchtigkeit, massieren sich täglich abends mit Sesam- oder Mandelöl und trinken mindestens 2 l heißes Ingwerwasser. Das entschlackt wirkungsvoll.

*Vorsicht:* Kalte Luft, kühle Bäder und jegliche körperliche Anstrengung müssen Sie vermeiden.

Ernährungsempfehlungen

Fleisch, Wurst, Schinken und Innereien enthalten viel Purin – Harnsäure; besonders hoch sind die Werte bei Schweine- und Kalbfleisch, Geflügel oder Fisch. Diese Lebensmittel sind verboten!

Ideal sind bei Gicht alle Gemüsesorten mit Ausnahme von Sojabohnen und dem aus ihnen hergestellten Tofu. Essen Sie nur wenig Hülsenfrüchte. Jegliches Obst außer Trockenfrüchten gehört zur Diät, besonders die süßen Sorten. Eier, Milch und Milchprodukte, Reis und Fette enthalten kein Purin. In Brot und Nudeln sind die Purinwerte gering, sie sind in kleinen Mengen erlaubt.

Nehmen Sie bei Übergewicht langsam ab; fasten Sie nicht streng! Beim Abbau überflüssigen Fetts wird die Nierentätigkeit reduziert; das ist bei schon eingelagerter Harnsäure fatal. Gut ist langsames Abnehmen mit vegetarischer Kost und Milch sowie Milchprodukten.

Bedenken Sie: Alkohol kann einen Gichtanfall auslösen! Trinken Sie zur Entschlackung statt dessen viel heißes Wasser über den Tag verteilt.

## Grauer Star

Die Augenlinsen von Kindern sind völlig klar. Im Laufe des Lebens setzen sich Stoffwechselschlacken in der Linse fest und trüben sie. Hitze, Strahlen und Stoffwechselstörungen begünstigen die Augenerkrankung. Ein erstes Signal sind fließende winzige Flecken vor den Augen. Kurzsichtigkeit ist daneben möglich. Beim Verdacht auf Grauen Star suchen Sie unverzüglich einen Augenarzt auf; der Verlauf der Erkrankung kann oft hinausgezögert werden. Auch operative Eingriffe haben sich als erfolgreich erwiesen. Eine zusätzliche ayurvedische Therapie sprechen Sie mit dem Facharzt ab.

Vaidyas vermuten eine Vata-Ansammlung im Augenbereich, die die

Linse austrocknet. Hinzu kommt eine Ansammlung von unverdautem Ama, abgelagerte Schlacken, die eine Trübung verursachen.

**Begleitende Behandlung**
*Augenbad:* Baden Sie die Augen morgens und abends in Trifala-Wasser. Setzen Sie 1/2 TL Trifala in 1 Glas Wasser an, lassen es über Tag beziehungsweise Nacht stehen, filtern und verwenden Sie das eingefärbte Wasser für ein Augenbad. Dazu besorgen Sie sich in der Apotheke eine Augenwanne, füllen sie mit dem Wasser und drücken sie mit leicht vorgeneigtem Kopf über die Augen. Jetzt beugen Sie den Kopf nach hinten, öffnen die Augen und baden sie knapp 5 Minuten. Erfolge sind bei regelmäßiger Anwendung nach 3 bis 4 Monaten sichtbar.
*Verdauung stärken:* Nehmen Sie täglich 2 TL Trifala-Pulver, es stärkt und reguliert zugleich die Verdauung, die bei Stoffwechselstörungen beeinträchtigt ist.
*Vorsicht:* Meiden Sie direkte Sonneneinstrahlung und grelles Licht. Tragen Sie draußen eine Sonnenbrille. Auch starke Hitze schadet den Augen.

**Ernährungsempfehlungen**
Die richtige Ernährung baut das erhöhte Vata und die Stoffwechselschlacken ab. Wichtig ist Ghee; 2 TL täglich sollten an das Essen. Milch fördert bei Augenerkrankungen die Gesundheit; doch trinken Sie sie nur zwischen den Mahlzeiten; nie zusammen mit Obst. Rühren Sie Milch nicht in Suppen, Saucen oder Gemüse. Essen Sie reichlich grüne Gemüsesorten sowie Bananen, Äpfel, Weintrauben und Orangen.

# Grippe

Wie Erkältungen so setzen Grippewellen häufig beim Wechsel von einer Jahreszeit in die andere ein. Das ist weltweit in jedem Klima zu beobachten. Ayurvedische Ärzte gehen davon aus, daß der Klimawechsel die Doshas in ein Ungleichgewicht stürzt. Jetzt sind Sie anfällig für Krankheitserreger. Eine Grippe ist eine akute Infektion mit Fieber, häufig Kopfschmerzen, Halsentzündung und/oder Schnupfen, eventuell Husten sowie allgemeiner Schwäche. Ein typisches Symptom sind die Gliederschmerzen. Sie zeigen, daß Vata als Dosha der Bewegung die Krankheitserreger im gesamten Körper verstreut. Meist bleibt die Schwäche auch nach überstandener Grippe noch eine Weile bestehen. Die echte Grippe ist wesentlich ernster einzustufen als ein grippaler Infekt oder eine Erkältung. Sie erfordert Bettruhe und ärztliche Betreuung.

### Begleitende Behandlung

*Sofortmaßnahme:* Zerstoßen Sie langen Pfeffer im Mörser, vermischen Sie 1/2 TL mit der gleichen Menge frisch geriebenem Ingwer und 1 EL Honig. Diese Mischung nehmen Sie vom ersten Tag der Grippe dreimal täglich; die Gewürze wirken der Erkrankung besonders erfolgreich am Beginn entgegen. Eine Alternative ist 1 TL Trikatu täglich in warmem Wasser.

*Fieber:* Aus 1/2 TL getrocknetem breitkrautigem Basilikum und 1/2 TL Ingwerpulver bereiten sie mit 1/4 l kochendem Wasser einen fiebersenkenden und schweißtreibenden Tee. Er zieht 10 Minuten. Trinken Sie täglich mehrere Tassen.

*Glieder- und Kopfschmerzen:* Zimtöl lindert die Beschwerden; reiben Sie sich mehrmals täglich ein. Vorsicht: Zimtöl kann die Haut vorübergehend leicht reizen und darf nicht in die Augen rinnen!

*Husten und Heiserkeit:* Reichlich heißes Ingwerwasser hilft. Kochen Sie ein 5 Zentimeter langes Stück geschälten, in Scheibchen geschnittenen Ingwer in 1 l Wasser 20 Minuten aus. Das Ingwerwasser baut Vata wie Kapha ab, was bei Husten wichtig ist. Es fördert den Auswurf und reduziert zugleich den Schleim. Außerdem treibt Ingwer den Schweiß aus den Poren; Schwitzen ist gesund bei Grippe.

*Reinigen:* Ein Einlauf mit 300 bis 500 ml lauwarmem Wasser entleert den Darm und entfernt festsitzende Krankheitserreger. Er senkt das Fieber und beschleunigt die Genesung.

*Kinder:* Gerade für kleinere Patienten bietet sich die Gelbwurzelmilch an. Erwärmen Sie dreimal täglich 1 Glas Milch mit 1/2 TL Gelbwurz und 1 TL Rohrzucker. Verwenden Sie Rohmilch (Reformhaus, Bio-Laden) und kochen Sie sie nicht, um die Inhaltsstoffe zu schonen.

### Ernährungsempfehlungen

Zu Beginn der Grippe ist feste Nahrung verboten; meist haben die Patienten gar keinen Appetit. Milch, Fleischbrühe und Gemüsesuppen reichen aus, um nicht zu entkräften. Solange die Symptome anhalten, ernähren Sie sich leicht, belasten Magen und Darm nicht: gut durchgekochtes Gemüse, wenig Reis, gelbe Mungbohnen und rote Linsen, Suppen mit hellem

Fleisch, keine scharfen, nur verdauungsfördernde Gewürze, nichts Saures oder Fettes.

## Haarausfall

Fallen vorzeitig die Haare aus, kann dies an einer Verstopfung der Haarfollikel durch Kapha liegen. Vata löst als Dosha der Bewegung das Haar, oder Pitta vernichtet es als das feurig zerstörende Prinzip. Hilfreich sind in jedem Fall aufbauende Heilpflanzen.

### Behandlung

*Verjüngungsmittel:* Süßholz kräftigt die Haare. Kochen Sie sich dreimal täglich Tee aus 2 TL geschnittenem oder 1/2 TL pulverisiertem Süßholz mit 1/4 l kochendem Wasser. Trinken Sie Süßholztee nicht länger als 1 Woche pro Monat; er erhöht den Blutdruck. In dieser Zeit verzichten Sie auf Salz.

*Wachstum unterstützen:* Rizinusöl fördert das Haarwachstum. Massieren Sie zweimal wöchentlich 1 EL Öl in die Haare.

*Wurzeln stärken:* Eine erhöhte Blutzirkulation im Kopf und dadurch verbesserte Nährstoffversorgung der Haarwurzeln erreichen Sie mit einer Kopfhautmassage. Dazu verwenden Sie Sesamöl bei erhöhtem Vata, ansonsten reicht das leichtere Kokosöl. Am besten massieren Sie am Abend und waschen das Öl erst am nächsten Morgen aus.

## Ungesunde Haare

Bei allen Haarstörungen ist das fünfte Dhatu nicht ausreichend ernährt. Es wird im Hindi Asthi Dhatu genannt. Dabei ist es nebensächlich, ob Sie an erhöhtem Ausfall, Glatzenbildung, Trockenheit, Schuppen, stumpfem oder zu fettem Haar leiden.

### Behandlung

*Glanz:* Nicht färbendes Hennapulver eignet sich für alle Haarfarben zum Auffrischen des natürlichen Haarglanzes; es gilt als Rasayana für die Haare. Inder nutzen es auch zum Vorbeugen vor Ergrauen regelmäßig. Verwenden Sie natürliches Henna gemäß der Packungsanweisung.

*Kraft:* Ein zweites, rein pflanzliches Haartonikum ist pulverisiertes Amla, vitaminreiche Früchte. Es kräftigt die Haare und unterstützt die natürliche Farbe, ohne zu färben. Waschen Sie die Haare mit Amla-Pulver.

### Ernährungsempfehlungen

Sie stärken Hindi Asthi – und über dieses Körpergewebe die Haare – mit Kichererbsen, schwarzen Linsen, Radieschen oder Rettich, roter Bete, Weizengerichten oder -brot, Knoblauch, Ingwer und Rohrzucker sowie Sesamkörnern, die allerdings gründlich gekaut werden müssen – andernfalls spaltet der Körper sie nicht auf.

## Halsschmerzen und Halsentzündung

Gerade in der kalten Jahreszeit mehren sich Halsschmerzen. Der Rachen fühlt sich trocken und rauh an, Schlucken und Sprechen schmerzt. Diese Symptome deuten auf erhöhtes Vata. Wenn brennende Beschwerden dazukommen, liegt eine Entzündung vor. Jetzt ist Pitta erhöht.

### Behandlung

*Desinfizieren:* Bei allen Entzündungen im Hals und Rachenraum gurgeln Sie. Kochen Sie 1/2 TL getrockneten Salbei und 1/2 TL pulverisierten Gelbwurz in 1/4 l Wasser einmal auf, lassen Sie das Wasser 5 Minuten ziehen, und gurgeln Sie dann mit der abgeseihten, warmen Flüssigkeit dreimal täglich. Gelbwurz und Salbei wirken entzündungshemmend. Keine Angst: Das gelbrote Wasser färbt nicht. Für Kinder empfiehlt sich eine Salbeiabkochung mit Milch: Lassen Sie 1/4 l Milch mit 1 TL Salbei einmal auf der heißen Herdplatte aufwallen, und geben Sie die warme Milch kleinen Patienten abgeseiht. Wer mag, süßt mit 1/2 TL Rohrzucker.

*Bakterien bekämpfen:* Lutschen Sie kleine Stückchen Süßholz. Es schmeckt wie Lakritze, die aus eingedicktem Süßholzsaft besteht. Süßholz wirkt antibakteriell und fördert bei Halsschmerzen und einem trockenen Rachen die Schleimbildung. Das lindert die Schmerzen. Nehmen Sie aber Süßholz nicht länger als 1 Woche; es erhöht den Blutdruck. In dieser Zeit verzichten Sie auf Salz.

*Schleim bilden:* Kochen Sie mehrmals täglich Eibischtee. 1 EL der Wurzeln wird mit 1/4 l kaltem Wasser übergossen, zieht 4 Stunden und muß dann erwärmt werden. Trinken Sie den Tee warm. Die Eibischwurzeln enthalten einen natürlichen Schleim, der sich schützend im entzündeten und rauhen Rachenraum ausbreitet.

*Vata abbauen:* Gurgeln Sie zusätzlich einmal täglich mit Öl. Nehmen Sie 1 EL Sonnenblumenöl mit einigen Tropfen Sesamöl in den Mund, und lassen Sie es langsam von einer Backe in die andere fließen. Schlucken Sie das Öl nicht hinunter, sondern spucken Sie es nach 10 Minuten aus. Dann sieht es weißlich aus. Sesamöl baut das bei Halsschmerzen erhöhte Vata ab. Gleichzeitig zieht es krankmachende Keime aus der Mundhöhle.

## Hämorrhoiden

Haben sich in den Venen des unteren Mastdarms oder Analbereichs Knoten gebildet, spricht der Arzt von Hämorrhoiden. Sie liegen äußerlich oder innerlich; ihr Ursprung hängt immer mit dem Mastdarm zusammen. Er übt Druck auf die Venen aus, in denen sich als Folge ein Blutstau bildet. Dann entstehen die ersten Schwellungen, schließlich die knotenförmigen Venenerweiterungen.

Der ayurvedische Arzt sieht das Krankheitsbild so: Wenn Kapha sich in den Blutgefäßen festsetzt und sie verstopft, bilden sich Hämorrhoiden. Auch der typische Juckreiz spricht für ein erhöhtes Kapha. Es ist daher wichtig, dieses Dosha mit einer Ernährungsumstellung abzubauen.

Suchen Sie bei Hämorrhoiden einen Facharzt auf und besprechen Sie mit ihm die ayurvedische Begleitbehandlung.

### Begleitende Behandlung

*Druck abbauen:* Abführen verschafft erste Erleichterung bei akuten Beschwerden; der Druck vom Mastdarm auf die Venen wird so genommen. Nehmen Sie 10 bis 20 ml Rizinusöl oral oder 1 EL Bittersalz in 1/2 l Wasser oder Saft aufgelöst.

*Juckreiz:* Lokal eignet sich die hautfreundliche Aloe vera mit wundheilender und Juckreiz stillender Gelbwurz. Die Mischung baut Kapha ab. Verrühren Sie 1/2 TL Gelbwurz in 1 EL Aloe-vera-Gel und reiben Sie den Anus morgens und abends damit ein. *Vorsicht:* Gelbwurz verfärbt die Wäsche.

*Aloe-vera-Saft:* Zusätzlich nehmen Sie – wenn keine Schwangerschaft oder eine Neigung zu starken Blutungen vorliegt – Aloe-vera-Saft: zweimal täglich 1 bis 2 EL. Aloe baut Kapha ab, fördert die Wundheilung und ist ein leichtes Abführmittel, das den Darm reinigt.

*Pflanzenmedikament:* Nehmen Sie bei Beschwerden täglich 1/2 TL pulverisierte Mimosenblätter, die Sie in Wasser auflösen. Sie verwenden Mimosen unbedenklich über einen längeren Zeitraum; die Blätter bauen Kapha ab. Bereiten Sie sich das nicht käufliche Pulver aus frischen, getrockneten Mimosenblättern im Mörser selbst zu. Alle Pflanzenblätter trocknen am schnellsten ausgebreitet auf einem sauberen Blech im Backofen bei 50°C. Danach werden sie zu Pulver zerrieben und dunkel aufbewahrt.

*Hygiene:* Stellen Sie aus Mimosenblattpulver eine Abkochung her. Damit waschen Sie die juckenden Hautpartien mehrfach täglich.

*Vorbeugen:* Eine Ausbreitung bereits vorhandener Hämorrhoiden verhindert viel Bewegung. Sitzende Tätigkeiten fördern Hämorrhoiden. Zu vermeiden sind auch Erschütterungen im Sitzen in schlecht gefederten Fahrzeugen oder beim Reiten. Achten Sie auf eine tägliche Darmentleerung.

### Ernährungsempfehlungen

Ernähren Sie sich leicht und mild, bevorzugen Sie schnell verdauliche vegetarische Kost. Gut ist Ziegenmilch (aus dem Reformhaus). Sie belastet den Mastdarm nicht. Vermeiden Sie scharfe Gewürze; sie verursachen brennende Schmerzen! Verstopfung fördern trockene Speisen und wenig Getränke; ernähren Sie sich lieber von Suppen. Trinken Sie täglich mindestens 2 bis 2 1/2 l. Süßen Sie am besten gar nicht; auf keinen Fall mit weißem Zucker oder Honig.

## Trockene Haut

Jede Trockenheit löst zuviel Vata aus. Die Eigenschaft ölig beziehungsweise fettig hilft bei zu starker Trockenheit der Haut und der Haare. Entsprechende Speisen wirken – besonders im Alter, wenn erhöhtes Vata vorherrscht – schuppiger Haut und trockenen Schleimhäuten entgegen. Das gilt auch für ältere Frauen, die aufgrund einer trockenen Scheide Schmerzen beim Geschlechtsverkehr spüren.

## Behandlung

*Rizinusöl:* Trockene Haut im Alter reiben Sie zweimal wöchentlich mit Rizinusöl ein. Lassen Sie es 1/2 Stunde einziehen, und duschen Sie dann warm ohne Seife. Rizinusöl fettet die Haut ein und erhitzt. Damit baut das Öl Vata ab.

*Mandelöl:* Bei trockener Haut mit Juckreiz hilft das tägliche Einreiben mit Mandelöl, das 30 Minuten einzieht. Danach wird warm ohne Seife geduscht. Mandelöl ist besonders reich und nährend. Es senkt Vata zuverlässig.

*Senföl:* Bei erhöhtem Vata und Kapha läßt sich die Haut hervorragend mit Senföl pflegen; es befeuchtet die trockene Haut und nimmt auch eventuellen Juckreiz.

*Senflotion:* Weichen Sie 2 bis 3 EL gelbe oder schwarze Senfsamen über Nacht in Wasser ein, zerreiben Sie sie am nächsten Morgen mit 2 bis 3 EL Wasser im Mörser. Es entsteht eine schaumige Flüssigkeit. Sie wird dünn auf die Haut getragen und schon nach 2 Minuten wieder ohne Seife abgewaschen. Die Senflotion fördert die natürliche Rückfettung der Haut und macht sie fühlbar weicher. Senf darf nie bei erhöhtem Pitta, Hautrötungen oder Entzündungen angewandt werden; er würde die Haut reizen.

*Milch:* Eine Milcheinreibung zweimal wöchentlich ist zu empfehlen. Dazu verteilen Sie in der Dusche 1 bis 2 l Vollmilch mit den Händen auf dem gesamten Körper. Reiben Sie besonders sorgfältig alle rauhen Hautstellen wie Ellenbogen, Knie und die Füße ein.

*Bäder:* Baden Sie in 36 bis 38°C warmem Wasser mit einem Ölzusatz beziehungsweise einer Abkochung aus Kamille, Rosmarin oder Sandelholzpulver ein- bis zweimal wöchentlich.

## Hautallergien

Hautprobleme sind meist nicht nur lästig, sondern optisch unschön. Hegen Sie den Verdacht auf eine Allergie, suchen Sie sofort einen Hautarzt auf. Sie können keine Allergie allein behandeln. Ist eine Hautallergie diagnostiziert, sind ayurvedisch betrachtet Vata und Kapha erhöht – solange keine Entzündung vorliegt. Sonst ist Pitta mitbeteiligt, und die betroffenen Stellen müssen lokal gekühlt werden.

Die ayurvedische Therapie richtet sich nach den Symptomen. Weitere

Maßnahmen finden Sie unter den Stichwörtern »trockene Haut« beziehungsweise »Hautentzündung«.

*Begleitende Behandlung*

*Kapha abbauen:* Fasten Sie einige Tage und stellen Sie anschließend die Ernährung um (Seite 94 ff.)

*Juckreiz:* Kochen Sie 1 EL getrocknete breitkrautige Basilikumblätter in 150 ml Wasser auf 1/4 ein, und tupfen Sie mit dem noch lauwarmen Sud alle juckenden Hautpartien mehrfach täglich. Oder kochen Sie einen Sud aus 1 Handvoll frischer Basilikumblätter in 300 ml Wasser, lassen ihn einkochen, seihen ab und vermischen ihn mit 1 EL Honig. Diese Paste streichen Sie zweimal täglich auf die juckende Haut.

*Vata abbauen:* Mit einem Sesameinlauf (10 bis 20 ml) pro Woche verringern Sie Vata. Das Öl nährt den Körper über den Darm und führt nicht oder kaum ab.

*Entzündung oder Ausschlag:* Antiallergisch und entzündungshemmend wirkt Katechu; Sie können sich leicht selbst eine Salbe aus 1/2 TL Katechupulver und 5 TL reiner Vaseline anrühren. Streichen Sie sie mehrmals täglich auf die entzündeten Hautpartien beziehungsweise den Ausschlag.

## Hautentzündung

Die Entzündung ist meist die Reaktion auf eine äußere Reizung durch Materialien oder Giftstoffe. Ayurvedisch betrachtet ist bei einer Entzündung Pitta erhöht. Wer weiß, daß er auf einen Stoff allergisch reagiert, meidet den Kontakt. Ist die Ursache unklar, bringt ein Allergietest Gewißheit. Bei größeren entzündlichen Partien oder einer länger andauernden Hautentzündung suchen Sie einen Hautarzt auf.

*Begleitende Behandlung*

*Eincremen:* Lokal eignet sich am besten Aloe vera. Wer an einer entzündlichen Hautkrankheit leidet, braucht eine große Pflanze, die er täglich plündern kann. Öffnen Sie ein ausreichend großes Stück, schaben Sie mit einem Messer oder spitzen Löffel die gallertartige Masse heraus, und streichen Sie sie dünn auf die betroffenen Hautpartien. Sie können aber auch fertiges Aloe-vera-Gel verwenden.

*Medikament:* Zusätzlich nehmen Sie in der akuten Phase täglich 1 EL Aloe-vera-Saft mit wenig Wasser und 1/2 TL Honig verrührt. Aloe vera schmeckt etwas bitter. Alternativ lutschen Sie Aloe-vera-Saft mit Ingwer sowie Honig vermischt. Vorsicht: Aloe vera ist zur inneren Anwendung für Schwangere und alle Frauen, die zu starker Menstruation neigen, nicht erlaubt!

*Tee:* Trinken Sie regelmäßig Koriandertee. Überbrühen Sie 1 gehäuften TL Koriandersamen mit 1/4 l kochendem Wasser, lassen Sie den Tee 10 Minuten ziehen, und seihen Sie ihn ab. Täglich trinken Sie mindestens 3 Tassen. Koriander baut Entzündungen ab, heilt Wunden und entgiftet.

*Bäder:* Baden Sie bei Hautentzündungen in nicht zu heißem Wasser mit einem Ölzusatz beziehungsweise einer Abkochung von Eukalyptus, Jasmin, Kamille, Pfefferminze, Sandelholz oder Zitronengras. Vorsicht: Hitze erhöht Pitta.

*Trocken und entzündet:* Entzündete Hauterkrankungen bei Patienten mit erhöhtem Pitta zeigen häufig eine rötliche Verfärbung bei gleichzeitig sehr trockener Haut. Dann reiben Sie den Körper mit Safranmilch ein. Verreiben Sie 500 mg Safran im Mörser mit 1 EL lauwarmer Milch, bis sich die Safranfäden vollständig aufgelöst haben, und gießen Sie diese Mischung in 1 Tasse warme Milch. Das reicht, um den gesamten Körper dünn einzureiben. Lassen Sie die Milch auf der Haut trocknen und rubbeln Sie sie mit den Händen vorsichtig ab. Danach wird ohne Seife oder Duschgel lauwarm geduscht. Zwei- bis dreimal pro Woche angewandt, macht diese Safranmilch die Haut weicher und auch feuchter. Safranmilch gilt generell als Rasayana für die Haut.

### Ernährungsempfehlungen

Bei allen Hauterkrankungen – auch Neurodermitis und Schuppenflechte –, Ausschlag, Pickel oder sonstigen krankhaften Veränderungen hilft eine Ernährungsumstellung: Essen Sie bitteres Gemüse, und leben Sie vegetarisch. Würzen Sie reichlich mit Gelbwurz; sie wirkt entzündungshemmend, antiallergisch, antiseptisch, blutreinigend, stillt Juckreiz und fördert den Heilungsprozeß. Damit ist Gelbwurz das Mittel bei Hautproblemen schlechthin! Trinken Sie zweimal täglich 1 Glas heißes Wasser mit 1/2 bis 1 TL Gelbwurz. Nehmen Sie aber keinesfalls mehr als 2 TL pro Tag!

Fleisch, Fisch und Eier, Milchprodukte außer reiner Rohmilch und Ghee, Schokolade, Kakao und alles Saure sind bei Hauterkrankungen verboten.

Ferner ist zu beachten, daß Sie Milch höchstens mit wenig frisch geriebenem Ingwer, Safran, Kardamom oder Rohrzucker würzen. Milch darf nicht zum Essen oder mit Obst und Süßigkeiten zusammen getrunken werden. Meiden Sie alle chemisch vorbehandelten Lebensmittel, essen Sie keinerlei Fertigprodukte, und verwenden Sie keine Konserven. Das gilt besonders für erkrankte Kinder; die beliebte »Gläschenkost« kann mit ihren Konservierungsstoffen nicht gesund sein!

## Hautunreinheiten und vergrößerte Poren

Unreine Haut führt zu Mitessern und Pickeln, die die Poren vergrößern. Wichtig ist eine penible Hygiene, ohne die Haut zu belasten. Waschen Sie sich mit kühler und Entzündungen entgegenwirkender Sandelholzseife (Bio-Laden), oder nehmen Sie Aloe-vera-Gel als Seifenersatz.

### Behandlung

*Reinigen:* Vergrößerte Hautporen lassen sich durch in Alkohol eingelegte Basilikumblätter verengen und reinigen. Legen Sie 1 Handvoll frische Basilikumblätter 24 Stunden in zehnprozentigen Alkohol, und betupfen Sie mit dieser Lösung die Haut morgens und abends. Besonders wichtig sind die Stirn, das Kinn und die Partien um die Nase.

*Austrocknen:* Die Eigenschaften Trocken und Rauh stoppen Sekretionen und fördern eine trockene Haut. Entsprechende Speisen und Pflanzen fördern die Abheilung einer fettigen, unreinen Haut und Eiterpickeln: Greifen Sie zu bitteren und herben Gemüsesorten wie grünen Blattgemüsen und -salaten, Lauch, Brokkoli, Pilzen, Auberginen, Artischocken, Spargel, Hülsenfrüchten, Sellerie und Zucchini. Würzen Sie reichlich mit Dill, Beinwell, Gelbwurz, Salbei, Wacholderbeeren, Kreuzkümmel, Rosmarin und auch scharf mit Ingwer, Chili, Pfeffer, Senfsamen, Muskatnuß oder Majoran.

# Heiserkeit

Vata im oberen Atemtrakt löst Heiserkeit aus. Der Rachen ist rauh, die Stimmbänder sind angegriffen. Auch ein brennendes Gefühl im Rachen oder eine belegte Zunge sind möglich. Das ist die Folge einer Erkältung, Grippe, Hals-, Mandel- oder Kehlkopfentzündung. Die letzten beiden müssen von einem Hals-Nasen-Ohrenarzt betreut werden.

### Behandlung

*Gurgeln:* Trinken Sie stündlich 1 Glas heißes Wasser, und gurgeln Sie mit warmem Salzwasser. Dazu lösen Sie 1/2 bis 1 TL Salz in 1 Glas Wasser auf.

*Ölen:* Kauen Sie ein Stückchen geschältes Süßholz. Es schmeckt süß und ölt die Kehle, reduziert Vata, das mit seinen rauhen, trockenen Eigenschaften bei Heiserkeit immer erhöht ist, und hilft bei Halsschmerzen ebenso wie bei einer rauhen Stimme. Nehmen Sie Süßholz nicht länger als 1 Woche; es erhöht den Blutdruck. In dieser Zeit verzichten Sie auf Salz.

*Vata abbauen:* Gurgeln Sie mit Sonnenblumenöl und wenigen Tropfen Sesamöl; es reduziert Vata im Mund- und Rachenraum. Dazu nehmen Sie 1 EL Öl 5 Minuten in den Mund, schieben es mit der Zunge von einer Backe zur anderen und spucken es dann aus. Es zieht Krankheitskeime aus der Mundhöhle.

*Stimme unterstützen:* Haben sich die Halsschmerzen auf die Stimme geschlagen, ist sie rauh oder treten Sprechbeschwerden auf, hilft Ingwer. Er wirkt antibakteriell und entzündungshemmend. Trinken Sie heißes Ingwerwasser, kauen Sie kleine Stückchen rohen Ingwer, und würzen Sie die Speisen reichlich mit frischem Ingwer.

*Rachen erwärmen:* Ein ayurvedisches Hausmittel für Heiserkeit und angegriffene Stimmbänder sind Kubeben, ein Pfeffergewächs aus Südindien. Lösen Sie dreimal täglich bei akuten Beschwerden je 2 Messerspitzen pulverisierte Kubeben und Zimt in 1 kleinen Gläschen warmem Wasser auf, und trinken Sie es langsam. Kubeben erhitzen und bauen Vata ab.

### Ernährungsempfehlungen

Um die Stimme wieder zu normalisieren, bieten sich im Essen Kubeben, langer Pfeffer und Galgant an. Doch verwenden Sie sie sparsam, essen Sie keinesfalls scharf. Meiden Sie saure Speisen sowie alles Schwere und Fette. Das könnte den rauhen Hals reizen.

## Herpes

Herpesbläschen treten an den Lippen oder im Genitalbereich auf. Typisch sind brennende Empfindungen und eine gespannte Haut. Die kleinen Bläschen platzen nach einigen Tagen auf und heilen dann ab. Infektionen lösen Sie genauso aus wie Streß oder Ekel. Wer immer wieder Beschwerden hat, läßt sich vom Hautarzt beraten. *Vorsicht:* Herpes ist durch Hautkontakt übertragbar!

### Begleitende Behandlung

*Lokale Behandlung:* Herpesbläschen am Mund oder akuter Herpes genitalis wird lokal mit Aloe vera und Gelbwurz behandelt; beide wirken entzündungshemmend und wundheilend. Verrühren Sie 2 TL Aloe-vera-Gel mit 2 Prisen Gelbwurz, und streichen Sie die betroffenen Hautstellen damit jeden Morgen und Abend ein. Die Bläschen heilen rasch ab. Vorsicht: Gelbwurz verfärbt die Wäsche.

*Stärkungsmittel:* Kräftigen Sie Ihr Immunsystem! Wer täglich 1 TL Trifala, 1 EL Chyavanprash oder 1 EL Amla-Früchte zu sich nimmt, beugt mit natürlichen Vitaminen vor.

## Heuschnupfen

Bei dem immer öfter auftretenden Heuschnupfen belasten Stoffwechselschlacken – Ama. Sie müssen beseitigt werden. Zudem ist Kapha erhöht. Eine erste Maßnahme ist konsequenterweise die Reduktion von Kapha und die Ausleitung von Ama. Fasten ist angesagt.

### Vorbeugung

Ayurvedisch ist die Vermeidung von Krankheiten immer besser als ihre bloße Behandlung. Zur Vorbeugung starten Sie etwa 2 Monate vor der zu erwartenden Heuschnupfenattacke; sie setzt gewöhnlich pünktlich zur gleichen Zeit wie im Vorjahr ein. Die empfohlene Therapie heißt Vamana, therapeutisches Erbrechen. Doch dürfen Sie eine solche Roßkur nicht ohne ärztliche Überwachung durchführen! Kindern, Älteren oder Schwachen ist sie untersagt. Am besten machen alle, die an Heuschnupfen leiden, am Ende des Winters eine Pancha-Karma-Kur. Alternativ hilft eine dreiwöchige Fastenkur mit Gemüseabkochungen und

Mungbohnensuppe, während der Sie täglich 2 bis 3 l heißes Ingwerwasser trinken.

**Behandlung**

*Akute Behandlung:* Ist die Zeit des akuten Heuschnupfens gekommen, saugen Sie morgens warmes Wasser aus der Hand oder mit Hilfe einer Nasendusche (Apotheke, Asien-Versand) in beide Nasenlöcher. Träufeln Sie morgens 1 Tropfen Sonnen- oder Rapsöl in jedes Nasenloch. In der akuten Heuschnupfenphase geben Sie Öl in beide Nasenlöcher, wann immer Sie das Haus verlassen.

*Juckreiz:* Juckende Augen sind ein typisches Symptom und zugleich ein Signal für zuviel Kapha. Dieses Dosha löst im Übermaß vorhanden Juckreiz aus. Angenehm fühlt sich dann kühles Wasser an, das Sie mit der hohlen Hand in die geöffneten Augen fließen lassen. Am besten machen Sie das mehrfach täglich über einem Waschbecken. Sie können das Wasser mit 2 Tropfen Rosenwasser mischen, es beruhigt die gereizten Augen.

*Heuschnupfentee:* Bereiten Sie sich morgens und abends 1 Tasse Tee. Dazu mischen Sie die getrockneten Blätter des Duftveilchens, der Ringelblume und des breitkrautigen Basilikums zu gleichen Teilen mit Gelbwurzpulver. Brühen Sie 1 TL davon mit 1 Tasse heißem Wasser auf. Der Tee zieht 10 Minuten und wird abgeseiht.

*Herbe und bittere Tees:* Grundsätzlich helfen Tees von allen herben und bitteren Gewürzen, sie reduzieren Kapha: Chinarinde, Dillsamen, Gelbwurz, Kamille, Koriander, Rosmarin, Safran, Wermut- oder Zinnkraut und Zitronengras sind bitter; Enzian, Fenchelsamen, Granatapfelsamen, Hibiskusblüten, Salbei schmecken herb. Sie trinken täglich 3 bis 5 Tassen. Wer den Geschmack eines Gewürzes oder einer Heilpflanze nicht schätzt, kann zwei bis drei mischen oder wohlschmeckende Blätter hinzufügen: Brombeer, Johannisbeer, Himbeer. Wichtig ist, daß 1 TL der bitteren beziehungsweise herben Pflanze auf 1/4 l kochendes Wasser kommt. Die Tees ziehen 10 Minuten.

*Nasya:* Eine ideale Behandlung für Heuschnupfen ist Nasya (Seite 119) es leitet Kapha aus dem Kopf aus. In der akuten Heuschnupfenphase lassen Sie es zweimal wöchentlich machen. Vorbeugend hilft Nasya ab Januar alle 14 Tage.

### Ernährungsempfehlungen

Reduzieren Sie mit der Ernährung vom Spätwinter bis zum Ende Ihrer persönlichen Heuschnupfenzeit Kapha (Seite 94 ff.). Saures und während des Stoffwechsels Säure Produzierendes meiden Sie: saure Gurken, Pickles und Essig, alle Zitrusfrüchte, Milchprodukte, Käse, Fleisch, Wurstwaren, Fisch und Eier. Mit einem Wort: Ernähren Sie sich streng vegetarisch und basisch. Das unverdaute Ama beseitigen verdauungsfördernde Gewürze: Kümmel, Kreuzkümmel, Senf-, Fenchel-, Selleriesamen, Kardamom, schwarzer Pfeffer, in Maßen Chili.

### Tips für den Lebensstil

Meiden Sie alle Kapha steigernden Aktivitäten: Sitzen Sie nicht den ganzen Tag, bewegen Sie sich viel, bleiben Sie nie lange inaktiv, auch nicht am Abend, reduzieren Sie ihre Schlafquantität, indem Sie früher aufstehen. Schlafen Sie nie am Tag, und legen Sie sich nach dem Essen nie hin.

## Husten

Husten ist ein Reflex, der von Vata ausgelöst wird. Trockenen Husten, gleichzeitige Probleme mit dem Sprechen und Hustenreiz löst Prana Vata im oberen Atemtrakt aus. Husten Sie viel Schleim ab, ist Kapha erhöht. Brennt der Rachen, haben Sie großen Durst, ist der Auswurf gelblich und deutet auf eine Entzündung, ist Pitta erhöht.

*Bitte beachten Sie bei der Behandlung:* Es hat sich bewährt, die Hustenmedikamente über den Tag verteilt in kleinen Portionen zu nehmen.

### Behandlung

*Hustensaft:* Für Kinder bietet sich ayurvedischer Hustensaft an. Bereiten Sie einen Kaltauszug aus 2 EL Eibischwurzeln und 1/2 l kaltem Wasser. Er zieht 4 Stunden, wird abgeseiht und mit 1 Pfund braunem Rohrzucker aufgekocht. Wenn sich der Zucker unter Rühren gelöst hat, lassen Sie den Saft abkühlen und füllen ihn ab. Er hält sich mindestens 1/2 Jahr und wird eßlöffelweise eingenommen. Nicht mehr als 4 EL täglich! Vorsicht: Bei hohem Kapha und Übergewicht ist der süße Saft ungünstig. Kochen Sie statt dessen Eibischtee.

*Hustenpaste:* Verrühren Sie 1 TL frisch geriebenen, am besten ganz jungen Ingwer mit 1 EL Honig. Diese Mischung lutschen Sie mehrmals täglich oder lösen sie in 1 Tasse heißem Wasser auf. Vorsicht: Bei erhöhtem Pitta ist Honig nicht erlaubt. In diesem Fall wird der Ingwer mit braunem Zucker oder Kandis aufgelöst.

*Hustentee:* Den Auswurf fördert das blaue, in unseren Wäldern wachsende Veilchen; Sie erhalten die Pflanze getrocknet und pulverisiert. 1 bis 2 TL gießen Sie täglich mit 1/4 l heißem Wasser auf.

*Hustenreiz:* Um den Hustenreiz zu lindern, müssen die Heilpflanzen Vata reduzieren. Kochen Sie 2 EL Rosinen in 150 ml Wasser auf 1/4 ein. Die Flüssigkeit wird eßlöffelweise über den Tag verteilt genommen. Rosinen dürfen Sie auch tagsüber kauen.

*Trockener Husten:* Lutschen Sie Kandisstückchen mit einer Gewürznelke. Nelken reduzieren das bei trockenem Husten erhöhte Vata; der Kandis sorgt dafür, daß der scharfe Geschmack der Nelke Pitta nicht zu sehr nach oben schnellen läßt. Sonst ist womöglich eine Halsentzündung die Folge.

*Harter Husten:* Zerstoßen Sie 2 Handvoll frische Basilikumblätter im Mörser, vermischen Sie den gewonnenen Saft mit 1 bis 2 EL Honig, und lutschen Sie davon über den Tag verteilt 2 TL. Basilikum löst den Schleim und hilft abhusten.

*Chronischer Husten:* Mischen Sie bei häufigem Husten pulverisierten Ingwer, Kardamom, Nelken und Zimt zu gleichen Teilen. Brühen Sie 1/2 TL mit 1/4 l kochendem Wasser auf.

### Ernährungsempfehlungen

Hier ist eine leichte und flüssige Nahrung mit kräftigender Fleischbouillon angebracht. Fleisch und Bouillon helfen nach ayurvedischen Ernährungsrichtlinien besonders Kranken, Genesenden und allen Patienten mit erhöhtem Vata. Gut sind auch Weizen, Gerste und Reis, gelbe Mungbohnen, Milch, Ghee.

Essen Sie bei akutem Husten keinen Joghurt, kein saures Obst, und trinken Sie keine säuerlichen Obstsäfte. Alles Saure blockiert die Srotas; das würde den Atemfluß behindern und mehr Hustenreiz auslösen. Informieren Sie sich unter dem Stichwort »Blockierte Versorgungsbahnen – Srotas«.

Essen Sie auch nichts Süßes, es fördert den Husten, wenn er von Kapha verursacht ist. Bei Reizhusten ohne Schleimauswurf ist Süßes erlaubt.

Steht der Husten mit erhöhtem Vata in Beziehung, lindern Sie ihn mit
dünnflüssigem Reisbrei plus 1 TL Ghee, mit Suppen und Fleischbrühe,
Schwitzkuren und heißen Bädern. Bei viel Pitta behandeln Sie Husten mit
Milchgetränken und flüssigem Ghee. Beides nehmen die Patienten direkt
nach einem leichten Essen teelöffelweise ein. Wer erhöhtes Kapha hat und
hustet, macht einen öligen Einlauf.

## Geschwächtes Immunsystem – zuwenig Oja

Hier ist nicht Aids angesprochen, sondern eine eingeschränkte Abwehrkraft, wie sie nach mehreren Erkältungen oder einer Grippe, während und
nach langwierigen Erkrankungen eintritt. Ayurveda spricht von fehlen-
dem Oja, der Lebensenergie, die durch die Nahrung aufgebaut wird.

### Behandlung

*Medikamente:* Die Heilpflanze Tinospora cordifolia enthält das Alkaloid
Berberin sowie verschiedene Bitterstoffe. Die in Südindien beheimatete
Pflanze hat keinen deutschen Namen, in Sanskrit heißt sie Guduci. Sie
verringert alle drei Doshas, steigert die Abwehr, baut Oja auf und soll
sogar verjüngen. Besorgen Sie sich das ayurvedische Medikament Kans-
vel (Firma Ayurmedica) über eine Apotheke, und nehmen Sie es nach
Anweisung. 1 Tablette enthält 250 mg Tinospora-cordifolia-Extrakt.
*Vitamine:* Die Vitamin-C-reichen Amla-Früchte steigern die Abwehr und
verjüngen; zudem reinigen sie das Blut und stärken das Herz. Amla
balanciert alle Doshas aus. Sie erhalten die Früchte eingelegt in Sirup oder
nehmen Trifala-Tabletten, wenn Sie Süßes nicht mögen beziehungsweise
wegen einer Kapha-Dominanz meiden sollen.
*Nahrungsergänzung:* Ashvagandha stärkt und baut die Körperabwehr auf;
es ist das ayurvedische Rasayana schlechthin. Das rein pflanzliche Präparat erhalten Sie als Pulver oder Tabletten. Nehmen Sie zweimal täglich 1
Tablette à 300 mg oder 1 TL mit Milch, Honig, bei erhöhtem Pitta mit
Rohrzucker. Verwenden Sie das erhitzende Ashvagandha nicht in heißem
Klima, denn es erhitzt.
*Mantra singen:* Ayurvedische Ärzte weisen darauf hin, daß das Singen
der Silbe Om Oja vermehrt. Die heilige Silbe Om umfaßt in ihrer Bedeu-

tung Vergangenheit, Gegenwart und Zukunft; sie bezeichnet alles Seiende wie das noch Werdende. Om gilt als Klang-Mantra mit spiritueller Energie. Es hilft im übrigen der Konzentration und wird von vielen indischen Lehrern vor einem Vortrag oder zu Beginn eines Seminars gesungen.

### Ernährungsempfehlungen

Gezielt ausgewählte Speisen bauen Oja, das Immunsystem, auf. Wichtig sind alle sattvischen Lebensmittel, das heißt alle frischen Gemüsesorten, Salate und viel Obst, Milch, Butter und Ghee. Trockenfrüchte, Nüsse und Mandeln kräftigen, ohne den Körper zu belasten.

## Infektionen

Gleichgültig was sie ausgelöst hat, gleichgültig wo im Körper sie sich zeigt, eine Infektion ist immer die Folge eines zu hohen Pitta. Infektionen werden nach der ayurvedischen Medizin nicht als Krankheitsauslöser betrachtet; sie sind eine Erkrankung. Sie entstand, weil sich zum Beispiel zuviel Ama angesammelt hat, der Organismus geschwächt und krankheitsanfällig war.

### Behandlung

*Nahrungsergänzung:* Ama verdauende Heilpflanzen sind notwendig. Nehmen Sie täglich 1 g langen Pfeffer, schwarzen Pfeffer und Ingwer in kühlem Wasser, solange die Infektion anhält. Sie erhalten diese Mischung fertig unter dem Namen Trikatu.

*Gelbwurz:* Setzen Sie bei allen Infektionen den antiseptisch und entzündungshemmend wirkenden Gelbwurz ein. Sie trinken täglich 1 TL Pulver in 1 Glas heißem Wasser aufgelöst.

*Ingwer:* Würzen Sie bei Infektionskrankheiten die Speisen mit Ingwer, und trinken Sie täglich 1/2 bis 1 l Ingwerwasser. Kochen Sie ein 3 bis 5 Zentimeter langes Stück geschälten Ingwer kleingeschnitten in 1 l Wasser 20 Minuten.

## Insektenstiche

Ayurveda plädiert für Vorbeugung statt Behandlung. Insektenstiche sind häufig zu vermeiden: Um Mücken- und den in den Tropen gefürchteten Malariastichen vorzubeugen, verdünnen Sie Basilikumöl 1 zu 5 mit einem neutralen Öl und reiben alle unbedeckten Hautpartien dünn ein, bevor Sie das Haus verlassen. Den gleichen Dienst tut Niembaum- oder breitkrautiges Basilikumöl.

### Behandlung

*Zwiebelpackung:* Haben Bienen, Wespen, Mücken oder andere Insekten zugestochen, lindert die Schmerzen 1 TL zerhackte Zwiebel, die Sie direkt auf die Schwellung legen.

*Sandelholzpaste:* Sandelholz kühlt. Rühren Sie 1 gehäuften TL Pulver mit wenig kühlem Wasser zu einem zähen Brei. Dünn aufgetragen heilt er und lindert eine mögliche Entzündung um den Stich.

*Niembaumöl:* Entzündete Stichwunden heilen besser mit desinfizierendem Niembaumöl. Es muß vor der Anwendung erwärmt werden, da es schon ab 20°C fest wird.

*Tee:* Brühen Sie 2 TL Koriandersamen mit 1/4 l kochendem Wasser auf, lassen Sie den Tee 10 Minuten ziehen, und trinken Sie ihn abgeseiht warm. Koriander entgiftet, was bei Insektenstichen nützlich ist.

## Ischias oder Ischialgien

Druck auf den Ischiasnerv läßt die typischen Schmerzen blitzartig einschießen und in die Hüfte oder bis in die Beine ausstrahlen. Nicht umsonst spricht der Volksmund von Hexenschuß. Jetzt ist die Beweglichkeit eingeschränkt. Ursache ist – medizinisch betrachtet – meist eine Bandscheibenverschiebung und Druck auf die Nervenwurzel. Schnelle Entlastung des Nervs und eine ruhige Lagerung sind erste Maßnahmen. Konsultieren Sie sofort einen Orthopäden.

Ayurvedisch betrachtet ist Apana Vata im Beckenraum blockiert. Wenn es nicht mit den natürlichen Ausscheidungen den Körper verläßt, staut es sich im Unterbauch und muß eine neue Richtung zum Entweichen suchen. Drängt es zur Wirbelsäule, sind Bandscheiben im Lendenwirbelbereich betroffen. Informieren Sie sich auch unter dem Stichwort »Rücken-schmerzen«.

**Begleitende Behandlung**

*Öleinreibung:* Warmes Sesamöl auf dem unteren Rücken entspannt die hier verkrampften Muskeln und lockert das umliegende Gewebe. Das schafft Platz und entlastet den betroffenen Ischiasnerv.

*Feuchte Wärme:* Auch feucht-warme Kompressen auf dem unteren Rücken und dem Becken lindern Verspannungen, die sich bei einem irritierten Nerv schnell einstellen. Das angestaute trockene Vata nimmt durch eine feucht-warme Behandlung ab. Legen Sie eine Wärmflasche in den Rücken, die mit einem feuchten Handtuch umwickelt ist.

*Vata abbauen:* Meiden Sie Zugluft und Kälte – das gilt auch zur Vorbeugung. Bereits leichte Rückenschmerzen sollten ein Signal für warme Bäder, warme Ölmassagen und Ruhe sein. Sie bauen damit Vata ab.

**Ernährungsempfehlungen**

Da Vata bei Ischiasbeschwerden erhöht ist, richten Sie über mehrere Wochen hinweg die Ernährung auf dieses Dosha aus: Essen Sie süß, sauer und salzig; bevorzugen Sie flüssige oder suppige Speisen und schwerere Mahlzeiten mit einem kleinen Öl- oder Gheeanteil. Essen Sie stets gut gekochte, warme Speisen. Damit balancieren Sie zuviel Vata wieder aus (Seite 91 ff.).

## Juckreiz

Juckt die Haut, geht der ayurvedische Arzt von überhöhtem Kapha aus. Juckreizhemmende Heilpflanzen verringern Kapha. Vorübergehend tritt in der Schwangerschaft Juckreiz auf. Dann bauen Sie mit Heilpflanzen und einer auf Kapha umgestellten Ernährung dieses Dosha ab, selbst wenn Sie grundsätzlich kein Kapha-Typ sind. Die hier beschriebenen Behandlungen bieten sich auch an, wenn bei Masern der Ausschlag juckt. Informieren Sie sich gegebenenfalls unter den Stichworten »Hautentzündung« und »Neurodermitis«.

### Behandlung

*Öleinreibung:* Die einfachste Hilfe bietet Niembaum- oder Senföl. Reiben Sie die juckende Haut zweimal täglich dünn ein.

*Katechusalbe:* Cremen Sie die Hautpartien mit einer selbst hergestellten Salbe ein. 1/2 TL Katechupulver wird mit 5 TL neutraler Vaseline verrührt. Sie tragen die Salbe mehrmals täglich auf. Katechu wirkt antiallergisch und lindert Entzündungen wie Juckreiz.

*Süßholztee:* Süßholz stillt mit seiner öligen Wirkung Juckreiz. Sie kochen aus 2 TL geschnittenem Süßholz oder 1/2 TL Süßholzpulver mit 1/4 l Wasser zwei- bis dreimal täglich Tee. Nehmen Sie Süßholz nicht länger als 1 Woche ein; es erhöht den Blutdruck. In dieser Zeit verzichten Sie auf Salz.

*Bäder:* Baden Sie in 36 bis 38°C warmem Wasser mit einem Ölzusatz beziehungsweise einer Abkochung von Kamille, Lavendel, Gelbwurz, Pfefferminze.

## Karies

Hat der Zahnarzt Karies in den Zähnen festgestellt, muß sie entfernt werden. Doch begleitend und vorbeugend können Sie ayurvedisch einiges gegen Karies unternehmen.

### Vorbeugung

Sorgen Sie mit einer gesunden Ernährung dafür, daß sich kein Ama ansammelt. Unverdaute Nahrungspartikel zwischen den Zähnen und in Zahnfleischtaschen sowie Zahnstein gelten ebenfalls als Ama und begünstigen Karies. Trinken Sie daher nach und zwischen den Mahlzeiten reichlich heißes Ingwerwasser. Berufstätige nehmen eine Thermoskanne mit. Ingwer wirkt entzündungshemmend und antibakteriell.

Gönnen Sie sich keine Zwischenmahlzeiten, putzen Sie nach jeder Mahlzeit die Zähne, und spülen Sie den Mund morgens mit 1 EL Sonnenblumenöl. Das Öl wird mindestens 5 Minuten langsam durch die Zahnzwischenräume gesogen und zieht dabei Krankheitskeime aus der Mundhöhle. Probieren Sie auch ayurvedisches Zahnpulver, es ist rein pflanzlich.

## Keuchhusten

Die ersten Symptome gleichen denen einer Erkältung: laufende Nase, Husten, Halsschmerzen, tränende Augen und leichtes Fieber. Im Verlauf der Erkrankung treten die Hustenanfälle in den Vordergrund; keuchende Geräusche sind typisch. Das Einatmen ist laut hörbar. Atemnot und eine Blaufärbung des Gesichts sind möglich. Die Krankheit dauert über mehrere Wochen. Keuchhusten ist eine der klassischen Kinderkrankheiten und wird durch Tröpfcheninfektion übertragen. Ayurvedisch betrachtet liegt eine Vata-Störung vor. Der schwere Husten muß ärztlich behandelt werden!

### Begleitende Behandlung

*Galgant:* Reiben Sie 1 gehäuften TL frischen Galgant, und verrühren Sie ihn mit 1 EL Honig. Diese Paste geben Sie kleinen Keuchhustenpatienten täglich zum Lutschen. Das Gewürz gilt als Stärkungsmittel für die Bronchien; es fördert den Auswurf und wird generell bei Husten empfohlen.

*Ingwer:* Alternativ zu Galgant lindert Ingwer die schmerzenden Hustenanfälle. Geben Sie zweimal täglich 1 TL frisch geriebenen Ingwer mit 1 EL Honig verrührt. Ingwer reduziert den Schleim und fördert zugleich den Auswurf. Die Paste können Sie auch in warmem Wasser auflösen.

*Asafoetida:* Keuchhusten, der von einer Vata-Störung herrührt und von Krämpfen begleitet wird, heilen Sie mit 1 Messerspitze Asafoetida in 1/2 bis 1 TL Ghee verrührt. Geben Sie diese Mischung alle 2 bis 3 Stunden über mehrere Tage hinweg. Asafoetida fördert den Auswurf und hilft bei Keuchhusten, Bronchitis und Asthma. Da das Gewürz leider unangenehm riecht und nicht sonderlich gut schmeckt, empfiehlt sich die Mischung mit 1 Löffel gekochtem Reis.

*Räuchern:* Brennen Sie einmal täglich ein Stückchen Harz des Benzoe-Storaxbaums im Zimmer ab, und atmen Sie den Rauch ein. Er erleichtert das Durchatmen.

*Abführen:* Bei gleichzeitiger Verstopfung helfen 10 bis 20 ml Rizinusöl oral eingenommen. Das erhöhte Vata löst meistens zusätzlich zum Husten Verdauungsbeschwerden aus.

*Wärme:* Unbedingt zu vermeiden sind Kälte und Zugluft. Das gestörte Vata gleichen Sie durch seine gegenteiligen Eigenschaften warm und feucht aus. Warme Bäder sind ideal.

*Ernährungsempfehlungen*
Reichern Sie das leichte, vegetarische Essen während der Krankheit täglich mit 1 Messerspitze Asafoetida an; im Essen riecht es nicht so unangenehm und schmeckt besser als pur.

## Konzentrationsstörungen

Die Konzentration stören innere Unruhe und Nervosität; erhöhtes Vata steckt dahinter. Werden die Konzentrationsstörungen von Desinteresse, Gleichgültigkeit oder Müdigkeit begleitet, ist Kapha erhöht. Vor der erfolgreichen Behandlung liegt daher eine ehrliche Selbstbeobachtung. Äußere Reize wie Hintergrundmusik oder laufender Fernseher sollten vermieden werden; andererseits können Meditation und Entspannung die Konzentration langfristig fördern. Das gilt auch für Schulkinder. Eine medizinische Ursache könnte niedriger Blutdruck sein; lassen Sie sich vom Internisten untersuchen.

*Behandlung*
*Nahrungsergänzung:* Ashvagandha gilt als Rasayana und Konzentrationshilfe. Sie bekommen die Pflanze als Pulver oder Tabletten im Asien-Versand und nehmen zweimal täglich 1 Tablette à 300 mg oder 1 TL in Wasser, Milch beziehungsweise Honig verrührt, bei erhöhtem Pitta mit Rohrzucker. Nehmen Sie das erhitzende und mit dieser Eigenschaft Vata reduzierende Ashvagandha nicht in heißem Klima ein, es erhitzt sonst zu stark.
*Tee:* Kalmus und Süßholz stärken zusammen das Gehirn. Nehmen Sie je 1 TL geschältes, geschnittenes Süßholz und Kalmuswurzel, gießen Sie sie mit 1/4 l heißem Wasser auf, lassen Sie sie 10 Minuten ziehen, und trinken Sie den Tee täglich warm. Sie nehmen den Tee bei akuten Konzentrationsstörungen 7 Tage nacheinander, dann pausieren Sie 2 Wochen. Kalmus verringert Vata wie Kapha, Süßholz reduziert Vata. Trinken Sie Süßholztee nicht länger als 1 Woche; er erhöht den Blutdruck. In dieser Zeit verzichten Sie auf Salz.
*Süßholz:* Bei Konzentrationsstörungen verbunden mit Unruhe lutschen Sie pulverisierten Süßholztrockenextrakt mit Honig vermischt. Täglich 2 Messerspitzen mit 1 TL kaltgeschleudertem Honig sind die richtige Dosis.

Nehmen Sie Süßholz nicht länger als 1 Woche ein; es erhöht den Blutdruck.

*Kardamom:* Das Küchengewürz schärft den Verstand und hilft bei Konzentrationsstörungen. Kochen Sie sich täglich Tee aus 5 bis 7 ganzen Kardamomkapseln und 1/4 l Wasser. Geben Sie das Gewürz in kleinen Mengen auch an die Speisen. Es erfrischt geistig.

*Muskatmilch:* Trinken Sie regelmäßig 1 Glas Milch mit 2 Prisen frisch geriebener Muskatnuß. Sie stärkt ebenfalls das Gehirn. Da Muskat stark wirkt, nehmen Sie sie stets in kleinen Dosen. Vaidyas empfehlen Muskat nicht für Kinder!

### Ernährungsempfehlungen

Die Diät basiert auf Gemüse und Früchten; das Essen muß leicht zubereitet sein, darf nicht belasten. Fettes und Fritiertes meiden Sie. Ernähren Sie sich insgesamt so, daß Kapha abgebaut wird, wenn Sie zu Trägheit neigen (Seite 94 ff.). Gegen erhöhtes Vata richten sich die Empfehlungen, wenn Sie zu Unruhe tendieren (Seite 91 ff.). Ghee stärkt das Gedächtnis und die Intelligenz. Kochen Sie regelmäßig damit; es gleicht alle drei Doshas aus.

## Kopfschmerzen

Wer an Kopfschmerz leidet, muß für die Begleitumstände sensibel werden. Sie weisen den Weg zur zweckmäßigsten Behandlung. Nicht selten deuten Kopfschmerzen auf körperliche oder psychische Probleme: Verdauungsstörungen, Bandscheibenbeschwerden im Halswirbelbereich, Streß, Nervosität. Informieren Sie sich auch unter dem Stichwort »Spannungskopfschmerzen«.

### Behandlung

*Sofortmaßnahme:* Reiben Sie 2 Zentimeter Ingwer fein, und verrühren Sie ihn mit wenig lauwarmem Wasser zu einem zähen Brei. Sie können auch 1 EL getrocknetes Ingwerpulver verwenden. Erwärmen Sie die Paste im Wasserbad. Dann wird sie dünn auf die Stirn gestrichen. Vorsicht: Ingwer löst ein brennendes Gefühl auf der Haut aus und rötet; er schadet der Haut aber nicht. Nehmen Sie die angetrocknete Ingwerpaste nach 1 Stunde mit warmem Wasser ab. Ingwer erhitzt. Er vertreibt Vata wie Kapha aus dem Kopfbereich. Ähnlich gute Dienste leistet Zimtöl bei Kopfschmerzen, das

Sie fertig in der Apotheke kaufen. Das erhitzende Öl kann die Haut vorübergehend reizen. Vorsicht: Es darf nicht in die Augen laufen!

*Vata abbauen:* Leiden Sie nur gelegentlich an Kopfschmerzen, dann beobachten Sie, ob zeitgleich Verstopfung auftritt. Ein solcher Zusammenhang ist recht häufig. Dann hat sich Vata im Mastdarm gesammelt und kann den Körper nicht nach unten verlassen. Das führt zu einer Dosha-Stauung und einem Schweregefühl im Kopf oder zu Kopfschmerzen. Vata ist auch erhöht, wenn zeitgleich Nervosität einsetzt. Machen Sie einen darmreinigenden Einlauf mit 300 bis 500 ml handwarmem Wasser, oder trinken Sie 10 bis 20 ml Rizinusöl. Eine Darmreinigung baut Vata ab.

*Pitta abbauen:* Kopfschmerzen bei erhöhtem Pitta verursachen ein Wärmegefühl im Kopf. Die übermäßige Hitze muß vertrieben werden. Auslöser der Schmerzen waren meist Streß oder Hektik. Kauen Sie bei akuten Schmerzen jeden Morgen ganze grüne Kardamomkapseln, bis die Kopfschmerzen verschwunden sind. Mixen Sie sich einen Gewürzdrink mit Rosenblättern. Kochen Sie 1 TL frisch zerstoßenen Kreuzkümmel, 1/2 TL Fenchelsamen, 1 TL Korianderkörner, 1 TL Rohrzucker und 20 unbehandelte Rosenblätter – am besten aus dem eigenen Garten mit sicherem Abstand zur nächsten Straße – in 1/2 l Wasser auf. Dann lassen Sie die Flüssigkeit 20 Minuten zugedeckt ziehen, seihen die Blätter ab, rühren um und trinken das Rosenwasser in Zimmertemperatur.

*Dauerkopfschmerz:* Chronische Kopfschmerzen nehmen nach einer Pancha-Karma-Kur ab. Sprechen Sie mit einem ayurvedischen Arzt über eine Kur.

### Ernährungsempfehlungen

Bei Kopfschmerz ernähren Sie sich leicht. Allerdings gilt das nicht für Joghurt; er blockiert die Srotas und behindert eine notwendige Reinigung. Essen Sie nichts Kaltes, das ist zu schwer verdaulich. Gewöhnen Sie sich Genußmittel wie schwarzen Tee, Kaffee, Alkohol und Nikotin ab. Sie dürfen aber gern Honig naschen. Den Gesundheitszustand beeinflußt das Essen allerdings erst nach 2 bis 3 Monaten.

### Tips von Charaka

Laut Charaka schützt eine regelmäßige Ölbehandlung des Kopfes vor Kopfschmerzen. Jeder kann sich selbst die Kopfhaut mit wenig auf das aktuell erhöhte Dosha abgestimmtem Öl zweimal wöchentlich massieren.

Das fördert die Durchblutung, aktiviert indirekt die Sinne, steigert die geistige Aufnahmefähigkeit und sorgt für erholsamen Schlaf, wenn die Massage abends stattfindet. Dabei werden auch gleich noch die Haare gekräftigt. Lassen Sie das Öl über Nacht in den Haaren, und waschen Sie es erst am nächsten Moren aus.

## Krampfadern

Bilden sich die unschönen »Besenreiser« oder sogar Krampfadern, sind die Srotas blockiert. Ayurveda bezeichnet mit Srota sämtliche Versorgungsbahnen im Körper, die Blutbahnen eingeschlossen. In den Venen staut sich das Blut, weil die Venenklappen nicht einwandfrei schließen. Der Blutfluß zum Herzen funktioniert im Stehen und Sitzen nicht mehr optimal. Die Folge sind sichtbar erweiterte Venen an den Beinen und ein Schweregefühl.

Schmerzen die Krampfadern oder fühlen sie sich warm an, suchen Sie einen Arzt auf; die Gefahr einer Entzündung ist gegeben.

Informieren Sie sich auch unter dem Stichwort »Blockierte Versorgungsbahnen – Srotas«.

### Behandlung

*Reinigen:* Zur Reinigung der Srotas eignet sich schwarzer Pfeffer. Würzen Sie reichlich damit, und kochen Sie täglich Ingwerwasser mit Pfeffer. Köcheln Sie 1 l Wasser 20 Minuten mit 3 bis 4 Zentimeter geschältem Ingwer und 1 EL ganzer, schwarzer Pfefferkörner.

*Ablagerungen »abkratzen«:* Scharfes fördert die Reinigung der Venen von Ablagerungen. Es besitzt einen »abkratzenden« Effekt und wird bei allen Durchblutungsstörungen sowie Venenerkrankungen genutzt. Essen Sie scharfe Gemüsesorten: Paprika, Peperoni, rohe Zwiebeln und Petersilienwurzel. Würzen Sie mit allen Pfeffersorten und Chili, mit Ingwer, Anis, Estragon, Gelbwurz, Muskat, Nelken, Salbei, Safran, Rosmarin und Thymian. Auch Feinstoffliches und Leichtes reinigt die Srotas. Auf den Geschmack übertragen bedeutet das: Ideal ist alles Bittere und Herbe.

*Vorsicht:* Bei einer Veranlagung zu Krampfadern essen Sie nichts Grobstoffliches; es blockiert ebenso wie Festes die Srotas. Umgehen Sie also Süßes oder Salziges; beides enthält das schwere Erdelement. Auch säuerlicher Joghurt blockiert die Versorgungsbahnen und ist bei Krampfadern zu meiden.

Übergewicht sowie stehende oder rein sitzende Tätigkeiten fördern Krampfadern. Nehmen Sie gegebenenfalls ab; das geschieht am einfachsten mit einer fettarmen, vegetarischen Kost und dem Verzicht auf süße oder alkoholische Getränke. Zwingt der Beruf zum langen Stehen oder Sitzen, unterbrechen Sie die Arbeit regelmäßig: Stehen Sie zum Telefonieren auf, erledigen Sie kleine Gänge selbst, steigen Sie Treppen, statt im Lift zu stehen, und sorgen Sie in der Freizeit für Ausgleich.

# Kreislaufstörungen

Schwindel, Flimmern vor den Augen, kurzfristiges »Schwarzsehen« und eine dadurch bedingte Unsicherheit deuten auf niedrigen Blutdruck beziehungsweise Kreislaufstörungen hin. In schwereren Fällen sind Ohnmachtsanfälle möglich. Dann rufen Sie sofort einen Arzt.

Laut Ayurveda löst das Dosha der Bewegung – Vata – Kreislaufstörungen aus. Es sorgt für den gleichmäßigen Fluß des Blutes im Körper; bei einer Vata-Störung funktioniert der Blutkreislauf nicht mehr perfekt.

### Begleitende Behandlung
*Vata abbauen:* Ölmassagen stärken den Kreislauf, fördern die Durchblutung und bauen Vata ab. Sie können sich selbst massieren; kneten Sie die Muskelstränge nicht durch, sondern streichen Sie mit der ganzen Hand angewärmtes Öl über die Haut. Mit den Fingerkuppen der mittleren Finger oder dem Handballen üben Sie sanften Druck aus. Verwenden Sie Sesamöl. Cayennepfeffer verbessert den Kreislauf; er erhitzt und baut mit seiner Wärme Vata ab. Allerdings sollte er nicht bei erhöhtem Pitta eingesetzt werden. Lösen Sie 1 TL Cayenne in 3 EL Mandel- oder Nußöl auf, und reiben Sie sich damit ein.

*Kalte Füße:* Wer unter einem gestörten Kreislauf leidet, kennt meist auch kalte Füße. Dagegen hilft eine Fußmassage mit angewärmtem Öl. Anschließend ziehen Sie Baumwollsocken über die eingeölten Füße und lassen sie über Nacht an. Welches Öl Sie dazu verwenden, ist nebensächlich. Richten Sie sich nach ihrem grundsätzlichen Dosha: Sesam- oder

Nußöl für Vata, Oliven- oder Kokosöl, auch flüssiges, aber nicht warmes Ghee für Pitta, Distel- oder Sonnenblumenöl für Kapha. Die Massage kurbelt den Kreislauf abends nicht so stark an, daß Sie nicht mehr schlafen, aber sie wärmt die Füße zuverlässig.

## Leberbeschwerden

Die Leber ist eines der größten Organe. Ihre wichtigste Funktion ist die Entgiftung. Schäden und Erkrankungen bemerken Sie nicht so schnell. Die Leber gilt als äußerst robust. Dieses Organ verkraftet falsche Ernährung und ungesunden Lebenswandel wesentlich länger als jedes andere. Anzeichen für Leberprobleme sind anhaltende Blähungen und Durchfälle. Stoffwechsel und Verdauung sowie Entgiftung laufen nicht optimal ab, wenn die Leber geschwächt ist. Das Organ selbst schmerzt meist erst im Stadium einer Zirrhose, der Verfettung, Verhärtung oder Schrumpfung. Bei einem Verdacht auf Erkrankung ist unverzüglich ein Internist aufzusuchen; mit ihm sprechen Sie eine begleitende ayurvedische Behandlung ab. Als Teil des Verdauungssystems ist die Leber Sitz von Pitta; Störungen bedeuten erhöhtes Pitta.

### Begleitende Behandlung

*Borretsch:* Die Leber stimulieren Sie bei Überforderung oder einer Erkrankung mit Borretsch. Kochen Sie über mehrere Wochen täglich Tee aus 1 gehäuften EL frischen Borretschblättern und 1/4 l Wasser.

*Wermut:* Bei allen Leberbeschwerden hilft Tee aus getrockneten Wermutblättern. 2 TL kochen Sie mit 1/4 l Wasser kurz auf, seihen ab und trinken ihn warm.

*Berberitzenbeeren:* Kauen Sie täglich 1 EL getrocknete, säuerlich schmeckende Berberitzenbeeren; sie reinigen die Leber und das Blut. Die Beeren sind reich an Vitamin C. Am wirksamsten sind sie, wenn sie während der Mahlzeiten gegessen werden.

*Ruhe:* Erholung ist wichtig; einzige körperlich erlaubte Betätigung sind Spaziergänge in flachem Gelände. Das bedeutet aber nicht, daß Sie tagsüber viel ruhen; das würde Kapha unnötig erhöhen.

*Ernährungsempfehlungen*
Eine erste Sofortmaßnahme ist der völlige Verzicht auf schwarzen Tee, Kaffee, Cola-haltige Getränke, Alkohol, Tabak und Fette. Die Diät ist für die Heilung wichtiger als Medikamente! Meiden Sie bei Leberbeschwerden alle schweren, fritierten und fetten Speisen, essen Sie nichts Kaltes oder Rohes. Kochen Sie salzlos oder mit ganz wenig Mineralsalz; Meersalz ist verboten. Ideal sind kleinere Portionen über den Tag verteilt. Trinken Sie morgens entrahmte Milch oder Ziegen- beziehungsweise Buttermilch. Kochen Sie sich mittags eine Portion gemischtes Gemüse, abends eine leichte Gemüsesuppe, und leben Sie vegetarisch, bis die Beschwerden überwunden sind. Die empfohlenen Geschmacksrichtungen lauten Herb und Bitter.

Löwenzahn regt die Funktion der Leber an; nur dürfen Sie die Blätter nicht roh, sondern blanchiert oder mit anderem Gemüse gedünstet genießen.

Geeignete Gewürze sind schwarzer Pfeffer, Lorbeer, Kümmel, Kreuzkümmel, Schwarzkümmel, Thymiansamen und Ingwer. Generell würzen Sie bitte mild; die Leber ist der Sitz von Pitta. Dieses Dosha verträgt keine scharfen Speisen.

## Mandelentzündung

Entzündete Mandeln verursachen Schluckbeschwerden und Fieber. Die Mandeln vergrößern sich und sind während der Erkrankung mit einem weißlichen oder gräulichen Belag bedeckt. Meist ist der ganze Rachen entzündet. Ein Hals-Nasen-Ohrenarzt überwacht die Behandlung. Ayurvedisch handelt es sich eindeutig um eine Erhöhung von Pitta; dieses Dosha löst Entzündungen aus und steigert die Körpertemperatur.

*Begleitende Behandlung*
*Salzwasser:* Zweimal täglich gurgeln Sie mit lauwarmem Salzwasser. Dazu lösen Sie 1 TL Mineralsalz in 1 Glas warmem Wasser auf. Achten Sie darauf, daß das Salzwasser bis zu den Mandeln fließt, auch wenn das einen unangenehmen Würgereiz auslöst.
*Gelbwurz:* Lösen Sie 2 Messerspitzen frisch geriebenen Gelbwurz mit 1 Prise Salz in 1 Glas heißem Wasser auf, und gurgeln Sie damit, solange

es warm ist. Das wiederholen Sie mehrmals täglich. Gelbwurz besitzt eine entzündungshemmende Wirkung, desinfiziert und senkt Fieber.

*Gewürzpaste:* Mischen Sie pulverisiertes Süßholz, Kalmus und Galgant zu gleichen Teilen, und nehmen Sie zweimal täglich 1/2 TL mit 1 TL Honig vermischt. Süßholz soll nicht länger als 1 Woche eingenommen werden; es erhöht den Blutdruck. In dieser Zeit verzichten Sie auf Salz. Alle drei Gewürze gelten als Stärkungsmittel für den Rachen. Kalmus und Galgant senken Fieber.

### Ernährungsempfehlungen

Fleischbrühe und rote Linsen oder gelbe Mungbohnen als weicher Brei gekocht sind eine geeignete Krankenkost bei Mandelentzündung. Scharfe Gewürze reizen den Rachen unnötig; ebenso schlecht sind eiskalte Getränke. Saures, säuerliche Milchprodukte und fritierte Speisen sind verboten. Wenn sich der Appetit wieder einstellt, orientieren Sie die Ernährung an den Empfehlungen für Pitta (Seite 93 ff.)

## Ausbleibende oder verringerte Menstruation

Streß und psychische Probleme, aber auch Reisen und extreme Klimawechsel können Hormonschwankungen verursachen. Dann ist der gewöhnlich etwa vier Wochen umspannende Zyklus verschoben. Die Menstruation setzt später ein. Nicht zuletzt müssen Sie aber auch die Möglichkeit einer Schwangerschaft einkalkulieren. Und ab Mitte Vierzig ist mit den ersten Anzeichen der Menopause zu rechnen. Suchen Sie einen Frauenarzt auf, wenn Schmerzen auftreten oder eine Schwangerschaft zu vermuten ist.

### Behandlung

*Geringe Menstruation:* Nehmen Sie zum Zeitpunkt der Menstruation täglich zweimal 1 bis 2 g pulverisierten Schwarzkümmel. Sie zerreiben die Samen im Mörser selbst. Ysop fördert die Blutung; kochen Sie sich aus 2 TL Ysopkraut mit 1/4 l kochendem Wasser Tee, der 10 Minuten zieht.

*Geringe Menstruation und Krämpfe:* Bei ausbleibenden, verzögerten oder zu geringen Blutungen helfen Heilpflanzen, die Pitta verstärken und erhitzen. Dazu gehört Aloe vera. Täglich nehmen Sie zum Zeitpunkt der Menstruation bei akuten Schmerzen, Krämpfen und verringerter Blutung 1 TL Aloe-vera-Saft vermischt mit 2 Prisen schwarzem, frisch gemahlenem Pfeffer. Oder Sie kratzen frische Aloe vera aus. Das Gel der Pflanze fördert den Menstruationsfluß und lindert Krämpfe. Klären Sie beim Frauenarzt vor der Einnahme, daß keine Schwangerschaft vorliegt; die Wirkstoffe der Pflanze können eine Fehlgeburt herbeiführen! *Ausbleibende Menstruation:* Bei sehr unregelmäßiger oder fehlender Menstruation regen Sie eine Blutung mit der Gartenraute an. Nehmen Sie 5 Tage vor der zu erwartenden Menstruation zweimal täglich 1 g der pulverisierten Pflanze in warmem Wasser. Setzen Sie das pflanzliche Mittel erst ab, wenn die Menstruation abgeschlossen ist. Die Behandlung führen Sie über 1/2 Jahr fort.

## Schmerzhafte Menstruation

Bauchschmerzen, Krämpfe und auch Rückenschmerzen im Bereich der Lendenwirbelsäule sind für manche Frauen lästige Begleiterscheinungen der Menstruation, die meist schon einige Tage zuvor einsetzen. Wenn Sie jeden Monat auftreten, lassen Sie von einem Frauenarzt abklären, daß keine organische Erkrankung dahinter steckt. Schmerzen zeigen immer erhöhtes Vata an.

### Behandlung

*Junge Patientinnen:* Die schmerzhafte Menstruation bei sehr jungen Mädchen lindert ein Sesamöleinlauf zweimal wöchentlich während der Menstruation. Nehmen Sie nicht mehr als 20 ml Öl.

*Vorbeugung:* Zur Schmerzvorbeugung trinken Sie ab dem 5. Tag vor der zu erwartenden Blutung 1 g im Mörser zerstoßenen Dillsamen morgens und abends in warmem Wasser aufgelöst, bis die Blutung aufhört. Bei dieser Behandlung lassen die Schmerzen nach 2 bis 3 Zyklen nach.

*Schmerzen:* Aloe vera vertreibt zusammen mit schwarzem Pfeffer wirkungsvoll Menstruationsschmerzen. Verrühren Sie 2 Messerspitzen frisch gemahlenen, schwarzen Pfeffer in 1 EL Aloe-vera-Saft. Aloe vera schmeckt etwas bitter. Nehmen Sie Aloe vera nur ein, wenn garantiert keine Schwangerschaft oder eine Neigung zu starken Blutungen vorliegt.

Ein bewährtes ayurvedisches Hausmittel heißt Kümmel: Kauen Sie täglich über mehrere Zyklen 1/2 bis 2 TL Kümmelsamen.

## Starke Menstruation

Bei extrem starken Menstruationen ist zuviel Pitta im Körper. Kühlende Heilpflanzen und Lebensmittel helfen: Zucker kühlt; in diesem Fall dürfen Sie auch weißen Zucker essen.

*Vorsicht:* Nehmen Sie bei einer Neigung zu starken Menstruationen niemals Aloe vera oral; die Pflanze könnte die Blutungen gefährlich verstärken.

### Behandlung

*Alaun:* Verrühren Sie 1 TL pulverisierten Kreuzkümmel, 1 TL Zucker, 1 Prise Alaunpulver in 1 Tasse Wasser. Trinken Sie diese Mischung viermal täglich. Der Alaunstein gilt als blutstillend und wird in der westlichen Naturheilkunde äußerlich angewandt. In kleinen Mengen eingenommen ist er nicht gesundheitsschädlich.

*Tee:* Trinken Sie drei- bis viermal täglich den wohlschmeckenden Tee aus Himbeerblättern und Hibiskusblüten. Sie werden 1 zu 1 gemischt: 2 TL überbrühen Sie mit 1/4 l kochendem Wasser.

*Ghee:* Auf die Schläfen gerieben, kühlt Ghee bei erhöhtem Pitta und starken Blutungen. Verreiben Sie zusätzlich abends etwas Ghee auf beiden Fußsohlen während der Menstruation.

*Zwiebelpackung:* Eine Mischung aus Zwiebelsaft und zermahlenem Kreuzkümmel kühlt auf dem Bauch. Zerkleinern Sie 1 große Zwiebel im Elektrohacker, rühren Sie 1 TL im Mörser zerstoßenen Kreuzkümmel darunter, und streichen Sie die Masse auf den Unterbauch. Lassen Sie die Paste am 1. Tag der Blutung 1 Stunde einwirken. Sie wiederholen die Zwiebelpackung während der Menstruation bei Bedarf täglich.

### Ernährungsempfehlungen

Ernähren Sie sich bei allen Menstruationsbeschwerden mit nahrhaftem, sattvischem Gemüse, trinken Sie viel Milch, und essen Sie reichlich frisches Obst. Richten Sie Ihre Ernährung bei schwacher Menstruation über ein halbes Jahr nach den Empfehlungen für Vata (Seite 91 ff.) aus. Bei zu starken oder zu häufigen Blutungen (Zwischenblutungen) verzichten Sie auf scharfe Gewürze; sie verstärken das erhöhte Pitta. Richten Sie die Ernährung über mehrere Zyklen nach den Empfehlungen für Pitta (Seite 93 ff.).

# Migräne

Migräne hat viele Ursachen: Streß, Erschöpfung, fehlender Schlaf, hormonelle Schwankungen, Lebensmittelunverträglichkeit oder Gifte. Auch eine vererbte Veranlagung kann der Grund dafür sein. Neben dem peinigenden Kopfschmerz, der oft einseitig verläuft, sind Reizbarkeit, Licht- und Geräuschempfindlichkeit, Übelkeit oder Erbrechen häufige Begleitsymptome. Bei der klassischen Migräne kommen teilweise neurologische Funktionsstörungen hinzu: eingeschränktes Sehvermögen, Sprechprobleme, vorübergehende Lähmungen. Unabhängig vom Schweregrad einer Migräneattacke muß bei einem Verdacht ein Spezialist zu Rate gezogen werden; mit ihm ist eine ayurvedische Begleitbehandlung abzusprechen. Die gefürchteten Migräneattacken sind ayurvedisch betrachtet die Folgen einer gleichzeitigen Pitta- und Vata-Erhöhung. Vata löst Schmerzen aus und bewegt sie im Körper.

## Vorbeugung

Da es gesünder ist, die nächste Migräneattacke zu vermeiden als zu lindern, hören Sie auf die warnenden Signale Ihres Körpers. Ein Anfall kommt nur bei Überforderung beziehungsweise einem Ungleichgewicht der Doshas und kündigt sich mit latenter Anfälligkeit an: Wenn die körperliche und/oder geistige Energie nachläßt, ist Vorsicht geboten. Jetzt benötigt der Organismus eine Ruhepause, oder er wird überfordert und reagiert schließlich mit einem Migräneanfall. Einmal pro Jahr hilft bei chronischer Migräne vorbeugend eine Entschlackung. Fasten Sie dazu 3 bis 4 Wochen, oder probieren Sie eine Pancha-Karma-Kur. Die langfristige Wirkung überzeugt!

## Begleitende Behandlung

*Kühle Kompressen:* Ein einfaches, aber effektives Mittel bei schmerzhafter Migräne sind kühlende Kompressen auf Stirn und Schläfen. Legen Sie ein großes Stofftaschentuch oder ein Gästehandtuch in kaltes Wasser, und drücken Sie es gut ausgewrungen auf die Stirn, bis es sich durch die

Körpertemperatur erwärmt. Das wiederholen Sie beliebig. Dabei ruhen Sie im Dunkeln. Achten Sie darauf, daß die Raumtemperatur nicht zu hoch ist. Hitze schadet genauso wie Zugluft – erstere erhöht Pitta, letztere Vata.

*Ghee:* Bei akuten Kopfschmerzen geben Sie morgens und abends 1 Tropfen Ghee in jedes Nasenloch; diese Kopfbehandlung über die Nase leitet die so wichtige Entspannung ein. Außerdem kühlt Ghee das heiße Pitta ab.

*Fußbäder:* Zur Ableitung des überschüssigen Pitta im Kopfraum empfehlen Vaidyas warme Fußbäder und ein wenig Ghee auf den Schläfen. Fußbäder beruhigen und ziehen das erhitzende Pitta vom Kopf ab.

*Sandelholzpaste:* Sandelholzpulver kühlt. Verrühren Sie das Pulver mit wenig Wasser, und reiben Sie die Paste auf die Schläfen. Nehmen Sie die angetrocknete Paste nach 1 Stunde mit lauwarmem Wasser wieder ab. Da das rote Pulver färbt, verwenden Sie besser weißes.

*Abführen:* Einmal wöchentlich führen Sie vorbeugend mit 1 TL Bittersalz in 1/4 l Wasser oder Saft ab, auch wenn der Stuhlgang regelmäßig ist. Eine mögliche Verstopfung führt schnell zur Vata-Ansammlung, die Kopfschmerz begünstigt.

### Ernährungsempfehlungen

Verzehren Sie hauptsächlich Bitteres und Süßes. Ideal sind eine leichte, eher flüssige, vegetarische Kost und regelmäßig Milch. Kochen Sie mild gewürzte Gemüsesuppen. Frische Früchte eignen sich zum Frühstück. Meiden Sie Pitta verstärkende Nahrung wie säure- und purinhaltige Lebensmittel oder Fleisch, Wurst, Fisch und Eier. Essen Sie keinen Joghurt oder Käse – sie sind sauer und erhöhen Pitta. Trinken Sie Kräutertee statt schwarzen Tee, verzichten Sie auf Kaffee und Alkohol. Auch Rauchen ist ungünstig.

## Latente Müdigkeit

Wer dauernd müde ist, lustlos und träge den Tag an sich vorüberziehen läßt, muß unbedingt Kapha abbauen. Treten Depressionen auf, ist ein Facharzt zu konsultieren. Bei Müdigkeit – wie bei Erschöpfung – ist medizinisch zu unterscheiden, ob es sich um eine vorübergehende Energieeinschränkung oder aber um den Vorboten einer Krankheit handelt. Das entscheidet mit Gewißheit nur ein Arzt.

### Behandlung

*Aufstehen:* Stehen Sie kurz vor sechs Uhr auf; dann nehmen Sie die Aktivität der morgendlichen Vata-Phase mit in den Tag hinein.

*Bäder:* Baden Sie morgens zur Erfrischung in kühlem Wasser mit einem Ölzusatz von Eukalyptus, Jasmin, Pfefferminze oder Teebaum.

*Stärken:* Essen Sie zum Frühstück frische Weintrauben und/oder Datteln – beide Früchte aktivieren in kleinen Mengen.

*Stimulieren:* Thymiansamen gilt als Stimulanz für die Nerven. Bereiten Sie aus 1 TL mit 1/4 l kochendem Wasser Tee, oder geben Sie das leckere Gewürz an vegetarische Gerichte.

*Tagestee:* Trinken Sie über den Tag verteilt Kalmustee; er regt den Kreislauf an und stimuliert. Außerdem erhitzt er und reduziert dadurch Kapha. Überbrühen Sie 2 TL getrocknete Wurzelstückchen mit 1/4 l kochendem Wasser, lassen Sie den Tee 10 Minuten ziehen, und seihen Sie dann ab.

*Abendtee:* Führt die latente Müdigkeit zu übertrieben langem Schlaf – neun Stunden und mehr am Stück –, kochen Sie abends einen Tee aus 1/2 TL pulverisiertem Kalmus und 1/2 TL getrocknetem Ingwerpulver, den Sie mit 1/4 l kochendem Wasser übergießen. Sie trinken ihn, ohne abzuseihen.

### Ernährungsempfehlungen

Scheinbar grundlose Müdigkeit löst erhöhtes Kapha aus; einige Fastentage helfen. Sie bauen rasch Kapha ab, erhöhen Vata, das Dosha der Bewegung, und bringen wieder Schwund, in den schläfrigen Alltag. Bevorzugen Sie bei eingeschränkter Kost alles Herbe, Bittere und Scharfe. Ernähren Sie sich vegetarisch, meiden Sie Milchprodukte und Käse. Essen Sie abends vor 19 Uhr, oder streichen Sie das Abendessen, bis die Müdigkeitsphase vorüber ist. Achten Sie darauf, daß Sie keine tamasischen Lebensmittel zu sich nehmen; sie machen träge und müde; dazu zählen Konserven, Fertiggerichte mit Konservierungsstoffen, Fast food, Aufgewärmtes, intensive und scharfe Gewürze wie Knoblauch oder Asafoetida.

## Mundgeruch

Auslöser von unangenehmen Mundgeruch ist eine Anhäufung von Ama: Zwischen den Zähnen hängen unverdaute Speisereste. Auch Verdauungsstörungen oder Zahnfleischerkrankungen verursachen üblen Geruch. Finden Sie trotz sorgfältiger Mundhygiene keinen Grund, warum Ihre Mitmenschen vor Ihnen zurückweichen, suchen Sie einen Zahnarzt auf und lassen das Gebiß überprüfen.

### Behandlung

*Gewürztee:* Die kleinen Kardamomkörner, Schwarzkümmelsamen oder Gewürznelken vertreiben mit ihren ätherischen Ölen den Geruch. Kauen Sie nach der Mahlzeit einige Körner, beziehungsweise lutschen Sie eine Nelke.

*Fenchel:* Kauen Sie nach dem Essen regelmäßig ein paar ganze Fenchelsamen. Sie vertreiben den unangenehmen Geruch im Mund und fördern die Verdauung. Fenchel lindert außerdem Blähungen.

*Beifuß:* Das beliebte Küchenkraut hilft bei Magenbeschwerden und Mundgeruch. Es regt die Produktion von Gallensaft an und fördert die Verdauung. Nicht selten stecken neben fehlender Mundhygiene nämlich auch Verdauungsstörungen hinter Mundgeruch. Zerpressen Sie zweimal wöchentlich 2 Bund frische Kräuter im Steinmörser oder einfach im Elektrohacker, und fangen Sie den Saft auf. 2 EL nehmen Sie nach der mittäglichen Hauptmahlzeit.

*Süßholz:* Das Pulver reinigt die Zähne und vertreibt zuverlässig den üblen Geruch. Verreiben Sie 1/2 TL auf Zahnfleisch und Zähnen, und spülen Sie anschließend gut mit lauwarmem Wasser. Oder gurgeln Sie mit warmem Wasser, in dem 1/2 TL pulverisiertes Süßholz aufgelöst ist.

## Muskelverspannungen

Schmerzende Muskelverspannungen löst zuviel Vata aus. Ist das Dosha der Bewegung zu stark, blockiert es die Beweglichkeit, statt den Körper gelenkig zu halten. Heilpflanzen verringern dieses Dosha und entkrampfen gleichzeitig die Muskeln. Entscheidend ist ihre erhitzende Wirkung im Körper.

### Behandlung

*Ölmassagen:* Erwärmende Ölmassagen mit angewärmtem Sesamöl und gleichzeitig viel Ruhe reduzieren das überschüssige Vata. Treiben Sie keinen Sport bei akuten Schmerzen, regelmäßiges Liegen hilft mehr. *Entschlacken:* Sind die Schmerzen dumpf, lagern möglicherweise Schlacken im Körper; sie müssen abgebaut werden. 1 Glas heißes Wasser pro Stunde trinken Sie über mehrere Wochen; es entschlackt zuverlässig. Gleichzeitig unterstützen 1 bis 2 Fastentage wöchentlich den Stoffwechselabbau. *Ingwerbad:* Verspannte, schmerzende Muskeln lockert ein Ingwerbad. Reiben Sie ein 6 bis 8 Zentimeter langes Stück Ingwer fein, binden Sie alles in ein kleines Mullsäckchen, und hängen Sie es in das 38°C warme Badewasser. Die Badezeit darf 20 Minuten betragen. Ein warmes Ingwerbad entspannt, erfrischt und befreit von lästigen Schmerzen. *Zitronengrasöl:* Reiben Sie die schmerzenden Stellen mit Zitronengrasöl ein; es erwärmt die Haut und fördert die Durchblutung. Der Effekt ist mit Thermosalben zu vergleichen, nur wirkt das Öl mit rein natürlichen Heilstoffen; auch eine Einreibung mit Minzöl hilft. *Heißes Pflaster:* Legen Sie ein heißes Pflaster auf den schmerzenden Bereich. Dazu zermahlen Sie getrocknete Chilischoten mit schwarzen Pfefferkörnern im Mörser und mischen sie mit Ingwerpulver zu gleichen Teilen. Dieses Pulver rühren Sie in wenig Wasser zu einer Paste, streichen sie messerrückendick auf die Haut und decken mit einem großen Pflaster beziehungsweise Mullverband ab. Das Pflaster bleibt mehrere Stunden auf der Haut; es fördert die lokale Durchblutung und damit indirekt die Entspannung der Muskeln. *Schmerzmittel:* Braten Sie 1 TL Bockshornkleesamen in wenig Ghee an, und kauen Sie die noch warmen Körner. Sie wirken schmerzstillend. Kaufen Sie die Samen in einem Geschäft Ihres Vertrauens, sie dürfen nicht alt sein!

### Ernährungsempfehlungen

Bei allen Verkrampfungen und Verspannungen bewirkt die Eigenschaft Weich eine Erschlaffung und Lockerung des Gewebes. Speisen mit dieser Eigenschaft fördern die Entspannung. Kochen Sie Gemüsesuppen oder Getreidebrei. Dünsten Sie wasserhaltige Gemüsesorten wie Gurken, Okras, Tomaten, Spargel, und würzen Sie scharf mit Chili, Pfeffer, Ingwer, Knoblauch. Diese Nahrung erhitzt und entspannt das Gewebe.

# Nasennebenhöhlenentzündung

Entzündete Nasennebenhöhlen verweisen – wie eine Stirnhöhlenentzündung – auf zu hohes Kapha. Auch angesammelte Stoffwechselschlacken im Kopfbereich lösen Nasennebenhöhlenentzündungen aus. Eine akute Entzündung bedeutet aber auch erhöhtes Pitta. Da die Schleimansammlung die eigentliche Ursache ist, müssen Sie Kapha zuerst reduzieren; dann gehen die Entzündung und Pitta allein zurück. Der Schleim ist der Nährboden für die Krankheitskeime. Typische Symptome sind gelb- oder grünlicher Schleim, Kopfschmerzen und ein dumpfes Gefühl im ganzen Kopf. Druck unter die Augen oder auf die Stirn schmerzt. Fieber ist als Begleiterscheinung möglich.

### Behandlung

*Reinigen:* Geben Sie täglich fünfmal 1 Tropfen Kokosöl in jedes Nasenloch; es reinigt. Sie merken den Erfolg am leichteren Durchatmen. Das Öl stärkt auch die Abwehrkraft der Nasenschleimhäute. Sie sind bei Schnupfen angegriffen.

*Inhalation:* Machen Sie einmal täglich eine Dampfinhalation mit Thymianabkochung. Dazu kochen Sie 3 EL frisches Thymiankraut mit 2 l Wasser 15 Minuten und beugen sich mit dem ganzen Körper über den Topf. Am besten setzen Sie sich dazu an den Küchentisch und bedecken Topf, Kopf und Schultern mit einem großen Handtuch. So kann der heilsame Dampf nicht vorschnell entweichen. Sie halten etwa 10 Minuten im Dampf aus. Stellen Sie sich eventuell einen Wecker.

*Minzöl:* Zwischendurch lindern feucht-heiße Kompressen mit Minzöl im Nacken die allgemeinen Befindlichkeitsstörungen. Träufeln Sie in 1 l heißes Wasser 5 Tropfen Minzöl, tauchen Sie ein kleines Handtuch hinein, wringen Sie es aus, und legen Sie es so heiß wie möglich auf den Nacken und die oberen Schultern. Lassen Sie die Kompresse so lange liegen, bis sie abkühlt.

*Fußbad:* Bei Nasen- oder Stirnhöhlenentzündung hilft ein heißes Fußbad. Machen Sie es abends, das entspannt gleichzeitig und fördert den Schlaf.

### Ernährungsempfehlungen

Fasten Sie als erstes eine Woche mit Reis- und Mungbohnensuppe (Seite 157 f.), und trinken Sie mindestens 2 l heißes Wasser über den Tag verteilt. Damit reduzieren Sie Kapha und entschlacken. Anschließend ist eine gesunde Kost rein vegetarisch. Trinken Sie keine Milch, und essen Sie keine Milchprodukte oder Käse. Sie würden Kapha weiter erhöhen. Ernähren Sie sich über mehrere Monate nach den Empfehlungen für alle mit erhöhtem Kapha (Seite 94 ff.).

### Tips für den Lebensstil

Um das Immunsystem zu stärken, benötigen Sie Ruhe und gehen früh zu Bett. Vermeiden Sie während der Erkrankung jede Belastung, kalte Nässe und Zugluft. Eine entscheidende Verbesserung stellt sich – besonders bei chronischen Fällen – nach einer Pancha-Karma-Kur ein.

## Nervosität und innere Unruhe

Sensibel auf die Umwelt zu reagieren mag positiv sein; unruhig oder hektisch nervös durchs Leben zu huschen, birgt Gefahren. Nervosität ist mit erhöhtem Vata, dem Dosha der Bewegung, gekoppelt. Typisch ist für den Vaidya, daß der Vata-Puls emotional springt. Das heißt, er fühlt den Puls unter dem Zeigefinger verhalten anspringen, und nach einer kurzen Pause springt er noch ein wenig höher. Erhitzende Heilkräuter helfen, sie liefern die ausgleichende Wärme für das an sich kalte Vata. Informieren Sie sich gegebenenfalls auch unter dem Stichwort »Schlafstörungen«.
Finden Sie die Ursache Ihrer Nervosität; sicher liegt ein ungelöstes Problem, eine nicht bewältigte Furcht oder vielleicht eine ausstehende Entscheidung der inneren Unruhe zugrunde. Klären Sie Schwierigkeiten möglichst rasch, dann verschwindet die Nervosität ohne Medikamente.

### Behandlung

*Bertram:* Der römische Bertram verspricht Nervenstärkung. Zweimal täglich nehmen Sie 1/2 TL pulverisierte Wurzeln in Milch aufgelöst oder mit Honig vermischt. Bertram senkt Vata, das bei Nervosität immer erhöht ist.
*Gewürzmilch:* Kochen Sie jetzt je 1/2 TL frisch geriebenen Ingwer und Süßholzpulver mit 2 Messerspitzen Kalmus in 1/2 l Milch, und trinken Sie sie täglich warm. Diese Mischung hilft besonders nervösen, unruhigen Frauen. Nehmen Sie Süßholz nicht länger als 1 Woche; es erhöht den Blutdruck. In dieser Zeit verzichten Sie auf Salz.
*Galgant:* Eine beruhigende und Vata senkende Wirkung besitzt Galgant.

2 Messerspitzen getrockneter und pulverisierter Galgant schadet täglich über einen längeren Zeitraum nicht. Lösen Sie das Pulver in Wasser auf, oder würzen Sie das Essen damit.

*Baldrian:* Das bei uns traditionelle Beruhigungsmittel empfehlen auch ayurvedische Ärzte. Baldrian erhitzt und senkt mit seiner Wärme Vata. Sie können deutschen oder indischen verwenden; ihre Wirkung ist identisch. Nehmen Sie zwei- bis dreimal täglich 1/2 TL pulverisierte Wurzeln. Oder schlucken Sie Baldriantropfen beziehungsweise -tabletten nach Packungsanweisung.

*Bäder:* Baden Sie vor dem Schlafengehen möglichst heiß, und fügen Sie dem Badewasser 5 bis 10 Tropfen Basilikumöl zu. Auch ein Ölzusatz von Bergamotte, Lavendel, Melisse oder Zypresse beruhigt.

*Kopfmassage:* Eine Ölbehandlung am Kopf besänftigt und sorgt für gesunden Schlaf. Massieren Sie 1 Stunde vor dem Schlafengehen 1 EL im Wasserbad angewärmtes Sesamöl sanft in die Kopfhaut. Es bleibt über Nacht in den Haaren und wird am nächsten Morgen ausgewaschen. Vorsicht: Sesamöl riecht intensiv und verfärbt die Bettwäsche.

*Nardenöl:* Brennen Sie im Schlafzimmer eine Duftlampe mit indischem Nardenöl. Die Narde beruhigt.

### Ernährungsempfehlungen

Sorgen Sie mit einer Vata reduzierenden Ernährung (Seite 91 ff.) und einem gleichmäßigen Lebensstil für Nervenberuhigung. Bockshornklee stärkt die Nerven; Sie kochen die ockergelben Samen in Gemüsegerichten mit; am besten braten Sie sie in etwas Ghee an. Bockshornkleeblätter ziehen Sie im Blumentopf aus dem Samen; sie ergänzen Salate oder gekochte Gerichte. Lecker schmecken auch die frisch gezogenen Sprossen aus Bockshornsamen, sie reduzieren Vata ebenfalls. Vor dem Genuß blanchieren Sie die Sprossen zur besseren Verdauung. Trinken Sie regelmäßig frische Rohmilch (aus dem Reformhaus). Sie gilt als Nervenstärkung schlechthin.

# Neurodermitis

Die immer häufiger auftretende Hautkrankheit Neurodermitis kann schon bei Neugeborenen in Form von Milchschorf beginnen und sich später im Erwachsenenalter fortsetzen. Die Ursachen sind bislang nicht zufriedenstellend erforscht; angenommen wird eine enge Verbindung mit der Ernährung und Stoffen, die die Haut direkt berühren. Die betroffenen Partien sind gerötet, verdickt und jucken. Nicht selten kratzen sich die Patienten blutig. Gerade bei Kindern beobachten Ärzte eine empfindliche Haut, dünn und rissig wie Papier. Gehen Sie bei einem Verdacht auf Neurodermitis zum Hautarzt. Die ayurvedische Begleittherapie richtet sich ganz nach den Symptomen und wird mit dem Arzt abgesprochen.

### Begleitende Behandlung

*Vata abbauen:* Ist die Haut trocken, rauh, sind die Schuppen nicht an den Rändern gerötet und regiert der Betroffene nervös und unruhig, ist Vata erhöht. In diesem Fall eignen sich zur lokalen Behandlung nährendes Sesam- oder Mandelöl. Erwärmen Sie das Öl vor dem Auftragen im Wasserbad. Versuchen Sie auch warme Vollbäder. Um Vata zu reduzieren, besuchen Sie regelmäßig das Dampfbad.

*Pitta abbauen:* Bei entzündeter Haut und rötlichen Rändern um die trockenen Hautschuppen ist Pitta im Spiel. Cremen Sie die Haut täglich mit kühlendem Kokosöl oder Ghee ein. Auch kühle Auflagen helfen: Legen Sie ein in kaltes Wasser getauchtes Gästehandtuch auf.

*Kapha abbauen:* Juckt die Haut oder verkleben die Hautschuppen und sondern eine klebrige Flüssigkeit ab, ist Kapha erhöht. Hier helfen Einreibungen mit Jojobaöl und warme Bäder. Kapha reduzieren Sie mit trockenheißen Saunabesuchen.

*Entschlacken:* Täglich trinken Sie 1 l heißes Wasser mit 2 TL Gelbwurzpulver oder einem großen Stück Ingwer 20 Minuten gekocht. Es schwemmt Schlacken und Stoffwechselgifte aus. So lindern Sie indirekt den Juckreiz und beugen weiteren Entzündungen vor.

### Ernährungsempfehlungen

Nahrungsunverträglichkeiten probieren Sie langfristig aus. Lassen Sie nacheinander über mindestens je 2 Wochen ein bestimmtes Nahrungsmittel ganz fort, und notieren Sie die gesundheitlichen Veränderungen.

Jegliche industriell gefertigte Nahrung, alle Lebensmittel mit Konservierungsstoffen sind bei Neurodermitis tabu. Ausschließlich frische Produkte ohne Hormon- oder Medikamentenzusätze gehören hier auf den Tisch. Achten Sie auf die Herkunft der Produkte. Obst, Gemüse und Nüsse aus Asien, Afrika und Süd- beziehungsweise Mittelamerika enthalten häufig chemische Pestizidrückstände.

### Tips für den Lebensstil

Wichtig ist bei Neurodermitis eine ruhige Umgebung und das Gefühl der Geborgenheit; ideal sind intakte Familien. Wenn diese Lebenssituation nicht gegeben ist, müssen zumindest Streß, Hektik und psychische Belastungen vermieden werden. Schieben Sie Probleme privat oder beruflich nicht vor sich her; lösen Sie sie sofort, dann belasten sie nicht weiter. Schirmen sie erkrankte Kinder von jeglicher Unruhe ab.

# Ödeme

Angesammeltes Kapha im Bauchraum oder unter der Haut ruft Ödeme hervor, krankhafte Wasseransammlungen im Gewebe. Da Kapha zur Hälfte aus dem Element Wasser besteht, sammelt es Flüssigkeit im Körper. Sie können Ödeme nicht ohne fachärztliche Beratung behandeln; aber Sie dürfen die Therapie in Absprache mit dem Arzt ayurvedisch unterstützen.

### Begleitende Behandlung

*Entwässern:* Harntreibende und entwässernde Heilpflanzen helfen. Eibisch verringert Kapha und treibt gleichzeitig. Bereiten Sie aus 2 TL getrockneten Eibischblättern und 1/4 l Wasser täglich drei- bis fünfmal Tee. Eibischwurzeln setzen Sie kalt an. Übergießen Sie die kleingeschnittenen Wurzeln mit kaltem Wasser, lassen Sie sie 4 Stunden stehen, und kochen Sie sie dann 2 Minuten. Sie können mit wenig Honig süßen.

*Abführen:* Zur Behandlung von Ödemen gehört auch das Abführen. Mit dem Stuhl leiten Sie Kapha aus. 10 bis 20 ml erhitzendes Rizinusöl oral eingenommen sind bei Ödemen am besten. Rizinus reinigt die Srotas, die bei Wasseransammlungen blockiert sind. Sie sollten zwei- bis dreimal wöchentlich abführen, aber nicht länger als 2 Wochen hintereinander.

Informieren Sie sich auch unter dem Stichwort »Blockierte Versorgungsbahnen – Srotas«.

*Würzen:* Essen Sie nichts Salziges; es speichert Wasser im Körper und ist
bei allen krankhaften Wasseransammlungen verboten. Würzen Sie statt
dessen scharf und mit frischen Kräutern.

*Ruhen:* Wasseransammlungen in den Beinen bilden sich zurück, wenn die
Beine hochliegen. Das Wasser treibt Vata im Gewebe zusammen; zusätz-
liche Bewegung erhöht das Dosha der Bewegung und verschlimmert die
Beschwerden.

## Ohrenschmerzen

Bei schmerzenden Ohren muß ein Facharzt die Ursache klären. Eine
Mittelohrentzündung kann niemand allein therapieren. Unerklärliche
Ohrgeräusche gehören ebenso umgehend in fachärztliche Behandlung.
Erst dann unterstützen Sie – nach Absprache mit dem Arzt – die Behand-
lung ayurvedisch.

Meiden Sie bei Ohrenschmerzen kalten Wind und Zugluft, und sorgen Sie
für Wärme.

### Begleitende Behandlung

*Zwiebel:* Träufeln Sie in das schmerzende Ohr 1 TL frischen, rohen
Zwiebelsaft. Pressen Sie größere Zwiebelstückchen durch eine Knob-
lauchpresse, oder zerhacken Sie eine Zwiebel im Elektrohacker, und
gießen Sie den Saft ab. Ein kleiner Wattepropf verhindert, daß der Saft
herausläuft. Zwiebeln lindern Schmerzen. 3 Tropfen Knoblauchsaft erfül-
len den gleichen Zweck, riechen aber intensiver!

*Öl:* Solange die Ohrenschmerzen anhalten, träufeln Sie täglich 1 Tropfen
Mandel- oder Sesamöl in jedes Ohr. Auch Majoranöl hat sich lokal
angewandt bei Ohrenschmerzen bewährt.

*Asafoetida:* Unspezifische Ohrenschmerzen heilen 2 Prisen Asafoetida
auf einem Wattepropfen direkt im schmerzenden Ohr.

*Tee:* Bei Ohrensausen kochen Sie einen Tee aus Katechu und Süßholz. Je
1/2 TL Pulver werden mit 1/4 l kochendem Wasser überbrüht. Nach 10
Minuten ist der Tee fertig zum Abseihen. Bereiten Sie sich täglich 2
Tassen. Trinken Sie Süßholztee nicht länger als 1 Woche; er erhöht den
Blutdruck. In dieser Zeit verzichten Sie auf Salz.

*Ohrgeräusche:* Träufeln Sie bei Ohrgeräuschen nach Absprache mit dem behandelnden Facharzt täglich 3 Tropfen angewärmtes Nelkenöl in jedes Ohr.

### Tips von Charaka

Nach einem der ersten ayurvedischen Ärzte Indiens beugt ein täglicher Tropfen Öl in jedem Ohr lästigen Ohrenschmerzen und -erkrankungen vor. Das gilt besonders für Beschwerden, die erhöhtes Vata verursacht: Schwerhörigkeit und Taubheit.

## Reiseübelkeit

Sämtliche Reisekrankheiten stehen mit erhöhtem Vata in Beziehung. Das Dosha der Bewegung schnellt auf Reisen in die Höhe; Übelkeit, Erbrechen und Verdauungsstörungen mit Blähungen sind die typischen Folgen eines angestauten Vatas im Magen-Darm-Trakt.

### Behandlung

*Unwohlsein:* Bei latentem Unwohlsein hilft Ingwer. Kauen Sie kleine Stückchen frischen Ingwer, die Sie in einer Plastiktüte auf Reisen bei sich tragen.

*Übelkeit:* Kauen Sie die dunklen, frisch ausgepulten Samen des grünen Kardamoms; sie vertreiben die Reiseübelkeit. Nehmen Sie pro Tag nicht mehr als 3 bis 5 Kapseln. Schlucken Sie sie nicht, sondern kauen und lutschten Sie sie langsam.

*Brechreiz:* Sie lassen vorsorglich Kreuzkümmelsamen in Zitronensaft 1 Stunde ziehen und trocknen die Samen an der Luft. In einer kleinen Schachtel begleiten sie Sie überallhin. Bei Übelkeit, Brechreiz und nach dem Erbrechen kauen Sie die ganzen Samen.

## Rheumatismus

Ungesunde Ernährung, zuviel Fleisch und zu wenig Bewegung gepaart mit schlechter Verdauung führen zu einer Anhäufung von Ama, Stoffwechselschlacken. Der gesamte Verdauungstrakt ist betroffen. Vata hat sich im Dickdarm erhöht und bewirkt als Prinzip der Bewegung eine

Verteilung von Ama im ganzen Körper. Die Inder nennen Rheumatismus treffend Ama Vata, so bezeichnen sie auch die Arthritis.

Um Vata zu reduzieren, werden gewöhnlich fettere Speisen und Ghee empfohlen; doch das würde die gestörte Verdauung bei Rheumatismus zusätzlich belasten. Es ist sinnvoller, Ama mit scharfem und bitterem Geschmack abzubauen, selbst wenn derlei Speisen Vata noch weiter erhöhen. Sie müssen es in einem zweiten Behandlungsschritt abbauen. Informieren Sie sich auch unter dem Stichwort »Blockierte Versorgungsbahnen – Srotas«. Typische Symptome bei Rheuma sind schubweise auftretende Bewegungseinschränkung der Gelenke, Morgensteifheit und Rheumaknoten. Schulmediziner unterscheiden zwischen Gelenk-, Muskel- und Weichteilrheumatismus. Suchen Sie bei Verdacht auf Rheumatismus einen Facharzt auf, und besprechen Sie mit ihm die Begleitbehandlung.

In Indien existieren kaum Patienten mit versteiften Gelenken, was auf eine regelmäßige Ausleitung von Ama zurückzuführen ist. Zudem verursacht vegetarische, leicht verdauliche Kost kaum Rückstände im Körper. Das sollte ein Vorbild für die Rheumavermeidung in westlichen Ländern sein.

### Begleitende Behandlung

*Medikament:* Weihrauch lindert entzündlichen Rheumatismus. Die im Weihrauch enthaltenen Boswelliasäuren hemmen die entzündlichen Reaktionen im Körper und sind ein wirksames Antirheumatikum. Nehmen Sie das rein pflanzliche Präparat H 15 (Ayurmedica), das Sie über Apotheken beziehen, nach Dosierungsvorschrift. Je nach Krankheitsgrad und Schmerzzustand sind ein- bis dreimal 3 Tabletten täglich angemessen. Die Wirkung setzt wie bei allen Heilpflanzenpräparaten nicht unmittelbar ein; eine positive Wirkung ist nach etwa 1 Monat zu erwarten.

*Kokosöl:* Massieren Sie bei akut entzündlichem Rheumatismus täglich 2 EL Kokosöl vorsichtig in die schmerzenden Partien. Die Schwellungen bilden sich bei regelmäßiger Anwendung zurück, und die Schmerzen werden gelindert. Kühlendes Kokosöl baut Pitta ab, das sich bei Entzündungen vermehrt.

*Öleinreibungen:* Öl dürfen Sie bei Rheumatismus nur äußerlich anwenden. Reiben Sie die schmerzenden Stellen mit Zitronengrasöl ein; es erwärmt die Haut und fördert die Durchblutung. Auch Koriander-, Majoran-, Niem-, Zimt- oder Rizinusöl lindern. Reiben Sie die betroffenen

Partien täglich zweimal ein. Diese Öle eignen sich nur, wenn keine Entzündung vorliegt.

*Zwiebel:* Ein wertvolles ayurvedisches Hausmittel gegen Rheumatismus ist die Zwiebel. Vermischen Sie den Saft 1 ausgedrückten Zwiebel mittlerer Größe mit 1 EL Senföl, und tragen Sie die Masse dünn auf.

*Dillpaste:* Dillsamen gelten als scharf und besitzen gleichzeitig die Kraft, Vata zu reduzieren. Kochen Sie bei rheumatischen Gelenkschmerzen 2 EL zerstoßenen Dillsamen in wenig Wasser weich, zerdrücken Sie sie ganz in der Flüssigkeit, und streichen Sie diese Paste auf die schmerzenden Gelenke. Eine dünne Folie darüber schützt die Wäsche.

### Ernährungsempfehlungen

Die Diät bei Rheumatismus ist leicht und fettarm; sie darf die Verdauung nicht belasten. Dünsten Sie grüne Blattgemüse mit bitterem oder herbem Geschmack. Leben Sie vegetarisch, trinken Sie Milch. Verwenden Sie scharfen und erhitzenden Gelbwurz, Knoblauch. Knoblauch reinigt die Srotas und wirkt antirheumatisch. Hafer- und Gerstengerichte gehören zur Krankenkost. Dagegen sind Hülsenfrüchte und Reis, alles Saure inklusive Joghurt und Fleisch, Fisch sowie Eier nicht gestattet. Sie erhöhen Pitta, was entzündlichen Rheumatismus fördert. Verzichten Sie auf Kaffee, schwarzen Tee und Schokolade, auch sie verstärken Entzündungen. Wer sich bei Rheuma langfristig an diese Diät hält, verbucht eine geringere Morgensteife und seltener geschwollene Gelenke.

Fasten verbessert alle Entzündungen und entschlackt. 10 bis 14 Fastentage mit Kräutertees und mittags einer Reis- oder Mungbohnensuppe (Seite 157 f.) reichen. Zusätzlich trinken Sie über den Tag verteilt so viel heißes Wasser wie möglich.

### Tips für den Lebensstil

Die Patienten sollten Streß ebenso wie kalten Wind oder Zugluft meiden. Treiben Sie bei Rheumatismus regelmäßig leichten Sport. Gymnastik verbessert die eingeschränkte Beweglichkeit und die Durchblutung. Vorbeugend und in chronischen Fällen helfen Pancha-Karma-Kuren oder Fastenwochen.

# Rückenschmerzen

Schmerzen im Rücken haben die unterschiedlichsten Ursachen. Nur bei leichten Beschwerden, die auf körperliche Belastung, einseitige Tätigkeiten oder Verkühlung zurückzuführen sind, beginnen Sie eine Selbstbehandlung. Bleiben die Schmerzen oder verschlimmern sie sich, suchen Sie einen Facharzt auf. Frauen sollten auch den Besuch eines Frauenarztes erwägen, da Störungen der Fortpflanzungsorgane mitunter schmerzhaft in den Rücken ausstrahlen. Ist zu vermuten, daß die Rückenschmerzen von einer verschobenen Bandscheibe herrühren, konsultieren Sie einen Orthopäden. Ayurvedische Ärzte gehen davon aus, daß der Zustand der Wirbelsäule das wahre biologische Alter eines Menschen anzeigt. Vata sitzt im Dickdarm und den Hüften und löst im unteren Lendenwirbelbereich Blockaden aus. Daher bauen Sie bei Bandscheibenproblemen immer Vata ab.

### Begleitende Behandlung

*Sofortmaßnahme:* Reiben Sie den Rücken mit aromatischem Majoranöl ein. Es lindert auch stärkere Schmerzen. Das Öl erhitzt und beschleunigt die Durchblutung in dem behandelten Bereich; zudem reduziert es Vata, das bei allen Schmerzen erhöht ist.

*Feuchte Wärme:* Linderung bringt angewärmtes Minz- oder Niembaumöl, das Sie auf dem Rücken rechts und links neben der Wirbelsäule vorsichtig einmassieren. Sesamöl hilft ebenso. Darüber kommt eine feucht-warme Kompresse mit einem großen Handtuch, das Sie zuvor in heißes Wasser getaucht und ausgewrungen haben. Lassen Sie das Tuch so lange liegen, bis es abkühlt. Sie decken es zur besseren Wirksamkeit mit Plastik ab und breiten eine Wolldecke darüber. Feuchte Wärme reduziert Vata wirkungsvoll.

*Gewürzöl:* Alternativ mischen Sie erhitzendes Eukalyptusöl mit aufheizendem Cayennepfeffer und Ingwer. 1 EL frisch geriebener Ingwer, 1 TL pulverisierter Cayennepfeffer und 2 EL Eukalyptusöl werden sorgfältig verrührt, im Wasserbad angewärmt und sofort auf dem Rücken verrieben. Die Paste bleibt ein- bis zweimal täglich je 1 Stunde auf der Haut. Dann waschen Sie den Rücken lauwarm ab.

*Tips von Vagbhata*

Häufig sind verschobene Bandscheiben im Lendenwirbelbereich die Ursache für Rückenschmerzen. Dann hat sich Vata im Bauchraum in die falsche Richtung bewegt. Das Dosha dreht sich hier von Natur aus im Kreis und entweicht schließlich nach unten mit dem Stuhl. Ist der Darm blockiert, wird Vata gestoppt und sucht sich eine andere Richtung. Entweicht es Richtung Wirbelsäule, sind Bandscheiben betroffen. Die austrocknende Eigenschaft von Vata führt zu krankhaften Veränderungen an Wirbeln oder Bandscheiben. Das Dosha blockiert die Beweglichkeit. Deshalb führen Sie ab und reduzieren mit der Kost Vata. Das mag Orthopäden zunächst irritieren, der Erfolg ayurvedischer Ärzte spricht jedoch für sich.

## Schlafstörungen

Einschlaf- oder Durchschlafstörungen stehen mit erhöhtem Vata in Zusammenhang; es macht unruhig und löst Nervosität aus. Für die Betroffenen ist es wichtig, sich nie zum Schlafen zu zwingen. Denken Sie abends bewußt an angenehme Dinge, lassen Sie liebgewonnene Erlebnisse noch einmal Revue passieren. Vertreiben Sorgen oder eine ungemütliche Umgebung den Schlaf, ändern Sie dies sofort. Legen Sie sich bei aufkommender Müdigkeit immer gleich ins Bett. Tagsüber ruhen Sie nie. Bitte bedenken Sie, daß die naturheilkundlichen Schlafhilfen nur langsam wirken. Sie brauchen Geduld und müssen den Heilpflanzen Zeit zum Helfen lassen.

*Behandlung*

*Milch:* Das Einschlafen fördert 1 Glas warme, süße Milch; Sie pürieren einige Mandeln darin. Milch ist das am leichtesten zu verdauende tierische Eiweiß; sie dämpft mit ihrem süßen Geschmack Vata und Pitta und gleicht die Hektik des Tages aus. Das führt zur Schläfrigkeit. Wer Milch schlecht verdaut, reibt ein wenig Ingwer hinein. Vorsicht: Bei erhöhtem Kapha ist Milch nicht günstig.

*Nahrungsmittelergänzung:* Nehmen Sie täglich Ashvagandha; es stärkt, gleicht Streß und Überforderung auf natürliche Weise aus und schenkt die innere Ruhe, die für gesunden Schlaf notwendig ist. Sie erhalten es im Asien-Versand als Pulver oder Tabletten. Zweimal täglich vor dem Essen nehmen Sie 1 Tablette à 300 mg oder 1 TL Pulver mit Wasser, Milch beziehungsweise etwas Rohrzucker. Verwenden Sie das erhitzend und beruhigend wirkende Ashvagandha nicht in heißen Monaten. Es heizt auf.

*Pflanzenmischung:* Nehmen Sie bei hartnäckigen Schlafstörungen 1/2 TL Ginsengpulver und 1/2 TL Baldrian in einer Tasse Milch oder warmem Wasser aufgelöst 1 Stunde vor dem Schlafengehen. Diese Pflanzen beruhigen; Baldrian baut Vata ab.

*Warme Füße:* Bei Schlafschwierigkeiten massieren Sie die Fußsohlen vor dem Zubettgehen mit angewärmtem Sesamöl oder mit wenig Ghee. Während der Massage stellt sich ein angenehmes Gefühl ein. Tragen Sie anschließend Baumwollsocken, damit Sie das Bettzeug nicht mit Fettflecken beschmutzen.

*Nardenöl:* Lassen Sie im Schlafzimmer 1/2 Stunde vor dem Zubettgehen eine Duftlampe mit indischem Nardenöl brennen. Die Narde beruhigt und fördert den Schlaf. Sie können auch 1 Tropfen Öl an den Schläfen verreiben.

*Entspannt atmen:* Pranayama – Atemübungen aus dem Yoga – helfen, sich zu entspannen und anschließend leichter einzuschlafen. Atmen Sie mehrere Atemzüge erst im aufrechten Sitzen, dann in Rückenlage bewußt tief in den Bauchraum ein. Achten Sie beim Ausatmen darauf, daß es länger dauert. Nur so wird gewährleistet, daß der Körper mindestens so viel Sauerstoff bekommt wie er verbrauchte Luft abgibt. Das garantiert eine optimale Versorgung. Wer sich auf den eigenen Atemfluß konzentriert, ruhig ein- und ausatmet, die Körperbewegung dabei mit einer Hand auf dem Bauch kontrolliert, entspannt. Das gleichmäßige Ein- und Ausatmen harmonisiert das vegetative Nervensystem. Eine hilfreiche Atemübung ist auch das Einatmen durch das linke Nasenloch und das doppelt so lange Ausatmen durch das rechte. Mit einem Finger halten Sie jeweils ein Nasenloch zu.

*Bäder:* Baden Sie 1 Stunde vor dem Zubettgehen in 38°C warmem Wasser mit einem Ölzusatz von Melisse, Lavendel oder Rose.

*Mit Kapha schlafen:* Gehen Sie noch während der Kapha-Phase vor 22 Uhr zu Bett. Wer nicht gleich einschläft, liegt ruhig im Dunkeln und versucht sich zu entspannen. In dieser Zeit nehmen Sie die Schwere der Kapha-Zeit mit in die Nacht hinüber. Die Qualität des Schlafs wird besser.

*Ernährungsempfehlungen*

Die letzte Mahlzeit beenden Sie mindestens 3 Stunden vor dem Zubettgehen, in jedem Fall vor 19 Uhr. Danach knabbern Sie bitte nichts mehr. Die späte Verdauung oder ein voller Magen stören den Schlaf.

Ideal als letzte Mahlzeit sind alle fettfreien Gemüsesuppen, am besten püriert: Karotten, Kürbis, Zucchini, Brokkoli, rote Linsen und Mungbohnen dürfen Sie bei jeder Dosha-Konstellation genießen. Würzen Sie verdauungsfördernd mit Kümmel, Kreuzkümmel, Safran, Ingwer oder wenig schwarzem Pfeffer. Nutzen Sie das Angebot frischer Kräuter, aber rühren Sie keine Sahne in die Suppe. Gekochtes Gemüse bedeutet am Abend keine Schwerarbeit für Magen und Darm. Danach stellt der Körper schon bald auf Ruhe, Regeneration und Schlaf um.

Verzichten Sie abends zugunsten einer angenehmen Nachtruhe auf tierisches Eiweiß: Fleisch, Wurst, Schinken, Fisch, Eier und harter Käse sind schwer verdaulich und liegen stundenlang im Magen. Damit belasten Sie den Organismus unnötig. Zum Abendessen servieren Sie auch keine säuerlichen Milchprodukte. Der Organismus verdaut sie morgens besser.

Probieren Sie eventuell 1 Stunde vor dem Schlafengehen eine kleingeschnittene Banane mit 1 TL trocken in der Pfanne angerösteten Kreuzkümmelsamen. Dieses Betthupferl macht müde.

## Schluckauf

Wenn der schmerzhafte Hicks ertönt, ist Prana Vata gestört. Es sitzt im oberen Atemtrakt und transportiert die Luft aus dem Körper hinaus.

*Behandlung*

*Vata abbauen:* Verrühren Sie 1 EL Honig mit 1 TL Rizinusöl und lecken Sie die süße Paste langsam. Rizinus erwärmt den Körper und vertreibt Vata aus der Luftröhre. Honig ist süß und schwer; er senkt das leichte Vata. Es hat sich bei Schluckauf bewährt, das Medikament in Miniportionen alle paar Minuten zu schlecken.

*Ruhe:* Zur Beseitigung des lästigen, zum Teil schmerzhaften Schluckaufs sind Ruhe und Atemkontrolle notwendig. Konzentrieren Sie sich auf das Ein- und Ausatmen. Achten Sie darauf, daß Sie länger aus- als einatmen.

# Schnupfen

Die ersten Vorboten sind kitzlige Empfindungen in der Nase und ein leichtes Brennen im Hals. Dann beginnt die Nase zu laufen. Wird der Schnupfen gelb- oder grünlich, liegt eine Entzündung vor. Bei zusätzlich dumpfen Kopfschmerzen und erhöhter Temperatur ist Verdacht auf eine Nebenhöhlenentzündung gegeben; suchen Sie einen Hals-Nasen-Ohren-arzt auf.

## Behandlung

*Laufende Nase:* Gegen Schnupfen hilft heißes Wasser mit Anis. Überbrü-hen Sie 1 EL Anissamen mit 1/2 l heißem Wasser, lassen Sie es 15 Minuten ziehen, und trinken Sie es über den Tag verteilt. Halten Sie den Anistee in einer Thermoskanne warm. Sie sollten bei Erkältungen nichts Kaltes trinken.

*Verstopfte Nase:* Bei Atembeschwerden, Nasennebenhöhlen- und Stirn-höhlenentzündung reinigt pulverisierter Kalmus die Nase: 1 Prise Pulver vom Handrücken in die Nase eingesaugt, verursacht ein befreiendes Niesen. Die verstopfte Nase befreit auch Eukalyptusöl: Reiben Sie es außen an beide Nasenflügel. Es löst Verstopfungen durch Schleiman-sammlungen.

*Kapha ableiten:* Warme Fußbäder leiten das erhöhte Kapha bei Schnupfen aus dem Kopf ab. Anschließend fühlen Sie sich im Kopf freier und atmen besser durch.

*Nasennebenhöhlenentzündung:* Gegen starken Schnupfen und eine Ent-zündung in den Nasennebenhöhlen hilft Kopfdampf mit Nelkenöl. Geben Sie 3 Tropfen Nelkenöl in eine Schüssel mit dampfendem Wasser, beugen Sie den Kopf möglichst dicht darüber, decken Sie über Kopf und Schüssel ein Badehandtuch, und atmen Sie den Nelkendampf mindestens 10 Minu-ten ein. Informieren Sie sich weiter unter dem Stichwort »Nasenneben-höhlenentzündung«.

*Kopfschmerz:* Geht Schnupfen oder eine Nasennebenhöhlenentzündung beziehungsweise -vereiterung mit Kopfschmerz einher, vertreibt Ingwer die Beschwerden. Reiben Sie 2 Zentimeter geschälten, frischen Ingwer, verrühren Sie ihn mit wenig warmem Wasser zu einer Paste, und streichen Sie sie auf die Stirn. Sie können auch Ingwerpulver verwenden. Waschen Sie den Ingwer nach 1 Stunde mit reichlich warmem Wasser ab. Ingwer brennt auf der Haut leicht, schadet aber nicht.

### Ernährungsempfehlungen

Generell gelten bei Schnupfen – wie bei allen Verschleimungen – die Ernährungsempfehlungen für erhöhtes Kapha (Seite 94 ff.). Sind die Nasenlöcher trocken und verkrustet, empfehlen Vaidyas, reichlich Joghurt morgens und mittags zu essen.

## Schuppen

Die weißen Schuppen auf der Kopfhaut deuten auf unnatürliche Zellvermehrung. Gelegentlich jucken sie und verleiten zum Abkratzen, was die Zellerneuerung und -abschuppung steigert. *Vorsicht:* Kopfschuppen können der Beginn einer Schuppenflechte sein! Ayurvedisch betrachtet sind Kopfhautschuppen ein Indiz für zuviel Vata – zuviel Trockenheit. Verwenden Sie die beliebten Stylingprodukte wie Haarschaum und -spray nicht. Sie trocknen aus!

### Behandlung

*Öl:* Reiben Sie 1 Stunde vor dem Haarewaschen zweimal wöchentlich die Kopfhaut mit Sesamöl ein. 1 TL genügt. Sesamöl reduziert Vata und fettet die zu trockene Kopfhaut ein. Die überschüssigen Hautschuppen löst das Öl sanft, ohne die Haut zu reizen. Das anschließende Waschen mit wenig Amla-Pulver beseitigt die Schuppen und das Öl gründlich.

*Schwefel:* Verreiben Sie 1 Prise Schwefelpulver in 1 TL Mandelöl, und reiben Sie damit abends die Kopfhaut ein. Die Menge reicht für den ganzen Kopf. Wenn Sie mit einem Kamm alle 2 bis 3 Zentimeter einen Scheitel quer über den Kopf ziehen, erreichen Sie die Haut gut. Das Öl wirkt über Nacht ein und wird morgens gründlich ausgewaschen. Lassen Sie es keinesfalls in die Augen laufen, Schwefel brennt! Eine Anwendung pro Woche ist unbedenklich. Schwefel wird in der westlichen Naturheilkunde bei Pilzerkrankungen der Haut und Krätze angewandt.

## Schuppenflechte

Bei der vermehrt auftretenden Schuppenflechte – Psoriasis genannt – teilen sich die Zellen unnatürlich oft. Ständig bilden sich neue Hautzellen, die sogleich abgestoßen werden. Die typisch silberweißen Flecken, meist rot umrandet, treten vor allem an Ellenbogen, Knien, den Händen, am Kopf unter den Haaren, auf dem Bauch oder Rücken auf. Ayurvedische Ärzte vermuten eine Blutunreinheit als Ursache, die bei Belastungen wie psychischen Problemen und Fehlernährung die Zellteilung negativ beeinflußt.

Meist tritt die Schuppenflechte zuerst bei Jugendlichen auf. Häufig erscheinen die Symptome dann zu bestimmten Jahreszeiten – etwa Frühjahr oder Herbst. Schuppenflechte ist nicht ansteckend, kann aber vererbt sein. Um diagnostisch sicherzugehen, suchen Sie bei einem Verdacht den Hautarzt auf. Die notwendige Therapie und eine ayurvedische Begleitbehandlung besprechen Sie bitte mit ihm.

### Begleitende Behandlung

*Öleinreibung:* Niembaumöl wirkt antiseptisch. Sie reiben es täglich dünn auf die betroffenen Stellen.

*Entschlacken:* Pancha-Karma-Kuren wirken sich positiv auf den Stoffwechsel und die Haut aus. Gerade bei lang andauernder Erkrankung haben diese Kuren Erfolg. Alternativ bieten sich Fastenwochen zum Entschlacken und Blutreinigen an.

*Vorsicht:* Die Patienten dürfen nicht an den betroffenen Hautstellen kratzen, auch wenn die trockenen Hautschuppen dazu reizen!

### Ernährungsempfehlungen

Da vermutet wird, daß eine Stoffwechselstörung bei der Eiweißverdauung mit Schuld an der Schuppenflechte ist, essen Sie besser kein tierisches Eiweiß. Keinesfalls greifen Sie zu Fleisch, Wurst, Fisch oder Eier abends. Sie liegen jetzt stundenlang unverdaut im Magen und belasten die Verdauung. Eine leichte Kost mit verdauungsstärkenden Gewürzen wie Gelbwurz, Kümmel, schwarzem Pfeffer, Senf-, Fenchel- oder Selleriesamen belastet den Darm nicht und stärkt die natürliche Verdauungskraft. Salz ist streng verboten.

Bauen Sie bei einer Stoffwechselstörung und Hauterkrankung die Darmflora mit Joghurt beziehungsweise mit Wasser verdünnten Joghurtdrinks auf. Sie schmecken schwach gesüßt mit Rohrzucker beziehungsweise süßen Früchten oder herb gewürzt mit frisch geriebenem Ingwer, Kreuzkümmel und Kräutern der Saison.

# Schwäche

Fühlen Sie sich manchmal schwach oder erschöpft, ohne krank zu sein? Ärzte sprechen dann von einer Krankheitsanfälligkeit. Nach ayurvedischen Kriterien liegt eine Dosha-Verschiebung mit zusätzlich erhöhtem Vata vor. Die von Kapha kommende Kraft und Schwere fehlen, das leichte Vata schießt hoch. Wer sich nach einer Krankheit längere Zeit schwach und kraftlos fühlt, sollte eine Pancha-Karma-Kur erwägen. Sie stärkt, befreit von Giften, die nach der Einnahme allopathischer Mittel im Körper vorhanden sind, und stärkt das Immunsystem. Informieren Sie sich auch unter dem Stichwort »Erschöpfung«.

### Behandlung

*Vitamin C:* Stärke und Kraft schenken die Früchte Amla und Haritaki mit viel Vitamin C. Sie erhalten sie im Asien-Versand in Sirup eingelegt. 1 bis 2 EL täglich helfen.

*Nahrungsergänzung:* Essen Sie regelmäßig über einen längeren Zeitraum stärkende und nährende Rasayanas (Seite 121 ff.). Ideal ist Ashvagandha, das Sie im Asien-Versand als Pulver oder Tabletten erhalten. Nehmen Sie zweimal täglich vor dem Essen 1 Tablette à 300 mg, oder verrühren Sie 1 TL Pulver mit Wasser, Milch beziehungsweise etwas Honig. Nehmen Sie Ashvagandha nicht in heißem Klima, es erhitzt.

*Aloe vera:* Die Pflanze kräftigt die Muskeln. 2 EL täglich reichen. Verwenden Sie den Saft der Aloe, den Sie fertig in Flaschen kaufen, oder schneiden Sie eine Aloe frisch an. Frauen dürfen Aloe nie während einer Schwangerschaft oder bei einer Neigung zu starker Menstruation einnehmen!

*Kreuzkümmel:* Das Gewürz hilft bei allgemeiner Schwäche und Müdigkeit. Trinken Sie 4–6 Wochen lang täglich 1 TL im Mörser zerriebene Samen mit 1 Tasse heißem Wasser aufgegossen. Nehmen Sie Kreuzkümmel über mehrere Wochen, aber nicht bei großer Hitze; dann erhöht er Pitta!

*Muskat:* Für Erwachsene bietet sich bei Schwäche die Muskatnuß an; bei Kindern wirkt sie zu stark! Nehmen Sie täglich 1 bis 2 Prisen in Milch. Muskat stärkt Herz und Gehirn, fördert den Schlaf und verleiht so neue Kraft.

*Trauben:* Fühlen Sie sich nach längerem Aufenthalt in der Sonne oder sportlicher Betätigung an einem heißen Sommertag schwach, hilft reiner Traubensaft. Im Herbst pressen Sie frische Trauben im Entsafter selbst.

*Ernährungsempfehlungen*
Körperliche Schwäche ohne eine klar erkennbare Krankheit deutet auf eine Unterversorgung des muskelaufbauenden Körpergewebes – Mamsa Dhatu. Dieses Dhatu versorgen Sie mit den folgenden Lebensmitteln gut: Kürbis, Auberginen, Kartoffeln, Süßkartoffeln, Okras, Rettich, Radieschen, Mangos, Datteln, Aprikosen, Beeren, Jackfrucht, Weintrauben, Hülsenfrüchte, Knoblauch, Süßholz (Lakritze!), Rohrzucker.
Bei allgemeiner Schwäche von Kindern, Senioren oder Genesenden hilft Fleischbouillon oder wenig Fleisch vom Hahn – nicht vom weiblichen Huhn! Geflügel gilt als süß im Geschmack und ist in kleinen Portionen bei jeder Dosha-Konstitution erlaubt.

## Schwangerschaftsbeschwerden

Zu den klassischen Beschwerden während einer Schwangerschaft gehören morgendliche Übelkeit, Juckreiz, Sodbrennen, niedriger Blutdruck, Kopfschmerzen, Wadenkrämpfe. Bei einer Schwangerschaftsvergiftung, die sich mit Wasseransammlungen in den Beinen und erhöhtem Blutdruck zeigt, suchen Sie sofort den Frauenarzt oder einen Internisten auf. Informieren Sie sich zusätzlich unter den jeweiligen Stichwörtern.

*Behandlung*
*Erbrechen:* Das besonders in den ersten Monaten häufige Erbrechen stoppen Schwangere zuverlässig mit dieser Gewürzmischung: 2 TL Kreuzkümmel, 1 TL Fenchelsamen und 1/2 TL Steinsalz zusammen im Mörser zerrieben und mit 1/2 Glas Wasser aufgegossen. Sie nehmen unbeschadet bis zu 4 Dosen täglich.
*Vata abbauen:* Während einer Schwangerschaft konzentriert sich viel Vata im Körper. Die Gebärmutter ist ein Hohlraum, in dem sich dieses Dosha ansammelt. Massagen mit warmem Sesamöl reduzieren Vata. Auch in den ersten Monaten nach der Geburt sind sie zu empfehlen.
*Schwache Wehen:* Ein ayurvedisches Hausmittel bei schwachen Wehen heißt Zimttee. Sie überbrühen 1 TL pulverisierten Zimt mit 1/4 l kochendem Wasser, lassen ihn 10 Minuten ziehen und trinken den Tee ohne abzuseihen. Zimt wirkt scharf und regt die Uterusbewegungen an. Das gleiche garantiert Schwarzkümmel: Stellen Sie aus 1 EL Schwarzkümmelsamen und 150 ml Wasser eine Abkochung her, die Sie auf 1/4 der

Wassermenge einkochen. Sie trinken sie teelöffelweise im Abstand von jeweils 30 Minuten. *Vorsicht:* Nehmen Sie während einer Schwangerschaft niemals Aloe vera ein! Die Pflanze kann eine Fehlgeburt und heftige Blutungen auslösen.

## Schwitzen

Bei Sport und körperlicher Anstrengung beginnt jeder zu schwitzen. Läuft der Schweiß schon bei kleinsten Anstrengungen, steckt erhöhtes Pitta dahinter. Das ist um so wahrscheinlicher, wenn die Schweißtropfen zu gelblichen Verfärbungen der Wäsche und vermehrtem Körpergeruch führen. Der Schweiß enthält Säuren und Giftstoffe, die der Organismus über die Haut ausscheidet. Jetzt sollte durch Ernährung und Lebensstil Pitta reduziert werden (Seite 93 f., 97 f.).

### Behandlung

*Deodorant:* Durchsichtige Alaunsteine liefern Ihnen ein natürliches Deodorant, das lästiges Schwitzen zuverlässig verhindert. Ziehen Sie den Stein über die angefeuchtete Haut; so stoppt er den Schweiß.
*Mineralien und Vitamine:* Bei extremem Schwitzen ist eine Austrocknung möglich. Der Körper braucht Flüssigkeit, Mineralien und Vitamine. Pressen Sie 1 Zitrone aus, füllen Sie den Saft mit 1/2 l Wasser auf, rühren Sie 1 EL braunen Rohrzucker und 1/2 TL Stein- oder Meersalz unter. Die Lösung wird zimmerwarm über den Tag verteilt getrunken. Bei Bedarf können Sie die Menge gern verdoppeln.
*Kühlen:* Ist der Kopf hochrot, kühlt eine Sandelholzpaste aus 1 EL weißem Sandelholz, die Sie mit Wasser zu einem zähen Brei verrühren. Sie dürfen auch fertiges Sandelholzöl benutzen.

## Sodbrennen

Das saure Aufstoßen resultiert von erhöhtem Pitta und zuviel Agni, dem Verdauungsfeuer im Magen. Es ist ein erstes, ernstzunehmendes Signal des Magens, das vor zuviel Magensäure warnt. Die Säure steigt in der Speiseröhre hoch. Auch eine entzündete Magenschleimhaut oder Magengeschwüre verursachen saures Aufstoßen. Jetzt müssen Sie die Ernährung umstellen und Säure – ayurvedisch betrachtet also Pitta – abbauen.

### Behandlung

*Pitta abbauen:* Lutschen Sie morgens nach einem guten, aber säurefreien Frühstück mit Kräutertee statt Kaffee langsam 1 TL pures Ghee; es sollte lauwarm sein. Wem das zu unangenehm ist, der löst Ghee in warmer Milch auf. Nehmen Sie bis zu viermal täglich 1 TL pulverisierten Fenchelsamen und 1/2 TL gemahlenen Koriander in 1/2 Glas Wasser. Die Mischung senkt Pitta und gleicht den Säurehaushalt aus.

*Süß stärken:* Weichen Sie morgens 20 Rosinen in wenig warmem Wasser ein, lassen Sie sie 2 bis 3 Stunden ziehen, gießen Sie sie dann ab, und essen Sie die Rosinen über den Tag verteilt. Rosinen gelten als Rasayana.

### Ernährungsempfehlungen

Alles Saure, Zitrusfrüchte, säuerliche Milchprodukte und Käse, saures Obst und alle beim Stoffwechsel Säure produzierenden Speisen – Fleisch, Fisch und Eier – streichen Sie sofort vom Speiseplan. Schwarzer Tee, Kaffee, Alkohol und Tabak begünstigen wie süße Limonaden die Übersäuerung und damit Sodbrennen. Bevorzugen Sie lauwarme Getränke: stilles Mineralwasser, Kräuter-, aber keine Früchtetees. Auch grüner, dünn aufgebrühter Tee ist gestattet.

Essen Sie trotz des lästigen Aufstoßens ausreichend; die überschüssige Verdauungskraft muß auf natürliche Weise abgearbeitet werden. Das geschieht nur bei ausreichender Nahrungszufuhr. Dünsten Sie süße Getreide- oder Gemüsegerichte fettfrei: Karotten, Kürbis, Mais, Zucchini, Steckrüben, Fenchel, wenig Kartoffeln, Süßkartoffeln, Zuckerschoten mit viel verdauungsfördernden Gewürzen wie Kümmel, Fenchel-, Selleriesamen, Senf, Asafoetida.

## Sonnenbrand

Was für alle Krankheiten gilt, trifft hier in besonderem Maß zu: Vermeiden Sie Sonnenbrand, beugen Sie vor! Erste Rötungen behandeln Sie selbst. Sie zeigen erhöhtes Pitta an. Hat der Sonnenbrand das Ausmaß einer Verbrennung angenommen, gehören Sie unverzüglich in ärztliche

Behandlung. Informieren Sie sich auch unter dem Stichwort »Brennende Schmerzen«.

**Behandlung**

*Sofortmaßnahme:* Haben Sie sich zu lange in der Sonne aufgehalten, und hat sich die Haut gerötet, helfen als erstes Ghee oder Kokosöl. Beide kühlen die Haut und senken das erhöhte Pitta. Cremen Sie die rote Haut großzügig ein.

*Haut regenerieren:* Den kühlenden Effekt besitzt auch Aloe-vera-Gel, das zudem die Hauterneuerung unterstützt. Zusätzlich nehmen Sie täglich 3 bis 5 EL Aloe-vera-Saft ein, er verbessert die Regenerierung der Haut. Aloe darf innerlich nicht bei Schwangerschaft oder einer Neigung zu starken Blutungen eingenommen werden!

*Vorsicht:* Sie dürfen nur die unverletzte, gerötete Haut eincremen; diese Mittel sind keinesfalls auf aufgeplatzte Hautstellen und offene Blasen zu streichen.

*Kopfschmerz:* Schmerzt der Kopf nach langem Aufenthalt in der Sonne, ist ein Sonnenstich nicht auszuschließen. Erste Maßnahmen sind ruhiges Liegen im Schatten, am besten in einem kühlen Raum und kühlende Gurkenscheiben auf Stirn und Schläfen. Rufen Sie einen Arzt, wenn die Beschwerden nicht am gleichen Tag verschwinden. Trinken Sie viel lauwarmes Wasser.

## Spannungskopfschmerzen

Schulmediziner erklären Spannungskopfschmerzen mit angespannten Schultern und/oder verspanntem Nacken. Hinter diesen Muskelanspannungen steckt häufig eine Bandscheibenblockierung im Bereich der Halswirbelsäule. Der Schmerz zieht in einem klar erkennbaren Strang über den Hinterkopf bis zur Stirn; nicht selten bohrt er sich in eine Augenhöhle. Wer beruflich extrem engagiert ist und regelmäßige Überstunden kennt, erlebt diese Version des Kopfschmerzes häufiger. Suchen Sie dann einen Orthopäden auf.

Die peinigenden Spannungskopfschmerzen hängen nach Meinung der Vaidyas mit erhöhtem Vata und/oder abgelagerten Schlacken zusammen. Vata ist bei Schmerzen immer angestiegen und bewegt sie im Körper. Das erklärt den ziehenden Schmerz.

## Behandlung

*Entspannung:* Wichtig ist vor allem Entspannung. Einen ersten Impuls dazu gibt 1 Tropfen Ghee oder Mandelöl in jedes Nasenloch. Shirodhara, der Ölguß auf die Stirn (Seite 118) entspannt. Er hilft bei Spannungskopfschmerz, darf dagegen bei Migräne nicht durchgeführt werden. Das warme Öl würde in dem Fall Pitta weiter hochtreiben.

*Schmerzpaste:* Die Schmerzen lindert eine warme Ingwerkompresse. Reiben Sie 1 EL frischen Ingwer, verrühren Sie ihn mit 1/2 TL pulverisiertem Zimt und 1 TL Rizinusöl. Die Paste erwärmen Sie im Wasserbad und streichen sie auf Schläfen wie Stirn. Sie wirkt 1 Stunde ein. Achten Sie darauf, daß nichts in die Augen läuft, Ingwer brennt. Die Gewürze erhitzen und verringern Vata.

*Beruhigungspaste:* Akute Beschwerden lindert Sandelholz auf den Schläfen; weißes und rotes Sandelholz beruhigt. Verrühren Sie 1 TL Pulver mit wenig warmem Wasser zu einer breiigen Paste, massieren Sie sie in beide Schläfen ein, lassen Sie sie antrocknen, und waschen Sie sie nach 1 Stunde mit lauwarmem Wasser ab. Das wiederholen Sie zweimal täglich. Ruhen Sie, während die Paste einwirkt.

*Ölmassage:* Massieren Sie bei Spannungskopfschmerz sanft den Kopf mit Sesamöl. Beziehen Sie Nacken und Ohren mit ein; die Ohrmuscheln werden außen und innen sorgfältig eingeölt. Sie können auch Nacken und Schultern allein mit angewärmtem Sesamöl massieren. Anschließend legen Sie ein feuchtwarmes Tuch 1/2 Stunde auf die Partie. Feuchte Wärme hilft, das trockene und kalte Vata abzubauen.

### Ernährungsempfehlungen

Es ist möglich, daß Ama in der Nackenzone abgelagert ist; dann müssen diese Stoffwechselschlacken abgebaut werden. Fasten Sie daher 2 oder 3 Tage mit Mungbohnensuppe (Seite 157) und trinken Sie über den Tag mindestens 2 l heißes Wasser beziehungsweise Ingwerwasser in kleinen Schlucken. Bei häufigem Spannungskopfschmerz ist ein vierzehntägiges Fasten oder eine Pancha-Karma-Kur zu empfehlen.

### Tips für den Lebensstil

Ob Sie in akuten Schmerzphasen meditieren, Yoga-Stellungen zur Entspannung üben oder sich zurückziehen, beruhigende Musik hören oder warm baden, ist Ihnen überlassen. Entspannung aber ist essentiell wichtig! Bei wiederholt auftretenden Spannungskopfschmerzen stärken Sie die

Rückenmuskulatur durch leichten Sport: Rückenschwimmen, Kanufahren, Rudern oder gezielte Gymnastik.

Chronische Spannungskopfschmerzen heilen Sie langfristig mit einer Neustrukturierung des Arbeitsalltags: Planen Sie Pausen ein, arbeiten und sitzen Sie nicht zuviel, sorgen Sie für ausgleichende Bewegung und lösen Sie anstehende psychische Probleme möglichst rasch. Auch sie führen zu Verspannungen!

## Steinbildung

Blasen-, Gallen- oder Nierensteine mit den dazugehörigen Schmerzen zeigen erhöhtes Vata. Das Dosha der Bewegung sammelt die Salzkristalle in Blase, Gallenblase oder Nieren und trägt so zur Steinbildung bei. Schulmedizinisch ist die Ursache aller Steine eine Konzentration von Kalziumsalzen und Säuren im Urin. Sie entsteht etwa bei fettreicher Ernährung, Stoffwechselstörungen, Zell- beziehungsweise Gewebeverkalkung, Harnwegsentzündungen oder Gicht. Der Körper versucht mit Hilfe einer Kolik, den Stein abzustoßen. Das ist äußerst schmerzhaft. Sind Steine vorhanden oder deuten Schmerzen auf Harnsteine, suchen Sie sofort einen Spezialisten auf. Bei einer konservativen Therapie ohne Zertrümmerung oder Operation helfen ayurvedische Hausmittel.

### Begleitende Behandlung

*Reinigen:* Kauen Sie täglich 2 bis 3 TL Berberitzenbeeren. Die getrockneten Beeren enthalten viel Vitamin C und reinigen die Organe von kleineren Steinen oder Gries. Kochen Sie Berberitzenbeeren in Gemüsegerichten, Suppen und Saucen mit.

*Medikament:* Steinauflösend sowie harntreibend wirkt Guggul, die indische Myrrhe, die Sie unter ihrem Hindi-Namen in Tablettenform erhalten. Besprechen Sie die Einnahme nach Packungsvorschrift mit Ihrem Arzt.

*Vorsicht:* Bewegungsmangel, reichlich Nikotin oder Alkohol, Tablettenmißbrauch und säuerliche Speisen, Fleisch, Fisch und Eier begünstigen die Entstehung von Steinen.

## Stillprobleme

Mütter mit zuwenig Milch regen den Milchfluß sich selbst und dem Kind zuliebe auf natürliche Weise an. Dazu eignen sich ayurvedische Heilpflanzen und ausgewählte Gewürze sowie Lebensmittel. Ruhe und regelmäßige Entspannung helfen, um die Milch einschießen zu lassen.

### Behandlung

*Nahrungsergänzung:* Ashvagandha vermehrt die Milch. Nehmen Sie über einen Zeitraum von 2 bis 3 Wochen täglich zweimal 1 TL pulverisiertes Ashvagandha oder 1 Tablette – aber nicht in der warmen Pitta-Zeit.

*Dill:* Den Milchfluß fördert Dillsamen. Zerquetschen Sie 2 EL Dillsamen, kochen Sie sie in 300 ml Wasser so lange, bis 3/4 der Flüssigkeit verdampft ist. Dann seihen Sie ab. Von dieser Abkochung nehmen Sie zwei- bis dreimal täglich 2 TL.

*Nelken:* Stillenden Müttern ist eine Abkochung von Nelken mit 1 Prise Asafoetida zu empfehlen. Sie regt die Milchproduktion an. 6 bis 8 Nelken werden im ganzen mit Asafoetida und 150 ml Wasser so lange gekocht, bis nur noch 1/4 der Menge übrig ist. Sie nehmen dreimal täglich 2 TL.

*Lokalanwendung:* Entzündete Brustwarzen behandeln Sie mit Katechu: Mischen Sie 1/2 TL pulverisiertes Katechu mit 5 TL reiner Vaseline und cremen Sie die Brustwarzen regelmäßig damit ein; ebenso hilft aufgetragenes Rizinusöl, das Sie vor dem nächsten Stillen sorgfältig abwischen.

### Ernährungsempfehlungen

Fenchelsamen fördert den Milchfluß. Würzen Sie die Speisen reichlich. Und essen Sie zweimal wöchentlich Fenchelgemüse; viel Flüssigkeit hilft; trinken sie bis zu 3 l Kräutertee, stilles Mineralwasser oder Ingwerwasser täglich.

Solange die Mutter stillt, verzichtet sie auf alle Vata erhöhenden Speisen, das heißt auf die Geschmacksrichtungen Bitter, Herb und Scharf, kalte Mahlzeiten oder Getränke sowie hektische Aktivitäten. Sie verursachen Blähungen beim Säugling.

## Stoffwechselschlacken – Ama

Bleiben Verdauungsschlacken – und nichts anderes ist Ama – im Körper, fühlt man sich voll, schwer und müde. Der Appetit läßt nach. Auch Übelkeit ist möglich. Latentes Unwohlsein, Erschöpfung und Verdauungsstörungen treten auf. Klare Zeichen für Ama erkennt jeder: Die Zunge zeigt einen weißlichen oder gelblichen Belag, der Urin ist trüb, der Stuhl riecht übel. Ama gilt als schwer, feucht, kalt. Der Begriff wird mit Unverdautes übersetzt. Zu den Folgeerkrankungen bei nicht abgebautem Ama zählt die Übersäuerung.

### Behandlung

*Fasten:* Der Körper ist erfreulicherweise in der Lage, Ama allein abzubauen. Dazu fasten Sie mehrere Tage; bei viel Ama auch länger. In dieser Zeit nehmen Sie nur warme Kräutertees und eventuell mittags eine dünnflüssige Suppe aus Reis und/oder Mungbohnen (Seite 157 f.) zu sich. Wann immer Hungergefühle auftreten, trinken Sie heißes Ingwerwasser. Ingwer fördert wie alle scharfen Gewürze die Verdauung.

*Eingeschränkte vegetarische Kost:* In den folgenden Tagen ernähren Sie sich eingeschränkt vegetarisch; das bedeutet, daß Frühstück und Abendessen ausfallen. Mittags essen Sie eine Portion gedünstetes Gemüse. Verzichten Sie auf gesäuerte Milchprodukte, essen Sie keine Eier oder Getreidegerichte. Sie sind zu schwer verdaulich. Der Magen-Darm-Trakt ist ausreichend damit beschäftigt, das aufgestaute Ama abzuarbeiten. Ihr Körper baut Stoffwechselschlacken in 7 bis 10 Tagen selbst ab, wenn er nicht zusätzlich belastet wird. In den ersten Tagen nach der Ama-Ansammlung ist Kapha erhöht. Dann steigt Pitta an und versucht mit erhöhter Kraft Ama zu beseitigen. Danach setzt ein angenehmes Gefühl der Leichtigkeit ein. Die Doshas sind auf natürlichem Weg ausgeglichen. Äußerlich sichtbar ist das an einer sauberen, rosigen Zunge.

*Scharfes und Bitteres:* Wer den Abbau von Ama anregen will, greift zu bitteren, scharfen und erhitzenden Heilpflanzen. Sie regen die Verdauung an. Knoblauch, jede Pfeffersorte, Chili oder Ingwer sind geeignet. Besonders das ursprünglich aus Äther und Luft entstandene, leichte Bittere wirkt dem schweren Ama entgegen. Bittere Gemüsesorten sind Artischocken, Auberginen, grüne und rote Blattgemüse, Chicorée, Gurken, Lauch, Spargel.

*Gewürzmischung:* Nehmen Sie täglich 1/2 TL Trikatu in warmem Wasser aufgelöst oder im Essen. Die Mischung besteht aus langem und schwarzem Pfeffer mit Ingwer. Sie weckt Agni, die Verdauungskraft, die für den Schlackenabbau erforderlich ist.

*Süße Vitamine:* Trifala reinigt den Organismus. Wer viel und seit langem gelagertes Ama abbauen muß, nimmt täglich 1 TL Trifala beziehungsweise 1 bis 2 Tabletten mit 1 TL Honig. Danach trinken Sie 1 Glas warmes Wasser. Trifala ist extrem Vitamin-C-reich. Sie nehmen Pulver oder Tabletten über mehrere Monate ein.

*Vitamin C:* Berberitzenbeeren sind Vitamin-C-reich und bauen Ama ab. 1 EL täglich reicht. Sie kauen die Beeren roh, köcheln sie in einer Suppe oder Sauce mit, mischen sie morgens ins Müsli oder kochen Marmelade.

*Wärme:* Trockene Hitze baut Ama ab. Gehen Sie bei viel Ama zweimal pro Woche in eine Sauna – aber nicht in ein feuchtes Dampfbad. Aufgüsse sind in der Sauna zu meiden. Alles Feuchte fördert die Schwere von Ama.

*Ingwer:* Wer häufiger mit Ama kämpft, bereitet sich eine Ingwerknabberei zu. Schälen Sie ein größeres Stück Ingwer, schneiden Sie es in dünne Scheibchen, bestreuen Sie sie mit etwas Steinsalz, und träufeln Sie wenig Zitronensaft darüber. Diese Scheiben werden im Sommer an einem geschützten Platz in der Sonne, ansonsten im Backofen bei 50°C getrocknet. Ingwerscheiben sind trocken unbegrenzt haltbar. Sie kauen sie täglich 1/2 Stunde vor dem Essen.

### Ernährungsempfehlungen

Grundsätzlich empfehlen sich bei Ama scharfe Speisen, sie heizen die Verdauung an. Süßes, Saures und Salziges dagegen fördern Ama.

Berücksichtigen Sie bei der Ernährung die Schwere des Ama. Hilfreich ist das Gegenteil: eine leichte, fettfreie und reduzierte Kost.

Ist gleichzeitig mit der Ansammlung von Ama Vata erhöht, würzen Sie mit getrocknetem Ingwer, Fenchelsamen und Dill. Fenchelsamen helfen auch Ama zu verarbeiten, wenn Pitta erhöht ist. Ingwer meiden Sie in diesem Fall besser. Bei erhöhtem Kapha verwenden Sie frischen Ingwer, Kreuzkümmel und schwarzen Pfeffer. Geben Sie die Gewürze an die Speisen, oder kochen Sie Ingwer und Kreuzkümmel zusammen: 4 Zentimeter Ingwer in Scheibchen geschnitten köcheln mit 1 TL Kreuzkümmel 20 Minuten in 1 l Wasser.

Trinken Sie das Wasser immer heiß. Bis zu 1 1/2 l Flüssigkeit pro Tag sind unbedenklich.

### Heißes Wasser leitet Schlacken aus

Eine für jedermann zu Hause durchführbare Ausleitung von Stoffwechselschlacken ist heißes Wasser. Lassen Sie gewöhnliches Leitungswasser oder Mineralwasser ohne Kohlensäure mindestens 10, besser 20 Minuten kochen. Dabei lösen sich die in Gruppen zusammenhängenden Moleküle voneinander und dringen anschließend leichter in das Gewebe ein. Physiker sprechen von einer Clusterbildung einzelner Teilchen – hier der Wassermoleküle. Das Wasser wird ohne diese Molekülcluster leichter verdaulich. Sie selbst merken die Veränderung daran, daß das Wasser sich weicher anfühlt und süßlich schmeckt. Jede halbe Stunde trinken Sie eine kleine Tasse.

Gießen Sie den letzten Zentimeter Wasser im Topf weg; hier sammelt sich Kalk; der Bodensatz sieht weißlich aus und schmeckt unangenehm. Zweckmäßigerweise heben Sie das Wasser in einer Thermoskanne auf. So ist es stets griffbereit.

Das Wassertrinken halten sie kurweise mindestens 2 Wochen durch. Eine gleichzeitige Umstellung der Ernährung auf eine dem Dosha angepaßte vegetarische und fettarme Kost zeigt oft erstaunliche Erfolge. Probieren Sie es – begleitend zur fachärztlichen Behandlung – bei Verstopfung, Hauterkrankungen, Bluthochdruck, nicht Insulin abhängiger Zuckerkrankheit, Schilddrüsenfunktionsstörungen, Gicht, Rheuma, Arthritis, Arthrose und selbstverständlich bei allgemeinem Unwohlsein, latenter Müdigkeit oder Antriebsschwäche.

## Streß

Ein Modewort unserer Zeit ist Streß, und so mancher findet es schick, im Streß zu leben. Schließlich ist man ja wichtig! Jegliche Überforderung – sei sie nun körperlich oder psychisch – versetzt den Körper in Streß. Das beginnt mit der Geburt, für die Gebärende wie für das Neugeborene. Hormonveränderungen in Pubertät und Wechseljahren bedeuten Streß. Jede neue Situationen birgt ebenfalls Streß: Beginn des Kindergartens, Einschulung, Anfang von Studium, Lehrzeit oder Beruf, Stellenwechsel oder Pensionierung. Beginn und Ende von Partnerschaften, Heirat und Scheidung, der Auszug erwachsener Kinder und der Tod Nahestehender sind Belastungen, in deren Folge oft psychische und/oder körperliche Beschwerden auftauchen. Das sind Streßsymptome – Zeichen eines erhöhten Pitta. Nicht umsonst ist der Magen meist das erste betroffene Organ. Hier sitzt Pitta. Bereits die Ayurveda-Ärzte vor unserer Zeitrechnung kannten sich mit dem Phänomen körperlicher und geistiger Überforderung aus. Charaka beschrieb Streßphänomene; er gab Empfehlungen für Behandlung, Ernährung und Lebensstil.

### Behandlung

*Pitta abbauen:* Streßsymptome sind mit erhöhtem Pitta gekoppelt. Daher ist die erste zweckmäßige Reaktion auf Beschwerden Ruhe, eine kühle Umgebung und Vermeidung jeglicher Anstrengung. Alles den Körper weiter Aufheizende meiden Sie! Dazu gehören neben überhitzten Zimmern oder dem Aufenthalt in der prallen Sonne auch der Verzehr von säurehaltigen oder säurebildenden Speisen.

*Kühlen:* Reiben Sie den Kopf und die Arme mit Kokosöl ein, es kühlt. Steigen Sie zweimal wöchentlich in ein lauwarmes Vollbad. Günstig ist ein beruhigender Zusatz aus Melisse, Kamille oder Lavendel.

*Beruhigungstee:* Ein erprobtes Mittel gegen Streß ist das breitkrautige Basilikum. Sie gießen zweimal täglich 2 TL mit 1/4 l Wasser auf.

*Ruhe und Schlaf:* Ayurveda empfiehlt bei Streß, früh – vor 22 Uhr – ins Bett zu gehen. Zuvor ist jegliche Anstrengung zu vermeiden. Sammeln Sie sich, lassen Sie den Tag ruhig ausklingen und meditieren Sie 20 Minuten.

### Ernährungsempfehlungen

Streß bedeutet erhöhtes Pitta; und dieses Dosha erhöhen saure Lebensmittel, Säure erzeugende oder scharfe Speisen. Wer nach einem streßreichen Tag spät eine reichliche Fleisch- oder Wurstmahlzeit, gefolgt von einer Käseplatte mit Gurken und Pickles genießt und mit Wein hinunterspült, belastet seinen Körper unmäßig und läßt Pitta weiter ansteigen.

Das Abendessen sollte vor 19 Uhr stattfinden und fällt leicht aus: eine Gemüsesuppe oder gekochtes Gemüse. Kaltes, vor allem Salat, Käse, Eier, Fisch und Fleisch sind abends zu schwer. Sie bleiben unverdaut im Magen und belasten den Organismus. Trinken Sie warmen Kräutertee, grünen unfermentierten Tee oder ein Glas warme Milch. Alkohol ist bei Streß gefährlich. Er putscht zusätzlich auf.

# Übelkeit

Bauchschmerzen, Brechreiz und allgemeines Unwohlsein sind Symptome, über die Kinder häufig klagen. Unverdaute Stoffwechselschlacken im Magen sind meist der Auslöser. Bei Reiseübelkeit ist Vata beteiligt, das sich auf Reisen verstärkt. Es löst Erbrechen aus. Bei einem Verdacht auf Vergiftung suchen Sie schnellstmöglich einen Arzt auf.

### Behandlung

*Fasten:* Sofortiges Fasten ist bei allen Magenbeschwerden das Beste! Es beseitigt Schlacken aus dem Magen, die sich bei Übelkeit abgelagert haben.

*Tee:* Bei allgemeiner Übelkeit beruhigt Basilikumtee den Magen. Brühen Sie 5 bis 8 frische Basilikumblätter mit 1/4 l heißem Wasser auf, lassen Sie die Blätter 10 Minuten ziehen, und trinken Sie den Tee warm.

*Kreuzkümmel:* Das Gewürz lindert Übelkeit, Magenschmerzen und hilft bei Erbrechen. Kauen Sie die Samen roh, oder kochen Sie sie kurz mit 1 Glas Buttermilch und 1 Prise Steinsalz auf. Sie trinken die Milch lauwarm.

*Wärmflasche:* Feuchte Wärme auf dem Bauch hilft, wenn das kalte, trockene Vata erhöht ist und der Magen kneift. Ideal ist eine Wärmflasche, eventuell in ein feuchtes Handtuch gewickelt.

# Übergewicht

Drastische Diäten und Fasten empfiehlt Ayurveda nicht; sie erhöhen Vata. Radikales Abnehmen kann gesundheitsschädlich sein! Wer nur noch Wasser, Bouillon oder Fruchtsäfte zu sich nimmt, reduziert nicht nur das Gewicht, sondern zugleich Pitta. Damit schwächt er Agni, die Verdauungskraft.

Ist dann die Fastenkur beendet, verdaut der Magen-Darm-Trakt nicht mehr gut. Verdauungsbeschwerden setzen ein, die schnell zu einer Ansammlung von Stoffwechselschlacken und Fettablagerungen führen. Das erklärt, warum so viele nach einer Radikaldiät wieder zunehmen.

Planen Sie eine Gewichtsminderung nie in der kalten Jahreszeit, wenn Vata bereits in der Natur erhöht ist. Geeignete Phasen sind das wärmer werdende Frühjahr, der warme, aber nicht zu heiße Sommer und ein milder, nicht stürmischer Herbst. Andernfalls schießt Vata in die Höhe;

eine erste negative Begleiterscheinung wird sein, daß Sie frieren. Weitere Folgen könnten trockene Haut, Schuppen oder Verstopfung sein.

### Behandlung

*Reduzierte Kost:* Sinnvoll ist eine langsame Abnahme des Übergewichts. Lassen Sie Frühstück und Abendessen ausfallen, und essen Sie nur zur verdauungsstarken Pitta-Zeit am Mittag eine vegetarische, fettfreie Mahlzeit. Sie salzen nicht, sondern würzen verdauungsfördernd: Kümmel, Kreuzkümmel, Schwarzkümmel, Fenchel- oder Selleriesamen, Senf und scharfer Pfeffer oder Chili. Scharfes baut Kapha ab!

*Fastentag:* Sie fasten einen Tag pro Woche und trinken ausschließlich heißes Wasser. Jede halbe Stunde gibt es 1 kleine Tasse. Sie dürfen Ingwerscheibchen im Wasser 20 Minuten köcheln lassen. Sie bauen Kapha ab.

*Medikament:* 2 bis 3 Tabletten indische Myrrhe täglich, unter dem Namen Guggul erhältlich, bauen Fett ab. Sie erhalten Guggul auch in einer Mischung mit dem vitaminreichen Trifala; sie ist besonders wirksam.

*Vitamine:* Nehmen Sie Trifala täglich; es ist eine der wichtigsten ayurvedischen Gewürzmischungen, ein Rasayana. Sie gleicht alle Doshas aus und enthält viel Vitamin C aus den Amla-Früchten. Das Pulver schmeckt sehr säuerlich. Trifala aktiviert den Fettabbau im Körper. Trinken Sie täglich 1 gehäuften TL in 1 Glas Wasser aufgelöst, oder nehmen Sie 1 bis 2 Tabletten.

*Honigwasser:* Lösen Sie täglich 1 TL Honig in warmem Wasser auf. So baut er Fett ab und trocknet das Gewebe aus. Mehr Honig macht dick. Der gesteigerte Kapha-Anteil ist meist auch mit Wasseransammlungen verbunden. Honig gilt als scharf; er ist ein guter Gegenspieler von Kapha.

*Berberitzen:* Kauen Sie täglich 1 EL getrocknete Berberitzenbeeren. Sie helfen Fett zu verbrennen und spenden Vitamin C. Kochen Sie die Beeren auch in Gemüsegerichten und Saucen mit.

### Ernährungsempfehlungen

Warmes Wasser regt vor dem Essen die Verdauung an. Optimal verarbeiten Magen und Darm die Nahrung, wenn sie nicht überlastet sind. Dazu sollte der Magen nach der Mahlzeit maximal zu einem Drittel mit fester Nahrung gefüllt sein. Ein weiteres Drittel darf flüssige Kost beinhalten; der Rest sollte immer leer bleiben.

Scharfes, Bitteres und Herbes gehört auf den Speiseplan. Bevorzugen Sie grüne Gemüsesorten oder Blattsalate, und würzen Sie scharf. Wenig Gerste, Weizen oder Buchweizen sind erlaubt, aber kochen Sie möglichst keinen Reis. Sie süßen mit Honig oder Melasse in kleinen Mengen, auf keinen Fall mit Zucker.

Trinken Sie keine Milch, und essen Sie keinen Joghurt; sie könnten die Srotas blockieren, die jetzt dringend gereinigt werden müssen. Die Versorgung darf nicht blockiert sein, wenn Sie Abnehmen. Verzichten Sie auf Fette, kochen oder dünsten Sie in wenig Gemüsebrühe. Wer seine Ernährung zumindest zeitweise auf vegetarische Kost umstellt, nimmt effektiv und ohne lästige Gedanken an Nährwerte, Kalorien, Joule und so weiter ab.

Trinken Sie nicht mehr als 1 1/2 l täglich; dabei berücksichtigen Sie bitte die Flüssigkeit aus Suppen und Obst. Ein überreichlicher Konsum von Getränken kann zu Wassereinlagerungen und damit zu mehr Gewicht führen.

### Tips für den Lebensstil

Ideal sind ein bißchen Hektik und Aufregung. Nehmen Sie sich jeden Tag etwas vor, gehen Sie spät schlafen, stehen Sie früh auf, bleiben Sie in Bewegung, sitzen Sie wenig, legen Sie sich tagsüber nie hin, und treiben Sie Sport. Sie müssen täglich ins Schwitzen kommen.

Als Vorbeugung vor zukünftigem Übergewicht denken Sie einmal darüber nach, in welchen Situationen Sie vermehrt essen. Gleichen Sie unbewußt Defizite aus? Kommen Sie diesen Lebenslagen bewußt zuvor; so vermeiden Sie überflüssige Happen ebenso wie Pfunde.

## Übersäuerung

Übersäuerung entsteht durch säurehaltige Nahrung, freigesetzte Säuren aus dem Stoffwechsel und den fehlenden basischen Ausgleich. Der Körper lagert Säuren im Blut und Gewebe zunächst zwischen, wenn er sie nicht sofort verarbeitet beziehungsweise ausscheidet. Kommen immer neue Säuren hinzu, ist der Organismus überfordert. Die Folge: Aus dem Zwischenlager Gewebe wird ein Endlager für die Säuren. Der Körper ist dauerhaft belastet. Folgeerkrankungen entstehen. Erste Zeichen einer Übersäuerung sind Müdigkeit und Lustlosigkeit, Konzentrationsstörungen, Sodbrennen und Unverträglichkeiten sowie Verdauungsstörungen. Die gelagerten Säuren im Blut und im Gewebe zählen ayurvedische Ärzte zu Ama, den Stoffwechselschlacken. Bauen Sie Ama erfolgreich ab, und scheiden Sie es aus, findet der Körper wieder in einen ausgeglichenen Säure-Basen-Haushalt zurück. Eine Übersäuerung verweist auf erhöhtes Pitta: Dieses Dosha aktiviert die Verdauungskraft im Magen, Agni beziehungsweise die Magensäure.

Sie überprüfen den Säurestand mit Lackmuspapier (aus der Apotheke) an einer Urinprobe. Lassen Sie anschließend bei Verdacht auf Übersäuerung vom Internisten einen Bluttest machen.

### Behandlung

*Medikament:* Natriumhydrogencarbonat, kurz Natron genannt, bindet Säure im Körper. Es ist ein gutes Mittel bei Sodbrennen, erhöhter Magensäure und Magenverstimmung nach schweren Fleischgerichten oder Alkoholkonsum. Ein- bis dreimal täglich trinken Sie 1 TL in Wasser gelöst.

*Gewürzmischung:* Nehmen Sie bei Übersäuerung zweimal 1/2 TL Gula Kanda (Seite 140) täglich, bis Sie beschwerdefrei sind. Das süße Rosenblättergelee senkt Pitta.

*Süßholz:* Trinken Sie täglich Tee aus 1/2 TL pulverisiertem Süßholz, das Sie mit 1/4 l kochendem Wasser überbrühen. Süßholztee trinken Sie bitte nicht länger als 1 Woche, er erhöht den Blutdruck. Gleichzeitig salzen Sie nicht.

*Kühle Massagen:* Reiben Sie den Bauch sanft mit kühlem Öl ein, solange die Übersäuerung anhält. Geeignet ist Kokosöl oder flüssiges, aber kaltes Ghee. Beide Fette kühlen und reduzieren Pitta. Der beste Zeitpunkt ist mittags oder vor dem Schlafengehen die Pitta-Zeit.

*Entschlacken:* Planen Sie bei Übersäuerung möglichst schnell eine mindestens dreiwöchige Pancha-Karma-Kur. Mit Hilfe der Ölmassagen, Schwitzbehandlungen und Einläufe bauen Sie die gelagerten Säuren ab und schwemmen sie aus. Fasten zu Hause mit täglich 3 l heißem Wasser und zweimal wöchentlichen Besuchen in der nicht zu heißen Bio-Sauna (50°C, 50 Prozent Luftfeuchtigkeit) sowie schweißtreibende Bewegung an kühler Luft lautet die Alternative.

### Ernährungsempfehlungen

Basische, vegetarische Kost baut Säuren ab. Kochen Sie Karotten, Zucchini, Kürbis, Mais, Knollensellerie, Steckrüben, Süßkartoffeln und wenig Kartoffeln getrennt oder gemischt, aber meiden Sie die säuerlichen Tomaten! Essen Sie leichte Gemüsesuppen mit wenig Ghee sowie verdauungsfördernden Gewürzen: Kümmel, Fenchel-, Selleriesamen, Senfkörner. Verwenden Sie keine scharfen, erhitzenden Gewürze. Würzen Sie bei Übersäuerung nie mit Knoblauch; er erhöht Pitta. Abends reicht wenig gekochtes Gemüse. Trinken Sie zwei- bis dreimal wöchentlich abends 2 Stunden vor dem Schlafengehen noch 1 Glas frische Rohmilch (Reformhaus, Bio-Laden). Fleisch, alle Innereien, Wurstwaren, Fisch und Eier sind verboten. Streichen Sie bei Übersäuerung alle säuerlichen Milchprodukte inklusive Käse, saures Obst und Zitrusfrüchte von der Einkaufsliste. Säurearmes Obst sind Bananen, süße Beeren und Äpfel oder Birnen. Rohkost, Sprossen und Salate liegen bis zur endgültigen Verdauung lange im Magen und belasten deshalb zu stark.

## Untergewicht

Ein Blick auf die Straße verrät sofort, daß Untergewicht nicht zu den vorrangigen Problemen westlicher Nationen zählt. Wer an Untergewicht leidet, ist von Vata geprägt. Steigt es zu lange, folgt die Gewichtsabnahme. Eine extreme Form lautet Magersucht. Bei Streß Hektik oder innerer Unruhe und Sorgen nehmen manche beständig ab, ohne es zu wollen. Energieverlust ist die Folge.

### Behandlung

*Nahrungsergänzung:* Die Winterkirsche (Withania somnifera) baut Gewebe auf. Sie erhalten die Pflanze pulverisiert unter dem Namen Ashvagandha im Asien-Versand. Nehmen Sie zwei- bis dreimal täglich 1 TL Pulver vermischt mit 1 TL Honig oder 1 Tablette.

*Manna:* Das schon in der Bibel gepriesene Stärkungsmittel der Natur ist ebenfalls gewebeaufbauend. Essen Sie zweimal täglich 1/2 TL pulverisiertes Manna. Oder trinken Sie Mannasaft.

*Süß stärken:* Datteln und Mandeln erhöhen das Gewicht. Essen Sie über einen längeren Zeitraum täglich von beiden 3 bis 5 Stück.

*Galgant:* Das Gewürz regt frisch gerieben den Appetit an, Sie geben täglich bis zu 1/2 TL der geriebenen Wurzel ans Essen oder kochen einen Tee: 2 Zentimeter Galgant in Scheiben geschnitten 20 Minuten in 1/2 l Wasser kochen.

### Ernährungsempfehlungen

Die Eigenschaften Schwer und Ölig nähren; sie fördern eine Gewichtszunahme. Auch Festes oder Grobes erhöht die Körpermasse und Kapha. Essen Sie reichlich Getreidegerichte, Reis und Hülsenfrüchte. Die frische Feige baut Fett und Gewebe auf.

Würzen Sie süß mit Kardamom, Mohn, Muskat, Safran, Sesam, Wacholder, Zimt oder Minze, Borretsch. Die Gewürze braten Sie in Ghee oder Öl an. Kochen Sie mit Mandel-, Nuß- oder Sesamöl.

Essen Sie nichts Bitteres; es verstärkt die Abmagerung und führt zu einer Verringerung der Dhatus, der aufbauenden Gewebe und Zellen.

## Verdauungsbeschwerden

Die Verdauung wird vegetativ gesteuert, das heißt, sie unterliegt nicht dem Willen und ist auch nicht bewußt zu beeinflussen. Die beteiligten Organe sind Magen, Darm, Leber und Gallenblase. Streß wirkt sich negativ auf alle Verdauungsorgane und ihre Tätigkeit aus; Ruhe fördert ihre Funktionen. An Verdauung und Aufnahme der zerlegten Nahrung sind zwei Doshas beteiligt: Pitta spaltet in Magen und Dünndarm die Speisen auf, Vata sorgt im Dickdarm für die Weiterleitung der Bestandteile in den Körper beziehungsweise die Ausscheidung der Reststoffe. Immer reicht bei Verdauungsbeschwerden Agni, das Verdauungsfeuer im Magen und Darm, nicht aus, um vollständig zu verdauen. Es bleiben unverdaute Teile übrig, die als Ama – Stoffwechselschlacken – den Organismus belasten.

Informieren Sie sich auch unter den Stichworten »Blähungen«, »Durchfall«, »Verstopfung«.

### Behandlung

*Gewürzdrink:* Bei allgemeinen Verdauungsproblemen kommt leicht ein Völlegefühl nach dem Essen auf. Die Nahrung liegt zu lange im Magen; die Verdauung muß aktiviert werden. Hier helfen Heilpflanzen: Je 1/4 TL frisch geriebener Muskat, langer oder schwarzer Pfeffer und getrockneter Ingwer lösen sie in 1 Glas heißem Wasser auf. Der Drink wirkt am besten in kleinen Schlucken während des Essens.

*Joghurtdrink:* Zwischen den Mahlzeiten oder nach einem schweren Essen hilft ein Joghurtdrink aus 1 Teil Joghurt, 2 Teilen Wasser und 2 Prisen getrocknetem Ingwerpulver oder pulverisiertem Kreuzkümmel. Verrühren Sie das Gewürz im dünnflüssigen Joghurt mit einem Schneebesen.

*Kreuzkümmel:* Die Samen regen die Produktion der Verdauungssäfte an. Sie geben Kreuzkümmel regelmäßig an die Speisen oder brühen Tee aus 1 TL ganzer Samen mit 1/4 l kochendem Wasser auf.

*Gewürzmischung:* 1 TL Hingvastaka Churna (Seite 139) schlucken Sie bei zu befürchtenden Verdauungsbeschwerden unmittelbar vor dem Essen. Die Mischung baut Vata ab; das beugt Blähungen, aufgetriebenem Bauch oder Völlegefühl vor.

*Verdauungstee:* Kinder stärken ihre Verdauungsorgane mit Tee aus Hemidesmuswurzeln. Überbrühen Sie 1 EL kleingeschnittene Wurzeln mit 1/4 l kochendem Wasser, lassen Sie den Tee 10 Minuten ziehen, und bieten Sie ihn mit Milch und braunem Rohrzucker an. Hemidesmus schmeckt süß und einen Hauch bitter; zusammen mit süßer Milch senken die Wurzeln alle drei Doshas und kühlen. Hemidesmus heilt nervöse Magen-Darm-Störungen und reguliert die Verdauungskraft. Die Wurzeln helfen auch bei Durchfall.

*Essen und ruhen:* Legen Sie sich nach der Hauptmahlzeit mittags 10 bis 20 Minuten hin – ohne zu schlafen! Das Ruhen fördert die einsetzende Verdauung.

### Ernährungsempfehlungen

Verdauungsbeschwerden sind wesentlich leichter zu vermeiden als zu kurieren. Richten Sie sich daher nach den ayurvedischen Ernährungsempfehlungen, dann zwicken Magen und Darm in Zukunft nicht mehr:

■ Nehmen Sie nur frisch zubereitete, heiße Speisen zu sich. Essen und trinken Sie nichts Kaltes. Besonders ungünstig ist Salat beziehungsweise Rohkost am Abend. Verzichten Sie auf Gebratenes oder Fritiertes und Fettes.

■ Würzen Sie sparsam, vor allem nicht scharf. Verwenden Sie wenig Meer- oder Steinsalz; es erhöht Pitta und Kapha, regt aber die Produktion der Verdauungssäfte an. Entscheidend ist die kleine Prise. Essen

Sie bei akuten Verdauungsbeschwerden rohe Knoblauchzehen; sie erhitzen und fachen die Verdauungskraft an. *Vorsicht:* Knoblauch erhöht Pitta.

■ Essen Sie nur, wenn der Magen leer ist, also mindestens 3 Stunden nach der letzten leichten Mahlzeit, 5 Stunden nach einer schwereren. Füllen Sie den Magen maximal zu zwei Drittel mit Speisen und Getränken; ein Drittel sollte selbst am Ende der Hauptmahlzeit noch leer sein. Nach einem solchen Mahl füllen Sie sich gesättigt, aber nicht unangenehm voll.

■ Genießen Sie Ihre Mahlzeiten in angenehmer Umgebung mit lieben Menschen. Setzen Sie sich nie mit Ärger oder Wut im Bauch zu Tisch. Laden Sie »Geschäftsfreunde« nicht zum Busineß-Lunch; problembeladene Gespräche blockieren eine gesunde Verdauung.

■ Nehmen Sie abends nur noch leicht verdauliche, vegetarische Kost zu sich: warme Gemüsesuppen, wenig gekochtes Gemüse. Auf Fleisch, Fett, Wurst oder Schinken, Fisch, Eier und Milchprodukte – ganz besonders Käse – verzichten Sie abends. Nach 19 Uhr ist die Küchentür endgültig geschlossen!

■ Trinken Sie vor einer Hauptmahlzeit immer einen ayurvedischen Aperitif (Seite 137 f.), er regt die Verdauung an. Zum warmen Essen sind kalte Getränke verboten; sie unterbrechen den Verdauungsprozeß. Nehmen Sie während der Mahlzeiten nur lauwarme bis warme Getränke zu sich, oder trinken Sie erst danach warmen Kräutertee. Auch heißes Wasser nach dem Essen kurbelt die Verdauung an. Es ist gesünder als der weitverbreitete Kaffee nach einem Essen. Die Verdauung wird nicht vom Koffein beeinflußt. Man fühlt sich nur durch die heiße Flüssigkeit leichter. Die schwere Nahrung ist verdünnt. Zwischen den Mahlzeiten trinken Sie Ingwerwasser, am besten warm bis lauwarm. Es aktiviert die Verdauungssäfte und regt die Galle an. Das fördert zusätzlich die Verdauung.

## Blockierte Versorgungsbahnen – Srotas

Der menschliche Körper ist mit verschiedenen Versorgungsbahnen durchzogen, die die Vaidyas Srotas nennen: Blut- und Lymphsystem, Nervensystem sowie Verdauungstrakt sind die wichtigsten. In ihnen kann angestautes Kapha oder Ama Blockaden verursachen. Dann sind zum Beispiel Arterien oder Venen, Nervenstränge oder die Verdauung behindert. Der Körper funktioniert nicht mehr optimal, die Versorgung einzelner Organe oder Bereiche ist eingeschränkt. Ein Beispiel sind abgelagerte Kalziumsalze in Arterien oder Venen.

Bei einem Blutstau oder plötzlichen Nervenschmerzen wenden Sie sich schnellstmöglich an einen Facharzt. Leichtere, lokal eingeschränkte Beschwerden beheben Sie mit ayurvedischen Methoden. Sie reinigen die blockierten Srotas.

### Begleitende Behandlung

*Medikament:* Weihrauch besitzt eine »abkratzende« Eigenschaft, wie Vaidyas sagen. Damit reinigt er blockierte Srotas. Das Harz erhalten Sie pulverisiert: 2 Tabletten H 15 zu jeweils 400 mg Trockenextrakt Weihrauch schlucken Sie täglich.

*Rizinusöl:* Die Srotas öffnet 1 TL Rizinusöl oral am Abend. In dieser geringen Menge führt Rizinus nicht ab. Sie nehmen das Öl unbedenklich über 1 bis 3 Wochen alle 2 Tage. Es schmeckt besser in Ingwertee. Dazu kochen Sie 3 bis 5 Scheibchen frischen Ingwer mit 1/4 l Wasser 10 Minuten.

*Asafoetida:* Das Gewürz öffnet verstopfte Versorgungsbahnen; es erhitzt und besitzt dank seiner spitzen Eigenschaft ebenfalls die Fähigkeit, Ablagerungen in den Srotas »abzukratzen«. 1 Messerspitze täglich im Essen hilft. Nehmen Sie Asafoetida nicht länger als 3 bis 4 Wochen, da er Pitta erhöht und im Hals oder in der Harnröhre brennen könnte. Die geringe Menge ist unschädlich.

### Ernährungsempfehlungen

Für die Ernährung gilt: Joghurt blockiert. Aber wie so oft in der ayurvedischen Ernährungslehre setzen Sie ein Nahrungsmittel mit ausbalancierenden Gewürzen als Heilmittel ein. Verrühren Sie 1 Teil Joghurt mit 5 Teilen Wasser, würzen Sie mit 1/2 TL gemahlenem Kreuzkümmel, 1/4 TL Ingwerpulver und 1 Prise Steinsalz. Dieser Drink löst Blockaden und öffnet die Srotas. Besonders gut wirkt er im heißen Sommer, da Joghurt kühlt.

# Verstopfung

Was auch immer eine Verstopfung ausgelöst hat, sie deutet auf zu hohes Vata. Dieses Dosha steht für Trockenheit und Festigkeit – Merkmale der Verstopfung. Ayurvedische Ärzte haben die Erfahrung gemacht, daß Verstopfung und eine dadurch bedingte Ansammlung von Ausscheidungsprodukten im Darm zu Krankheitsanfälligkeit führen. Langanhaltende Verstopfung fördert einen aufgeblähten Bauch, Völlegefühl, eventuell sogar Lethargie und Apathie. Ziel ist der tägliche Stuhlgang morgens direkt nach dem Aufstehen. Dabei helfen 1 bis 3 Gläser Wasser in Zimmertemperatur direkt nach dem Wachwerden noch im Bett getrunken.

### Behandlung

*Abführen:* Ein natürliches Abführmittel ist Aloe vera. 2 EL Saft genügen meist. Vorsicht: Während einer Schwangerschaft oder bei der Neigung zu starken Blutungen dürfen Frauen Aloe nicht einnehmen. Wer bei längerer Verstopfung abführt, findet auch in Rizinusöl einen Helfer. Nehmen Sie 10 bis 20 ml oral ein. Kauen Sie danach ein kleines Stückchen frischen Ingwer; es vertreibt den unangenehmen Geschmack. Sie können das Öl auch in Ingwerwasser trinken.

*Zitronenwasser:* Trinken Sie pro Stunde 1 Glas heißes Wasser, das mindestens 10 Minuten sprudelnd gekocht hat, mit wenig Zitronensaft. Zitrone führt mild ab. Bei erhöhtem Kapha kochen Sie das Wasser mit Ingwerscheibchen: 1 bis 2 Zentimeter Ingwer auf 1/2 l Wasser.

*Buttermilch:* Schlagen Sie frische Buttermilch schaumig, und rühren Sie wenig Ingwer sowie 1 Messerspitze zerstoßenen Kümmel unter. Trinken Sie den Milchdrink mittags zur Pitta-Zeit, wenn die Verdauungskraft am stärksten ist. Das garantiert eine rasche Wirkung. Bei länger andauernder Verstopfung nehmen Sie den Drink täglich, bis die Verdauung wieder funktioniert.

*Flohsamenhülsen:* Dieses natürliche Produkt quillt im Darm auf und wirkt bei Verstopfung stärker als der bei uns beliebte Leinsamen. Wie bei diesen Körnern trinken Sie bitte auch bei Flohsamen viel.

### Ernährungsempfehlungen

Sie beseitigen Verstopfung dauerhaft mit einer Ernährungsumstellung und einer Gewöhnung an regelmäßige Bewegung. Medikamente sind nicht notwendig.

Eine Sofortmaßnahme ist die Umstellung auf vegetarische Kost: gekochtes Gemüse, besonders grüne Blattgemüse, keine stärkehaltigen Kartoffeln, aber viel Milch und Fruchtsäfte. Fett meiden Sie in dieser Phase ganz. Ein leckeres Rezept gegen hartnäckige Verstopfung sind reife Papayas; wenn Sie allerdings nur roh gepflückte und im Schiffscontainer nachgereifte Früchte bekommen, vergessen Sie diesen Tip wieder. Täglich trinken Sie 2 bis 3 l Flüssigkeit: heißes Wasser, Ingwerwasser, Kräuter- oder Früchtetees, zimmerwarmes, stilles Mineralwasser. Aber trinken Sie während der Mahlzeiten nichts. Anschließend fördert 1 Tasse heißes Wasser die Verdauung.

Nach 2 bis 3 Wochen erweitern Sie den Speiseplan mit Getreidesorten und ungeschältem Reis. Wenig Ghee oder pflanzliche Öle mit mehrfach ungesättigten Fettsäuren sind dann wieder erlaubt. Essen Sie langfristig kleine Portionen weißes Fleisch, aber keine Wurst, etwas mageren Fisch und maximal einmal wöchentlich Eier. Bereiten Sie alle Speisen eher flüssig zu, und bevorzugen Sie wasserhaltige Gemüsesorten: Auberginen, Tomaten, Gurken, Okras, Spargel.

## Völlegefühl

Liegt zuviel Kapha beziehungsweise Ama im Magen, fühlen Sie sich rasch unnatürlich voll. Auch ein momentaner Widerwillen vor jeglicher Nahrung gehört dazu. Ursache ist unverträgliche, durch Überforderung oder Krankheit nicht verdaute Nahrung oder schlicht eine zu große, zu fette, zu süße Mahlzeit. Erhitzende und Kapha abbauende Heilpflanzen helfen dagegen: Knoblauch, Koriander, Thymiansamen, Ingwer und Granatäpfelsamen, schwarzer Pfeffer, Cayenne oder Chili. Kommt Sodbrennen auf, informieren Sie sich bitte auch unter diesem Stichwort.

### Behandlung

*Gewürzmischung:* Mischen Sie 3 TL ganze Korianderkörner mit der gleichen Menge Fenchel- und Kümmelsamen, rösten Sie die Gewürze trocken in einer Pfanne an, und zerkleinern Sie sie im Mörser. Bewahren

Sie die Mischung in einem dunklen Glas auf. Nehmen Sie vorbeugend nach dem Essen oder bei einsetzendem Völlegefühl 2 Messerspitzen, die Sie möglichst lange im Mund behalten.

## Wechseljahrsbeschwerden

Ab Mitte Vierzig nimmt die Hormonproduktion der Eierstöcke ab; sichtbares Zeichen sind die unregelmäßigen Menstruationen. Setzen sie endgültig aus, spricht man von der Menopause. Eine Schwangerschaft ist jetzt nicht mehr möglich. Auch Männer erleben die Wechseljahre. Wohl bleiben sie zu einem gewissen Grad zeugungsfähig, doch ihr Hormonhaushalt verschiebt sich. Hitzewellen, depressive Stimmungen, Unruhe oder psychische Schwankungen lernen sie wie Frauen kennen.

Die klassischen Beschwerden verursachen Vata oder Pitta; beide Doshas prallen in diesen Jahren aufeinander. Das Vata des Alters drängt das Pitta der Lebensmitte zurück. Kurzfristig schwankt der Dosha-Haushalt gewaltig. Diese Jahre sind mit der Pubertät zu vergleichen.

Wer sein Leben lang zu erhöhtem Pitta neigte, wird die Wechseljahrsbeschwerden heftig erleben. Auch bei einer Tendenz zu hohem Vata leiden viele unter den hormonellen Veränderungen. Typisch ist dann die fehlende Kraft; sie meinen, dem Leben stets hinterherzulaufen. Wer dagegen immer einen erhöhten Kapha-Anteil besaß, kann sich freuen: Ihm schaden die Wechseljahre kaum.

Die Hormonbehandlungen der Schulmediziner unterdrücken die natürlichen Vorgänge während der Wechseljahre und sind aus naturheilkundlicher Sicht abzulehnen. Vaidyas behandeln hier naturheilkundlich nach den Symptomen. Informieren Sie sich gegebenenfalls auch bei anderen Stichworten.

■ Wer zu hohem Vata neigt, merkt die Wechseljahre an Stimmungsschwankungen, innerer Unruhe, Nervosität, übertriebener Besorgnis. Ein leichter Schlaf oder sogar Schlaflosigkeit stellen sich ein. Haut wie Schleimhäute werden trocken – dadurch treten zum Beispiel Schmerzen beim Geschlechtsverkehr sowie Schluckbeschwerden auf. Verstopfung oder ein Reizdarm plagen. Die Gelenke versteifen, Arthritis mit ihren lästigen Schmerzen kann einsetzen, und der Knochenabbau beginnt. Manchmal führt er bis zur gefürchteten Osteoporose. Denn in den Knochen sitzt Vata, genauer gesagt in den Hohlräumen. Weitet es sich aus, beginnt Knochenschwund.

■ Wer zeit seines Lebens von Pitta geprägt war, erleidet in den Wechseljahren verstärkt die berühmten Hitzewallungen, ist häufig gereizt und merkt die Hormonschwankungen an zu starken oder zu schwachen Blutungen. Hauterkrankungen, Störungen im Stoffwechsel und eine nachlassende Freude am Sex sind typisch.

■ Bei erhöhtem Kapha kommt es in der Umbruchsphase zu einer Gewichtszunahme und erhöhten Fettwerten im Blut; auch Lymphstauungen und Ödeme nehmen zu. Häufig treten depressive Gemütsschwankungen auf.

### Behandlung bei erhöhtem Vata

*Nervosität:* Bei innerer Unruhe und Nervosität helfen Einläufe; sie sind auf die Konstitution der Patientin abzustimmen. Konsultieren Sie einen Arzt. Eine mögliche Behandlung wäre ein Einlauf mit 20 bis 30 ml Sesam- oder Rizinusöl, das Sie vorsichtig mit einem Irrigator einführen. Die ideale Zeit dazu ist 1 Stunde nach dem Abendessen. Dieser Einlauf reduziert Vata im Dickdarm und führt nicht ab.

*Knochenschwund:* Osteoporose beugen Sie mit 2 bis 3 EL Mohn täglich vor; er stärkt die Knochen. Verrühren Sie Mohnsamen mit Honig zu einer Paste, oder trinken Sie ihn mit Milch. Essen Sie jetzt verstärkt Milchprodukte. Sie bilden ein ideales Frühstück, da sie bis mittags leichter verdaulich sind als abends.

*Vata abbauen:* Bei erhöhtem Vata in den Wechseljahren helfen Sesamölmassagen. Sie reiben angewärmtes Öl selbst vom Kopf bis zu den Füßen sanft ein.

### Behandlung bei erhöhtem Pitta

*Schwitzen:* Bauen Sie als erstes Pitta ab; ein erhöhtes Pitta verursacht vermehrtes Schwitzen. Essen Sie also Pitta reduzierende Speisen (Seite 93 f.), und sorgen Sie für Ruhe. Hektik und Streß bringen die Schweißbäche nur schneller zum Fließen. Tee aus Salbei und Hopfen lindert das lästige Schwitzen. Brühen Sie 1 EL der Blüten- und Blattmischung mit 1/4 l Wasser auf, lassen Sie den Tee 10 Minuten ziehen, und trinken Sie ihn lauwarm.

*Agni vermindern:* Reduzieren Sie Agni, das Verdauungsfeuer. Es ist zwar lebensnotwendig für den Stoffwechsel, doch es heizt auf. Dazu machen

Sie eine gezielte Leberkur, die diesem Organ hilft, Gifte und schädliche Stoffwechselprodukte leichter zu verarbeiten. Essen Sie viel Obst und Gemüse mit reichlich Vitaminen. Trinken sie jeden Monat 1 Woche täglich 2 Tassen Süßholztee: 2 TL geschältes Süßholz mit 1/4 l kochendem Wasser überbrühen, 10 Minuten ziehen lassen und abseihen. Süßholztee trinken Sie nicht länger als 1 Woche, da er den Blutdruck erhöht. Gleichzeitig salzen Sie nicht. Auch können Sie ganze Kardamomkapseln zwischendurch immer wieder lutschen. Sie bauen alle Doshas gleichmäßig ab; das ist in Umbruchsphasen günstig.

*Säurehaushalt prüfen:* Lassen Sie beim Internisten überprüfen, ob eine Übersäuerung vorliegt. Sie kann sich hinter der Pitta-Erhöhung verbergen. Wer täglich Salate, Rohkost, Fleisch, Fisch oder häufig Eier ißt, muß mit einem unausgeglichenen Säuren-Basen-Haushalt rechnen. Dann helfen basische Kartoffelscheiben, die Sie roh kauen. Auch frisch gepreßter Kartoffelsaft ist ein Hausrezept, um Säuren abzubauen. Generell gilt für die Ernährung: Gemüsesuppen, am besten Karotten, Kartoffeln, Kürbis und Zucchini oder Steckrüben mit Kümmel oder Kreuzkümmel.

### Behandlung bei erhöhtem Kapha

*Depressionen:* Bei negativen Stimmungen haben sich Vitamin B6 und Johanniskraut bewährt. Das Kraut erhalten Sie als Saft oder getrocknet; brühen Sie täglich Tee auf. Vitamin B6 steckt in Kartoffeln und Getreidekeimlingen, die Sie am besten selbst ziehen. Bitte beachten Sie, daß Vitamine der B-Gruppe wasserlöslich sind und daß Gemüse nicht lange gewässert werden sollte. Kochen Sie im Wasserdampf.

### Ernährungsempfehlungen

Sie brauchen reichlich pflanzliches Eiweiß, Magnesium, Kalzium und Vitamine. Pflanzliches Eiweiß erhalten Sie mit Hülsenfrüchten. Kochen Sie gelbe Mungbohnen oder rote Linsen; sie sind leichter verdaulich als braune.

Magnesium steckt in Mandeln. Weichen Sie zweimal wöchentlich 4 bis 6 Mandeln über Nacht in Wasser ein, schälen Sie sie morgens, und verzehren Sie sie zum Frühstück. Gut schmecken auch pürierte Mandeln in Milch. Ein weiterer Magnesiumlieferant ist Getreide. Kalzium erhalten Sie mit Milch und Milchprodukten.

Rasayanas helfen, die Gefahren der Wechseljahre besser zu überwinden. Greifen Sie täglich zu reifem, süßem Obst wie Äpfeln, Aprikosen, Datteln

oder Mangos und Kokosnüssen oder Cashew-Nüssen. Essen Sie pro Tag 6 bis 8 Nüsse – am besten mittags, denn sie sind schwer verdaulich. Cashew-Nüsse enthalten Pantothensäure, die den Stoffwechsel anregt und gegen Osteoporose hilft. In Kokosnüssen steckt viel Kalzium; sie beugen Knochenabbau vor. Vorsicht bei allen Importen aus Asien, Afrika und Lateinamerika: Sie enthalten teilweise Pestizidrückstände. Getrocknete, ungeschwefelte Aprikosen, die Sie in Milch einweichen und langsam gründlich kauen, gelten als natürliches Rasayana.
Ein monatlicher Fastentag ist während der Wechseljahre angebracht; bei erhöhtem Kapha sogar wöchentlich. Der ideale Termin liegt für Frauen in der Woche ihrer früheren Menstruation.

### Tips für den Lebensstil
Einmal pro Monat führen Sie unabhängig vom Dosha eine körperliche Reinigung durch: Eine Schwitzkur (Svedana) oder eine Ölbehandlung (Abhyanga) bietet sich an. Das geschieht zu Hause in Form eines Saunabeziehungsweise Dampfbadbesuchs und einer Öleinreibung.
Nehmen Sie sich Zeit für sich selbst. Meditieren Sie, versuchen Sie leichte Yoga-Übungen, lassen Sie sich massieren, und massieren Sie sich selbst regelmäßig.
In diesen Jahren ist es wichtig, das Loslassen zu lernen. Ein weiterer Lebensabschnitt beginnt, und Sie müssen sich auf etwas Neues einstellen. Da hilft es, ohne Zwang und Kontrolle eine Weile in den Tag hinein zu leben.
Bauen Sie das Gefühl auf, zu dürfen, was Sie immer wollten und nie realisierten. Sie haben das Recht auf Erholung und regelmäßige Pausen. Lassen Sie sich bewußt auf die Wechseljahre ein. Sie werden in dieser Zeit viel Interessantes über sich selbst erfahren.

## Wunden und Verletzungen

Bei allen Wunden muß sich neues Gewebe bilden; bestimmte Heilpflanzen fördern dieses Prozeß. Die hier aufgelisteten Rezepturen eignen sich nur für geschlossene Wunden wie Schwellungen, Prellungen, Bluterguß. Große, offene und blutende Wunden behandeln Sie nicht allein; rufen Sie den Notarzt! Auf blutende Wunden dürfen Sie nichts reiben oder streuen.

*Gelbwurz:* Das Pulver wirkt antiseptisch und heilend. Sie reiben es auf alle geschlossenen Wunden. Wenn Sie Gelbwurz mit Ghee vermischen, verdoppeln Sie die Wirkung. Ghee fördert ebenfalls die Heilung.

*Gewürzpaste:* Liegt eine Schwellung vor, mischen Sie 1 TL Gelbwurz mit 1 Prise Steinsalz, rühren das Pulver mit wenig Wasser glatt und streichen es auf die Haut. Die Schwellung bildet sich rascher zurück, und die Schmerzen klingen ab. Die Paste bleibt mehrere Stunden aufgestrichen und wird mit lauwarmem Wasser abgewaschen.

*Süßholzpaste:* Braten Sie 2 EL Süßholzpulver in 1 TL Ghee an, lassen Sie die Paste abkühlen, und streichen Sie sie auf die geschlossene Wunde. Sie erneuern die Paste zweimal täglich. Pulverisiertes Süßholz oral eingenommen unterstützt die Wundheilung. 1/2 TL wird täglich eingenommen. Süßholz nehmen sie nicht länger als 1 Woche ein, es erhöht den Blutdruck. Gleichzeitig salzen Sie das Essen nicht.

*Zwiebelpackung:* Zerhackte Zwiebeln mit Senföl lindern die Schmerzen bei geschlossenen Wunden, Blutergüssen oder Schwellungen. Zerkleinern Sie eine mittelgroße Zwiebel im Elektrohacker, rühren Sie 1 EL Senföl unter und bestreichen Sie großflächig die schmerzende Stelle. Am einfachsten befestigen Sie die Zwiebelpackung mit einem Stück Folie, dann wird die Kleidung nicht beschmutzt. Sie wiederholen sie mehrfach täglich.

*Aloe vera:* Geschlossene Wunden oder sonnenverbrannte Haut heilt besser, wenn Sie sie täglich dünn mit Aloe-vera-Gel eincremen. Dazu schlitzen Sie ein 10 Zentimeter langes Stück Aloe vera auf, lösen die gallertartige Masse und streichen sie auf die Haut. Oder Sie verwenden fertig zu kaufendes Gel.

## Würmer

Eine Infizierung mit Madenwürmern kommt bei Kindern leicht vor. Lästig ist der Juckreiz am After. Wird gekratzt, gelangen die Madeneier unter die Fingernägel, werden dort unbemerkt abgeleckt, und schon hat sich der oder die Betreffende erneut infiziert. Der Arzt muß die Wurmeier identifizieren. Die allopathische Parasitenbehandlung unterstützen Sie mit ayurvedischen Hausmitteln. Der Juckreiz bedeutet zuviel Kapha.

### Begleitende Behandlung

*Sofortmaßnahme:* Fasten Sie 1 Tag, und führen Sie gleichzeitig ab. So entziehen Sie den Parasiten im Darm den Nährboden.

*Wermuttee:* Eine Wurmkur begleitet ein täglicher Wermuttee. Brühen Sie 1 bis 2 g echte Wermutblätter mit 1 Tasse heißem Wasser auf; frische Blätter ziehen 1 Minute, getrocknete nur 10 Sekunden.

*Beifußtee:* Die Wirkung von Beifuß ist die gleiche wie bei Wermut. Sie gießen nur 1 bis 2 g täglich auf. Beide Pflanzen trocknen aus und erhitzen. Das baut Kapha ab.

*Minztee:* Wem Wermut und Beifuß zu bitter schmecken, greift zur roten Minze. Sie bietet sich besonders bei Kindern an. Der Tee aus frischen Blättern verfärbt sich kaum, schmeckt aber erfrischend. Nehmen Sie 5 bis 7 Blätter für 1 große Tasse. Wer keine rote Minze bekommt, nimmt ersatzweise getrocknete oder grüne, die allerdings nicht so gut wirkt.

*Kalmus:* Die scharfe und heiße Wirkung des Kalmus vertreibt Würmer. Kinder bekommen maximal 200 mg täglich, Erwachsene bis zu 500 mg pulverisierte Kalmuswurzeln in Wasser aufgelöst.

*Asafoetida:* Das Gewürz zerstört mit seiner stark erhitzenden Wirkung Würmer im Darm. Geben Sie 2 Prisen pro Person an das Essen; das unangenehm riechende Gewürz schmeckt gut an Gemüse und Hülsenfrüchten.

*Basilikumtee:* Solange Würmer im Körper stecken, trinken Sie täglich Tee. 2 TL getrocknete breitkrautige Basilikumblätter gießen Sie mit 1/4 l kochendem Wasser auf. Oder kochen Sie breitkrautiges Basilikum im Essen mit.

*Abschließende Behandlung:* Nach einer Wurmbehandlung führen Sie mehrfach ab, um die getöteten Parasiten vollständig aus dem Körper zu entfernen.

### Ernährungsempfehlungen

Eine leichte Diät ohne jedes Süßmittel unterstützt die Wurmbehandlung. Süßes bietet einen Nährboden für die Würmer im Darm. Kochen Sie bittere Gemüsesorten wie Gurken, grüne Blattgemüse, Chicorée, Lauch, Auberginen. Würzen Sie reichlich und scharf, mit Knoblauch, schwarzem Pfeffer, Cayenne oder Chili. Achten Sie auf eine gute Verdauung; sie ist am leichtesten mit vegetarischer Kost zu erreichen. Die letzte Mahlzeit beenden Sie vor 19 Uhr. Abends gibt es keine Milchprodukte, keinen Salat und nichts Säuerliches. So garantieren Sie, daß die Würmer nachts keinen vollen Darm vorfinden, in dem sie sich vermehren können.

## Zahnen

Vagbhata schreibt in seiner Astangahradaya Samhita über die Kinderkrankheiten:»Wenn Katzen einen runden Buckel machen, Pfauen ihre Schwanzfedern aufrichten und Kinder die ersten Zähne bekommen, dann ist Schlimmes zu befürchten.«

### Behandlung

*Honigpaste:* Während des Zahnens betupfen Sie das empfindliche Zahnfleisch mehrmals täglich mit pulverisiertem langem Pfeffer vermischt mit Honig. Langer Pfeffer wirkt antiseptisch und stärkt.
*Kalmus:* Das Gewürz regt den Speichelfluß an, was das Zahnen erleichtert. Wickeln Sie 1 Wurzelstück in ein Stofftaschentuch, binden Sie es mit einem Faden fest zu, und lassen Sie das Kind daran lutschen. Vorsicht: Kalmus hat einen scharfen Geschmack. Positive Begleiterscheinung ist die Senkung des bei Kindern gewöhnlich erhöhten Kapha.

## Zahnfleischentzündung

Geschwollenes Zahnfleisch und Bluten beim Kauen oder Zähneputzen sind Signale für eine Entzündung. Ursache ist fast immer eine unzureichende Hygiene. Lassen Sie vom Zahnarzt Zahnstein entfernen. Jede Entzündung zeigt erhöhtes Pitta; das ist bei der Ernährung zu beachten.

### Begleitende Behandlung

*Hygiene:* Gewöhnen Sie sich bei entzündetem Zahnfleisch oder entzündlichen Stellen im Mundraum die ayurvedische Mundhygiene an: Morgens spülen Sie nüchtern vor dem Zähneputzen mit 1 EL Sonnenblumenöl den Mund. Dazu behalten Sie das Öl 5 Minuten im Mund, schwenken es mit der Zunge von einer Backenseite zur anderen und ziehen es durch die Zahnzwischenräume. Das Öl holt alle Giftstoffe aus den Schleimhäuten – was bei anschließenden Öluntersuchungen sogar chemisch nachgewiesen wurde. Wenn Sie das Öl ausspucken, sieht es weißlich aus. Wer sich vor dem Ölgeschmack ekelt, stellt sich ein Glas Ingwer- oder Zitronenwasser bereit und gurgelt danach. Doch erfahrene Ayurveda-Anhänger wissen, daß diese reinigende Ölanwendung gar nicht unangenehm schmeckt.

*Myrrhetinktur:* Die einfachste Behandlung bietet die Myrrhetinktur, ein alkoholischer Auszug aus der echten Myrrhe. Das entzündete Zahnfleisch oder entzündliche Stellen in der Mundhöhle betupfen Sie mehrmals täglich.

*Katechu:* Das Gewürz wirkt entzündungshemmend und baut Schwellungen ab. Kochen Sie sich Tee aus 1/2 TL pulverisiertem Katechu mit je 2 Prisen Zimt und Muskat. Die Mischung überbrühen Sie mit 1/4 l kochendem Wasser und trinken sie nicht abgeseiht.

*Nelken:* Antiseptisch wirken Nelken, die Sie einzeln – eventuell in Honig getaucht – lutschen. Oder Sie tupfen Nelkenöl mit einem Wattebausch auf. Nelken senken mit ihrer kühlenden Wirkung Pitta, das bei Entzündungen in die Höhe schnellt.

*Gelbwurz:* Gurgeln Sie täglich zweimal mit Gelbwurzwasser. Lösen Sie 1/2 TL pulverisierte Gelbwurz in 1 Glas lauwarmem Wasser auf, und gurgeln Sie 10 Minuten. Gelbwurz wirkt entzündungshemmend.

*Sesamölmassage:* Bei Zahnfleischentzündung massieren Sie Ihr Zahnfleisch zweimal wöchentlich mit Sesamöl; es reduziert Pitta und heilt.

### Ernährungsempfehlungen

Stärken Sie Ihre Verdauung mit Kümmel-, Fenchel- oder Selleriesamen, schwarzem Pfeffer, Gelbwurz und Ingwer: Der Mund ist der Beginn des Verdauungstrakts und nicht selten zeigen sich hier Beschwerden aus Magen oder Darm.

Ernähren Sie sich nach den Empfehlungen für erhöhtes Pitta (Seite 93 f.) und bevorzugen Sie eine vegetarische Kost. Meiden Sie unbedingt Zitrusfrüchte, saure Milchprodukte und Käse, da sie Pitta weiter erhöhen.

## Zahnschmerzen

Kaum ein Schmerz ist so peinigend wie Zahnschmerz. Hier kommen bei vielen Patienten dumpfer lokaler Schmerz, Nervenschmerz und das seit der Kindheit bestehende Trauma Zahnarztbesuch zusammen. Schieben Sie den Arzttermin nicht auf, Sie beseitigen bleibende Zahnschmerzen nie ohne fachärztliche Hilfe.

*Begleitende Behandlung*
*Nelkenöl:* Bewährt hat sich in der ayurvedischen Zahnheilkunde bei unspezifischen Zahnschmerzen Nelkenöl. Nelken desinfizieren. Träufeln Sie ein paar Tropfen auf den schmerzenden Zahn, und verreiben Sie das Öl gründlich auf dem umliegenden Zahnfleisch.

*Knoblauchöl:* Alternativ massieren Sie Knoblauchöl in das Zahnfleisch. Sie erhalten biologisch reines Knoblauchöl in Kapseln in Gewürz-Kräuter-Läden. Es ist nicht identisch mit Speiseöl, in dem Knoblauchzehen eingelegt sind!

*Gurgeln:* Behalten Sie 1 EL Sonnenblumenöl – eventuell mit ein paar Tropfen Sesamöl – einige Minuten im Mund, gurgeln Sie, und spucken Sie es dann aus. Anschließend gurgeln Sie ausgiebig mit 1/2 Glas lauwarmem Wasser, in dem 1/4 TL Asafoetida aufgelöst ist. Das Gewürz stimuliert und stärkt die Nerven; es ist ein ayurvedisches Hausmittel bei Schmerzen.

*Ernährungsempfehlungen*
Essen Sie nichts Klebriges, das sich leicht zwischen den Zähnen festsetzt und die Beschwerden nur unnötig vergrößert. Zucker und Süßigkeiten sind tabu. Dagegen empfehlen sich sämtliche Vitamin-C-haltigen Obstsorten wie Zitrusfrüchte.

Da bei Zahnschmerzen Asthi Dhatu gestört ist, versorgen Sie die Zahnmasse mit ausgewählten Lebensmitteln wie Kichererbsen, schwarzen Linsen, Radieschen, Rettich, roter Bete, Knoblauch, Ingwer, Sesam, Weizen. Dieses Dhatu garantiert im gesunden Zustand den festen Körperteilen wie Knochen, Zähnen und Nägeln ihren Halt.

## Zuckerkrankheit

Am Anfang standen Stoffwechselschlacken und Übergewicht. Eine Belastung der Fettzellen folgte. Dann funktioniert plötzlich die überlastete Bauchspeicheldrüse nicht mehr. Sie ist die hauptsächliche Verdauungsdrüse und produziert vor allem Insulin – ein Hormon, das den Blutzuckerspiegel senkt. Fehlt Insulin, bricht die Zuckerkrankheit aus. Jetzt ist der Zuckerspiegel in Blut und Urin hoch. So erklären ayurvedische Ärzte die Krankheitsentstehung. Eine zweite Möglichkeit sehen sie in einer unnatürlichen Vermehrung von Fettzellen.

Das Gewicht muß reduziert, die Funktion der Bauchspeicheldrüse soweit es geht reguliert werden. Diese ayurvedische Theorie zur Zuckerkrankheit bedeutet, daß die Bauchspeicheldrüse wieder funktionstüchtig wird, wenn die Fettzellen entlastet sind und der Körper nicht künstlich mit Insulin überschwemmt wird. Vaidyas haben besonders gute Erfahrungen mit dem nicht insulinpflichtigen Typ 2, der Altersdiabetes. Sie behandeln mit Heilpflanzen und Ernährungsumstellung. Dennoch begeben Sie sich bei Verdacht auf Zuckerkrankheit umgehend in fachärztliche Behandlung. Erste Symptome sind bei Kindern starker Durst, häufiger Harndrang, Energieverlust und Gewichtsabnahme. Typisch ist auch eine juckende oder sich entzündende Haut. Bei Erwachsenen zeigen sich trotz zu hoher Blutzuckerwerte manchmal gar keine Symptome, weshalb Sie Blut und Urin auf die Zuckerwerte in regelmäßigen Abständen untersuchen lassen sollten. Nach Absprache mit dem Arzt unterstützen Sie die Therapie ayurvedisch; das wird besonders bei der Ernährungsumstellung helfen.

### Begleitende Behandlung

*Abnehmen:* Bei Zuckererkrankung aufgrund von Übergewicht verbessert ein rasches Abnehmen den Stoffwechsel. Die indische Myrrhe baut Fett ab. Sie erhalten sie in Tablettenform unter dem Hindi-Namen Guggul. Da Guggul auch den Blutdruck senkt, was bei einer häufig auftretenden Folgeschädigung der Blutgefäße durch erhöhte Blutzuckerwerte nützlich wird, ist die indische Myrrhe ein hervorragendes ayurvedisches Mittel. Sprechen Sie die Einnahme nach Packungsvorschrift mit Ihrem Internisten ab.

*Berberitzen:* Kauen Sie bei Zuckerkrankheit täglich 2 bis 3 TL getrocknete Berberitzenbeeren; sie sind reich an Vitamin C und bauen Fett ab. Kochen Sie die Beeren einmal in Gemüsegerichten mit.

*Gelbwurz:* 1 bis 2 TL Gelbwurz täglich über einen längeren Zeitraum genommen, senken den Blutzuckerspiegel. Sie trinken 1 TL Pulver in 2 Glas warmem Wasser aufgelöst und würzen alle Gemüsegerichte reichlich. Roh schmeckt Gelbwurz bitter. Kochen Sie das Gewürz mit, oder gießen Sie es wie Tee auf.

*Beruhigung:* Streß sollten Sie bei erhöhten Blutzuckerwerten meiden. Psychisch belastende Probleme müssen schnellstmöglich aus dem Weg geräumt werden; sie behindern eine Normalisierung der Blutwerte.

*Entschlacken:* Eine entscheidende Verbesserung ergibt sich bei vielen Zuckerpatienten nach einer Pancha-Karma-Kur. Sie sorgt für Entschlackung, Blutreinigung und Gewichtsabnahme. Alternativ fasten Sie mehrere Wochen.

*Vorsicht:* Bei Verletzungen ist Alarm gegeben, hoher Blutzucker verschlechtert die Wundheilung.

### Ernährungsempfehlungen

Eine Ernährungsumstellung unterstützt die Therapie. Essen Sie bittere Gemüsesorten wie Artischocken, Auberginen, grüne Blattgemüse, Chicorée, Gurken, Lauch, Spargel. Bitterkürbis steht im Ruf, Blutzucker zu senken und die Bauchspeicheldrüse zu aktivieren. Zwiebeln und Knoblauch senken ebenfalls den Blutzuckerspiegel.

Verzichten Sie auf Süßes, besonders künstliche Süßstoffe. Honig ist dagegen in Maßen erlaubt. 1 TL in Wasser aufgelöst baut Fett ab. Neben Zucker und süßen Früchten schränken Sie alle Kohlehydrate massiv ein. Reis, weißes Mehl und Kartoffeln verzehren Sie nur im Ausnahmefall. Fette verwenden Sie sparsam; nehmen Sie nur wenig Öl, keine Butter und kein Ghee. Kokosöl steht im Ruf, antidiabetisch zu wirken.

# Die ayurvedische Küchenapotheke

**L**egen Sie sich einen Vorrat mit je 100 g Gewürz an; kaufen Sie sie möglichst nicht gemahlen oder vermischt. Verwenden Sie die gleichen Kräuter und Gewürze regelmäßig in der Küche; sie sollten nicht älter als maximal ein Jahr werden. Nehmen Sie Kapseln nur, wenn geklärt ist, daß das Material aus rein pflanzlichen Gelierstoffen stammt. Tierische Gelierstoffe sind im Zeitalter von BSE zu gefährlich! Weichen Sie gegebenenfalls auf Tabletten oder Pulver aus.

Zur Verarbeitung der Heilpflanzen benötigen Sie einen Steinmörser, einen Elektrohacker, eventuell eine elektrische Kaffeemühle, einen Meßbecher mit Millilitereinteilung und eine Küchenwaage.

| Mittel | Einsatz |
|---|---|
| Alkohol (zehnprozentig) | Trägersubstanz für Tinkturen |
| Aloe-vera-Gel | äußerlich bei Hauterkrankungen, Entzündungen, Wunden, Schmerzen, Trägersubstanz für Salben |
| Aloe-vera-Saft | innerlich bei Hauterkrankungen, Verstopfung, zu geringer Menstruation |
| Amla-Früchte (eingelegt in Sirup) | Bluterkrankungen, Schwäche, Herzerkrankungen, Zahnfleischschwund |
| Asafoetida | Erkältungen, Asthma, Verstopfung, Gelenkbeschwerden, bakterielle Infektionen, Schmerzen |
| Ashvagandha (Pulver, Kapseln, Tabletten) | Altersbeschwerden, Konzentrations- oder Schlafstörungen, Schwäche, Depressionen, schwacher Milchfluß, chronische Erkrankungen, Wunden |
| breitkrautiges Basilikum | Schmerzen, Fieber, Erkältungen, Juckreiz |
| Berberitzenbeeren | Blutunreinheiten, Stoffwechselschlacken, Leber- und Gallenbeschwerden, Steinbildung, Zuckerkrankheit |

| Mittel | Einsatz |
|---|---|
| Chilischoten | Kreislaufstörungen, niedriger Blutdruck, Übergewicht, Husten, Müdigkeit |
| Chyavanprash | Verdauungsstörungen, Schwäche, Altersbeschwerden |
| Fenchelsamen | Verdauungsstörungen, Blähungen, schwacher Milchfluß |
| Flohsamenhülsen | Verdauungsstörungen, Verstopfung |
| Gelbwurz | Hauterkrankungen, Erkältungen, Bakterieninfektionen, Zuckerkrankheit, Verletzungen |
| Ghee | Hauterkrankungen, Falten, Wunden |
| Guggul (Tabletten) | Bluthochdruck, Durchblutungsstörungen, Übergewicht, Zuckerkrankheit |
| kaltgeschleuderter Honig | Trägersubstanz für Pulver, Übergewicht, fettreduzierend in kleinen Mengen |
| Ingwer (getrocknete Stückchen, Pulver) | Erkältungen, Fieber, Verdauungsstörungen, Rheuma, Muskel- Kopfschmerzen |
| Kardamom | Erkältungen, Husten, Fieber, Magenbeschwerden |
| Kokosöl | erhöhtes Pitta, brennende Hautbeschwerden, Wunden, Zuckerkrankheit |
| Kümmel | Verdauungsstörungen, Magenbeschwerden, geringer Milchfluß, Fieber |
| Majoranöl | Rückenschmerzen, Rheuma, Gicht, Entzündungen, Ohrenschmerzen (ausschließlich zur äußeren Anwendung!) |
| Mandelöl | erhöhtes Vata |
| weißer Mohnsamen | Osteoporose, Durchfall |
| Nelken | Entzündungen, Zahnschmerzen, Erkältungen, Bronchitis |

| Mittel | Einsatz |
|---|---|
| Niembaumöl | Entzündungen, Hauterkrankungen, Verletzungen, Gelenkbeschwerden, Rheuma, Arthritis (ausschließlich zur äußeren Anwendung!) |
| langer Pfeffer | Erkältung, Husten, Magenbeschwerden, Entzündungen, Fieber |
| schwarzer Pfeffer | Verdauungsstörungen, Kreislaufbeschwerden, Durchblutungsstörungen, Erkältungen, Bakterieninfektionen |
| brauner Rohrzucker (Jaggery) | Trägersubstanz für Pulver und Pasten |
| weißes Sandelholzpulver | Hauterkrankungen, Entzündungen, Sonnenbrand, Fieber, Kopfschmerzen |
| Sesamöl | erhöhtes Vata, erhöhte Cholesterinwerte |
| Senföl | Stoffwechselschlacken, Arthrose, trockene Haut, Wunden (ausschließlich zur äußeren Anwendung!) |
| Senfsamen | Verdauungsstörungen, trockene Haut, Rheuma, Ischias |
| Steinsalz | Appetitmangel, Verdauungsstörungen |
| geschnittenes Süßholz | Schwäche, Konzentrationsstörungen, Erkältungen, Hauterkrankungen, Wunden |
| Thymiansamen | Verdauungsstörungen, Übelkeit, Schnupfen, Entzündungen, Schmerzen |
| Trifala (Pulver, Tabletten) | Stoffwechselstörungen, -ablagerungen, Augenkrankheiten, Gicht, Übergewicht, Verstopfung |
| Trikatu (Pulver, Tabletten) | Erkältungen, Husten, Bronchitis, Abgespanntheit |
| reine Vaseline | Trägersubstanz für Salben |

# Anhang

## Ayurvedische Heilpflanzen, Medikamente und Rohstoffe

| Mittel | Einkauf |
|---|---|
| Ackerwindenkraut | Apotheke |
| Alantwurzel | Apotheke, Gewürz-Kräuter-Laden |
| Alaunpulver | Apotheke |
| Alfalfa (pflanzliche Tabletten) | Apotheke |
| Alkohol, zehnprozentiger | Apotheke |
| Aloe vera | Garten/Blumentopf |
| Aloe-vera-Gel | Apotheke |
| Aloe-vera-Öl | Apotheke |
| Aloe-vera-Saft | Apotheke, Reformhaus, Bio-Laden |
| Amalaki | siehe Amla |
| Amla (Früchte in Sirup, Mus, Tabletten) | Asien-Versand, Apotheke |
| Amla-Pulver (nur für Haarwäsche) | Asien-Versand |
| Anisöl | Apotheke |
| Aprikosen (getrocknet, ungeschwefelt) | Reformhaus, Bio-Laden |
| Arekasamen | Apotheke |
| Arnikaöl | Apotheke |
| Aschfarbene Myrobalane | siehe Amla |
| Ashvagandha (Pulver, Kapseln, Tabletten) | Asien-Versand, Apotheke |
| Asafoetida | Gewürz-Kräuter-Laden, Apotheke (auch unter den Namen Hing, Teufelsdreck) |
| Avocadoöl | Apotheke |
| Ayurvedische Öle | Asien-Versand, Apotheke |
| Baldriankraut, deutsches | Gewürz-Kräuter-Laden |
| Baldrianöl, deutsches | Apotheke |
| Baldrianwurzel, deutsche | Apotheke, Gewürz-Kräuter-Laden |
| Baldrianwurzelextrakt, deutscher | Apotheke |
| Baldrianwurzel, indische | Asien-Versand |
| Basilikum | Gewürz-Kräuter-Laden, Gemüseladen |
| Basilikumöl | Asien-Versand |
| Basilikum, breitkrautiges | Asien-Versand (unter den Namen Tulsi, Tulasi) |
| Basilikumöl, breitkrautiges | Asien-Versand |

| **Mittel** | **Einkauf** |
|---|---|
| Beifuß | Gemüseladen, Gewürz-Kräuter-Laden |
| Benzoe-Storaxbaum (Harz, | Apotheke |
| Räucherstäbchen) | |
| Berberitzenbeeren | Gewürz-Kräuter-Laden, Asien-Versand |
| Berberitzenrinde | Gewürz-Kräuter-Laden |
| Bertram, römischer (Pulver) | Apotheke |
| Bertramwurzel | Gewürz-Kräuter-Laden |
| Bertramwurzelpulver | Gewürz-Kräuter-Laden |
| Bockshornkleesamen | Gewürz-Kräuter-Laden, Asien-Versand |
| Bockshornkleeblätter (getrocknet) | Asien-Läden |
| Brennesselkraut | Gewürz-Kräuter-Laden |
| | |
| Catechu | siehe Katechu |
| Cayennepfeffer | Gewürz-Kräuter-Laden, Apotheke |
| Cayennepfeffertinktur | Apotheke |
| Chili | Gewürz-Kräuter-Laden |
| Chyavanprash (Paste, Mus) | Asien-Versand, Apotheke |
| | |
| Dill | Gemüseladen |
| Dillpulver (pulverisiert) | Gewürz-Kräuter-Laden |
| Dillsamen | Apotheke, Asien-Versand, Gewürz-Kräuter-Laden |
| Dillsamenöl | Apotheke |
| | |
| Eibischwurzeln | Gewürz-Kräuter-Laden |
| Eibischblätter | Gewürz-Kräuter-Laden |
| Eibischblüten | Gewürz-Kräuter-Laden |
| Eibischsamen | Gewürz-Kräuter-Laden |
| Erdnußöl | Apotheke |
| Eukalyptusblätter | Gewürz-Kräuter-Laden, Apotheke |
| Eukalyptusöl | Apotheke |
| Eukalyptustinktur | Apotheke |
| | |
| Feigen (frisch, getrocknet) | Gemüseladen |
| Fenchelöl | Apotheke |
| Fenchelpulver | Gewürz-Kräuter-Laden |
| Fenchelsamen | Gewürz-Kräuter-Laden |
| Flohsamenhülsen | Asien-Versand, Gewürz-Kräuter-Laden |
| Franzosenkraut | siehe Bertram, römischer |
| Frauenhaar | siehe Venushaar |
| | |
| Galgant (Tabletten) | Apotheke |
| Galgantpulver | Asien-Versand, Gewürz-Kräuter-Laden |
| Galgantwurzel | Gemüseladen, Apotheke |
| Galgantwurzeltinktur | Apotheke |
| Gartenraute | Gewürz-Kräuter-Laden |
| Gelbwurz | Gewürz-Kräuter-Laden |
| Ginsengpulver | Apotheke |
| Ginsengwurzel (Radix Ginseng) | Gemüseladen, Apotheke |

| Mittel | Einkauf |
|---|---|
| Ginsengwurzelextrakt | Apotheke |
| Granatapfel | Obstladen |
| Guduci | Asien-Versand, Apotheke als rezeptfreies Medikament unter dem Namen Kansvel (Ayurmedica) |
| Guggul | siehe Myrrhe, indische |
| | |
| H15 | siehe Weihrauch |
| Haritaki (Früchte in Sirup) | Asien-Versand |
| Hedychium spicatum | Asien-Versand |
| Hemideswurzel | Asien-Versand |
| Hennapulver (nicht färbend) | Apotheke, Asien-Versand |
| Hibiskusblüten | Gewürz-Kräuter-Laden |
| Himbeerblätter | Gewürz-Kräuter-Laden |
| Hing | siehe Asafoetida |
| Hopfenblüten | Gewürz-Kräuter-Laden |
| | |
| Ingwerwurzel | Gemüseladen, Apotheke |
| Jaggery | siehe Rohrzucker |
| Johanniskraut | Gewürz-Kräuter-Laden |
| Johanniskrautsaft | Bio-Laden, Apotheke |
| Jojobaöl | Apotheke |
| | |
| Kalmuswurzeln | Apotheke, Gewürz-Kräuter-Laden |
| Kalmuswurzelextrakt | Apotheke |
| Kalmuswurzeltinktur | Apotheke |
| Kardamom | Gewürz-Kräuter-Laden |
| Kardamomöl | Apotheke |
| Kardamomsamentinktur | Apotheke |
| Katechupulver | Gewürz-Kräuter-Laden |
| Knoblauch | Gemüseladen |
| Knoblauchöl (Kapseln) | Gewürz-Kräuter-Laden |
| Kokosnüsse | Asien-Laden |
| Kokosöl | Reformhaus, Bio-Laden |
| Korianderöl | Apotheke |
| Kreuzkümmel | Gewürz-Kräuter-Laden, Apotheke |
| Kubeben (Pfeffergewächs) | Gewürz-Kräuter-Laden |
| Kümmel | Gewürz-Kräuter-Laden, Apotheke |
| Kümmelöl | Apotheke |
| | |
| Lakritz (Scheiben, Stangen = Süßholz) | Apotheke |
| Lakritzpulver (= Süßholz) | Apotheke |
| Lavendel | Garten/Blumentopf |
| Lavendelblüten | Gewürz-Kräuter-Laden |
| Lavendelöl | Apotheke |
| Leinsamen | Gewürz-Kräuter-Laden, Reformhaus |
| Leinsamenöl | Reformhaus, Bio-Laden |
| Lemongras (getrocknet, frisch) | Apotheke, Asien-Versand, Asien-Laden |

**300**

| **Mittel** | **Einkauf** |
|---|---|
| Lotusblume, indische | Asien-Versand |
| Löwenzahnblätter | Garten, Gewürz-Kräuter-Laden |
| Löwenzahnwurzel | Gewürz-Kräuter-Laden |
| | |
| Majoran | Gewürz-Kräuter-Laden |
| Majoranöl | Apotheke |
| Mango | Obstladen |
| Mangopulver | Asien-Versand, Asien-Laden |
| Manna (in Stangen) | Apotheke |
| Mannapulver | Apotheke |
| Mannasirup | Apotheke |
| Melissenblätter | Gewürz-Kräuter-Laden |
| Melissenblättertinktur | Apotheke |
| Melissenöl | Apotheke |
| Mimosenblätter | Garten/Blumentopf |
| Minze, rote | Gemüseladen |
| Minzöl | Gewürz-Kräuter-Laden |
| Mohnsamen, weißer | Asien-Versand |
| Mönchspfeffersamen | Apotheke |
| Moschussamen | Gewürz-Kräuter-Laden |
| Muskatnuß | Gewürz-Kräuter-Laden, Apotheke |
| Muskatnußblüten | Gewürz-Kräuter-Laden, Apotheke, |
| Muskatnußöl | Asien-Versand |
| Myrrhe, echte (pulverisiert) | Apotheke |
| Myrrhetinktur, echte | Apotheke |
| Myrrhe, indische (Tabletten) | Asien-Versand, Apotheke (unter dem Namen Guggul), auch als Mischung mit Trifala |
| | |
| Nardenöl, indisches | Asien-Versand |
| Natriumhydrogencarbonat | Apotheke (Natron) |
| Neembaum | *siehe* Niembaum |
| Nelken | Gewürz-Kräuter-Laden |
| Nelkenpulver | Gewürz-Kräuter-Laden |
| Nelkenöl | Apotheke |
| Niembaumblätter | Asien-Versand, Gewürz-Kräuter-Laden |
| Niembaumöl | Asien-Versand, Apotheke |
| Niembaumrinde | Asien-Versand |
| Niembaumsamen | Gewürz-Kräuter-Laden |
| | |
| Papaya (frisch, getrocknet) | Obstladen |
| Pfeffer, langer | Asien-Versand (unter dem Namen Pippali), |
| Pfeffer, schwarzer | Gewürz-Kräuter-Laden, Apotheke |
| Pfingstrosenblüten | Gewürz-Kräuter-Laden |
| Pfingstrosenkraut | Gewürz-Kräuter-Laden |
| Pfingstrosenwurzel | Gewürz-Kräuter-Laden |
| | |
| Ringelblumenblüten | Gewürz-Kräuter-Laden |
| Rizinusöl | Apotheke |
| Rohrzucker | Lebensmittelhandel, Asien-Versand |

| Mittel | Einkauf |
|---|---|
| Rosenwasser | Apotheke, Asien-Versand |
| Rosinen (ungeschwefelt) | Obstladen |
| | |
| Safranfäden | Gewürz-Kräuter-Laden, Apotheke, Asien-Versand |
| Salbeiblätter | Gewürz-Kräuter-Laden, Garten/Blumentopf |
| Sandelholz, rotes | Apotheke, Asien-Versand, Gewürz-Kräuter-Laden |
| Sandelholz, weißes | Asien-Versand, Gewürz-Kräuter-Laden |
| Sandelholz, rotes | Apotheke, Asien-Versand |
| Schwarzkümmel | Asien-Laden, Asien-Versand, Gewürz-Kräuter-Laden |
| Schwarzkümmelöl | Asien-Versand, Gewürz-Kräuter-Laden |
| Schwarzkümmeltabletten | Reformhaus, Apotheke, Bio-Laden |
| Schwefel (gereinigt) | Apotheke |
| Selleriesamen | Gewürz-Kräuter-Laden, Apotheke |
| Senfmehl | Gewürz-Kräuter-Laden |
| Senföl | Reformhaus, Bio-Laden |
| Senfsamen, gelber | Gewürz-Kräuter-Laden, Apotheke |
| Senfsamen, schwarzer | Gewürz-Kräuter-Laden, Apotheke |
| Sesamöl | Apotheke, Reformhaus, Bio-Laden |
| Sternanisöl | Apotheke |
| Süßholz (geschält, geschnitten) | Asien-Versand |
| Süßholzsaft | Apotheke |
| Süßholzsirup | Apotheke |
| Süßholztrockenextrakt | Apotheke |
| Süßholzwurzeln | Apotheke |
| | |
| Teufelsdreck | siehe Asafoetida |
| Terpentinöl | Apotheke |
| Thymiankraut | Gewürz-Kräuter-Laden |
| Thymiansamen | Asien-Versand (unter dem Namen Ajwain oder Ajowan) |
| Thymianpulver | Gewürz-Kräuter-Laden |
| Thymiansirup | Apotheke |
| Trifala (ayurvedische Gewürzmischung, Pulver, Tabletten, Kapseln) | Asien-Versand |
| Trifala Guggulu (Mischung aus Trifala und indischer Myrrhe, Tabletten) | Apotheke |
| Trikatu (ayurvedische Gewürzmischung, Pulver, Tabletten) | Asien-Versand |
| Tulsi | siehe Basilikum, breitkrautiges |
| | |
| Vaseline | Apotheke |
| Veilchen, echte | Wald |
| Veilchenkraut, echtes | Apotheke, Gewürz-Kräuter-Laden |
| Veilchenwurzel, echte | Apotheke, Gewürz-Kräuter-Laden |

| Mittel | Einkauf |
|---|---|
| Venushaar | Apotheke, Gewürz-Kräuter-Laden |
| Vetiveröl | Asien-Versand |
| Vetiverwurzel | Asien-Versand, Gewürz-Kräuter-Laden |
| | |
| Wassernabelkraut, asiatisches | Apotheke |
| Wegwartenkraut | Gewürz-Kräuter-Laden |
| Wegwartenpulver | Gewürz-Kräuter-Laden, Reformhaus, Bio-Laden |
| Wegwartentinktur | Apotheke |
| Wegwartenwurzel | Gewürz-Kräuter-Laden |
| Weihrauch (Harz, Kügelchen zum Verbrennen) | Asien-Versand, Gewürz-Kräuter-Laden |
| Weihrauch (Tabletten) | Apotheke (Präparat H 15, Ayurmedica) |
| Weinrebe, echte | Gewürz-Kräuter-Laden, Apotheke |
| Weintrauben | Obstladen |
| Wermutkraut, echtes | Garten/Blumentopf, Gewürz-Kräuter-Laden |
| Wermutpulver, echtes | Gewürz-Kräuter-Laden |
| | |
| Ysopkraut | Apotheke, Gewürz-Kräuter-Laden |
| Ysopöl | Apotheke |
| | |
| Zedernöl | Reformhaus, Bio-Laden |
| Zichorie | *siehe* Wegwarte |
| Zimt | Gewürz-Kräuter-Laden |
| Zimtblüten | Gewürz-Kräuter-Laden |
| Zimtöl | Apotheke |
| Zimtrindentinktur | Apotheke |
| Zinnkraut | Apotheke |
| Zitrone | Obstladen |
| Zucker, brauner | Reformhaus, Bio-Laden |
| Zuckerrohr | Gemüseladen, Asien-Laden |
| Zwiebel | Gemüseladen |

# Versandhäuser und Apotheken für ayurvedische Produkte

**Ayurmedica**
ebi-pharm ag
Lindachstr. 8 c
CH-Kirchlindach
Tel.: 0 31/8 29 32 22
Fax: 0 31/8 29 25 19
(liefert in der Schweiz, Medikamente
sind über deutsche Apotheken zu
erhalten)

**Ayursan**
Thomas Ostermayer
Heilsbergweg 10
D-78244 Gottmadingen
Tel.: 0 77 31/7 38 50
Fax: 0 77 31/7 38 60

**Ayurveda Shop**
Roland W. Rau
Jenaer Str. 4
D-64372 Ober-Ramstadt
Tel.: 0 61 54/63 08 63
Fax: 0 61 54/63 08 64

**Bastei Apotheke**
Karl-Theodor-Str. 38
D-80803 München
Tel.: 0 89/39 48 80
Fax: 0 89/34 59 61

**Govinda-Versand**
Bahnhofstr. 9–13
D-69115 Heidelberg
Tel.: 0 62 21/16 41 57
Fax: 0 62 21/60 27 88

**Indu-Versand**
Turmstr. 7
D-35085 Ebsdorfergrund
Tel.: 0 64 24/39 88
Fax: 0 64 24/49 40

**Karlstadt Apotheke**
Elisabethstr. 57
D-80796 München
Tel.: 0 89/1 29 28 00
Fax: 0 89/18 85 82

**Lakshmi-Versand**
Katharina von Nagy
Rudolf-Hausner-Str. 4/1
D-74653 Künzelsau
Tel.: 0 79 40/57 89 1
Fax: 0 79 40/57 89 3

**Samudra**
Schillerstr. 16
D-09247 Kändler
Tel./Fax: 0 37 22/8 83 84

**Santulan**
Brigitte Heinrich
Menzelstr. 2
D-81679 München
Tel.: 0 89/98 37 73
Fax: 0 89/9 82 83 30

**Sat Nam Versand**
Rhönstr. 117–119
D-60385 Frankfurt
Tel.: 0 69/43 44 19
Fax: 0 69/43 85 71

**Seva**
Helga M. Schmidt
Leutstettener Str. 67a
D-81477 München
Tel.: 0 89/ 780 97 77
Fax: 0 89/7 80 97 76

# Kräuter- und Gewürzläden mit Versand

**Asien-Basar**
Hirschbergstr. 3
D-80634 München
Tel.: 0 89/13 17 03
Fax: 0 89/13 28 21

**Duft & Schönheit**
Sendlinger Str. 46
D-80331 München
Tel.: 0 89/ 260 82 59
Fax: 0 89/2 60 99 41

**Kräuter Kühne**
Zentrale
Selerweg 43/45
D-12169 Berlin
Tel.: 0 30/7 95 20 12
Fax: 0 30/7 96 72 33

**Kräuterhaus Eder**
Postfach 1424
D-82143 Planegg
Tel.: 0 89/8 59 76 61
Fax: 0 89/8 59 31 84

**Kräuter Paradies**
E. Richter
Blumenstr. 15
D-80331 München
Tel.: 089/26 57 26

**Tegernseer Tee & Kräuterladen**
Gietlstr. 29
D-81541 München
Kel.: 0 89/6 91 72 82

**Gewürzhaus Alfred Ewert**
Weender Str. 84
D-37073 Göttingen
Tel.: 05 51/5 70 20
Fax: 05 51/5 60 91

**Indische Gewürze und Spezialitäten**
Marienstr. 9–11
D-30171 Hannover
Tel.: 05 11/3 63 17 11
Fax: 05 11/3 63 17 14

**Kim & Lim OHG**
Dinnendahlstr. 31
D-40235 Düsseldorf
Tel.: 02 11/23 30 31
Fax: 02 11/23 20 91

**KaDeWe**
Lebensmittelabteilung
Tauentzienstr. 21–24
D-10789 Berlin
Tel.: 0 30/213 24 55
Fax: 0 30/21 21 26 10

**Maharani**
Düsseldorfer Str. 13
D-60329 Frankfurt
Tel./Fax: 0 69/23 47 76

**Clarie Zurgeissel**
Rostocker Str. 68
D-20093 Hamburg
Tel.: 0 40/2 80 27 47